Kohlhammer

Christina Rummel
Raphael Gaßmann (Hrsg.)

Sucht: bio-psycho-sozial

Die ganzheitliche Sicht auf Suchtfragen
Perspektiven aus Sozialer Arbeit,
Psychologie und Medizin

Verlag W. Kohlhammer

Dieses Werk einschließlich aller seiner Teile ist urheberrechtlich geschützt. Jede Verwendung außerhalb der engen Grenzen des Urheberrechts ist ohne Zustimmung des Verlags unzulässig und strafbar. Das gilt insbesondere für Vervielfältigungen, Übersetzungen und für die Einspeicherung und Verarbeitung in elektronischen Systemen.

Pharmakologische Daten verändern sich ständig. Verlag und Autoren tragen dafür Sorge, dass alle gemachten Angaben dem derzeitigen Wissensstand entsprechen. Eine Haftung hierfür kann jedoch nicht übernommen werden. Es empfiehlt sich, die Angaben anhand des Beipackzettels und der entsprechenden Fachinformationen zu überprüfen. Aufgrund der Auswahl häufig angewendeter Arzneimittel besteht kein Anspruch auf Vollständigkeit.

Die Wiedergabe von Warenbezeichnungen, Handelsnamen und sonstigen Kennzeichen berechtigt nicht zu der Annahme, dass diese frei benutzt werden dürfen. Vielmehr kann es sich auch dann um eingetragene Warenzeichen oder sonstige geschützte Kennzeichen handeln, wenn sie nicht eigens als solche gekennzeichnet sind.

Es konnten nicht alle Rechtsinhaber von Abbildungen ermittelt werden. Sollte dem Verlag gegenüber der Nachweis der Rechtsinhaberschaft geführt werden, wird das branchenübliche Honorar nachträglich gezahlt.

Dieses Werk enthält Hinweise/Links zu externen Websites Dritter, auf deren Inhalt der Verlag keinen Einfluss hat und die der Haftung der jeweiligen Seitenanbieter oder -betreiber unterliegen. Zum Zeitpunkt der Verlinkung wurden die externen Websites auf mögliche Rechtsverstöße überprüft und dabei keine Rechtsverletzung festgestellt. Ohne konkrete Hinweise auf eine solche Rechtsverletzung ist eine permanente inhaltliche Kontrolle der verlinkten Seiten nicht zumutbar. Sollten jedoch Rechtsverletzungen bekannt werden, werden die betroffenen externen Links soweit möglich unverzüglich entfernt.

1. Auflage 2020

Alle Rechte vorbehalten
© W. Kohlhammer GmbH, Stuttgart
Gesamtherstellung: W. Kohlhammer GmbH, Heßbrühlstr. 69, 70565 Stuttgart
produktsicherheit@kohlhammer.de

Print:
ISBN 978-3-17-036372-4

E-Book-Formate:
pdf: ISBN 978-3-17-036373-1
epub: ISBN 978-3-17-036374-8
mobi: ISBN 978-3-17-036375-5

Inhalt

Vorwort 9
Dr. Raphael Gaßmann

1 **»Bio-psycho-soziales Modell« – Steckbrief und Perspektiven** 13
Felix Tretter

    1.1 Grundfragen zur Theorie der Sucht 13
    1.2 Das bio-psycho-soziale Modell – die Ursprünge 14
    1.3 Das bio-psycho-soziale Modell – die Gegenwart 14
    1.4 Das bio-psycho-soziale Modell – die Zukunft 16
    1.5 Grenzen des Reduktionismus und Gründe für die Mehrdimensionalität von Krankheitsmodellen 17
    1.6 Neuere integrierte theoretische Konzepte in der Psychiatrie... 20
    1.7 Perspektiven der Humanökologie 21
    1.8 Fazit 22
    Literatur 23

2 **Die Ottawa-Charta zur Gesundheitsförderung – Entstehungshintergründe, Konzept, Umsetzung in Deutschland, Entwicklungsperspektiven** 25
Uwe Prümel-Philippsen

    2.1 Entstehungshintergründe der Ottawa-Charta 25
    2.2 Das Konzept der Ottawa-Charta 27
    2.3 Umsetzung in Deutschland 30
    2.4 Entwicklungsperspektiven 32
    Literatur 34

3 **Anwendung der ICF im Versorgungsalltag: Potenziale und Herausforderungen** 36
Angela Buchholz

    3.1 Einführung 36
    3.2 Anwendung der ICF in der Versorgung von Menschen mit substanzbezogenen Störungen 37
    3.3 Fazit 42
    Literatur 43

4	**Theorie und Praxis des bio-psycho-sozialen Modells: Rolle und Beitrag der Medizin**		**46**
	Ulrich Kemper		
	4.1	Sucht als Krankheit	46
	4.2	Die Rolle des Arztes	49
	4.3	Exkurs: Alles bio oder was?	50
	4.4	Medizinalisierung der Suchthilfe?	54
	Literatur		56
5	**Theorie und Praxis des bio-psycho-sozialen Modells: Rolle und Beitrag der Psychologie**		**59**
	Clemens Veltrup		
	5.1	Was wirkt – evidenzbasierte Psychotherapieverfahren	59
	5.2	So kann man es machen – psychotherapeutische Manuale zur Behandlung der Sucht	63
	Literatur		66
6	**Theorie und Praxis des bio-psycho-sozialen Modells: Rolle und Beitrag der Sozialen Arbeit**		**69**
	Katrin Liel		
	6.1	Die Makroebene: Gesellschaftliche Aspekte	70
	6.2	Die Mikroebene: Individuelle Aspekte	72
	6.3	Die Praxis Sozialer Arbeit in der Suchthilfe	73
	6.4	Wird das Soziale großgeschrieben?	75
	Literatur		77
7	**Soziale Unterschiede als Schlüssel zur Reduktion von Krankheit**		**80**
	Ulrich John, Jennis Freyer-Adam, Sophie Baumann, Sabina Ulbricht, Hans-Jürgen Rumpf, Christian Meyer		
	7.1	Soziale Unterschiede als Krankheitsursache	80
	7.2	Soziale Unterschiede in der Reduktion von Krankheiten	82
	7.3	Fazit	86
	Literatur		87
8	**Soziale Unterschiede im Alkoholkonsum von Jugendlichen und Erwachsenen**		**89**
	Thomas Lampert, Cornelia Lange, Benjamin Kuntz		
	8.1	Soziale Unterschiede im Alkoholkonsum von Jugendlichen	90
	8.2	Soziale Unterschiede im Alkoholkonsum von Erwachsenen	95
	8.3	Diskussion	100
	Literatur		102

9 Warum Jugendliche sich mit Alkohol vergiften – Soziale Einflussfaktoren und Perspektiven struktureller Gesundheitsförderung ... 105
Heidi Kuttler

- 9.1 Rauschtrinken im Jugendalter ... 105
- 9.2 Trinkmotive von Jugendlichen ... 107
- 9.3 Mit Alkoholvergiftung im Krankenhaus ... 107
- 9.4 Prävention von Rauschtrinken bei Jugendlichen – Wo ansetzen? ... 108
- 9.5 Alkoholprävention im Spannungsfeld von Gesundheits- und Wirtschaftsinteressen ... 109
- 9.6 Alkohol ab 16 – kein Problem!? ... 109
- 9.7 Alkohol und die Werbung ... 110
- 9.8 Verfügbarkeit von Alkohol: fast immer und überall ... 111
- 9.9 Alkohol ist billig ... 112
- 9.10 Politik und Alkoholindustrie ... 113
- 9.11 Make healthy choices easy choices – Macht gesunde Entscheidungen zu einfachen Entscheidungen! ... 113
- Literatur ... 114

10 Möglichkeiten und Grenzen bei der Evaluation der Effekte des bio-psycho-sozialen Modells aus der Perspektive der Sozialarbeitswissenschaft ... 117
Benjamin Löhner und Robert Lehmann

- 10.1 Einleitung ... 117
- 10.2 Wirkungsforschung und evidence based practice (EBP) in der Sozialen Arbeit ... 117
- 10.3 Das Konzept der gesundheitsbezogenen Lebensqualität und seine Bedeutung in der Suchthilfe ... 119
- 10.4 Ist Lebensqualität messbar? ... 120
- 10.5 Ansätze der Wirkungsforschung in der Sozialen Arbeit ... 120
- 10.6 Messung von Lebensqualität in der Suchthilfe – Qualimeter ... 121
- 10.7 Die Realistic Evaluation am Beispiel des Wirkungsradars ... 122
- 10.8 Fazit ... 124
- Literatur ... 125

11 Ist das bio-psycho-soziale Modell mehr als eine Metapher? ... 128
Peter Sommerfeld

- 11.1 Rahmung ... 128
- 11.2 Zur Wirkmächtigkeit der sozialen Dimension: die sozialepidemiologische Evidenz ... 129
- 11.3 Zur Komplexität bio-psycho-sozialer Dynamik und ihrer theoretischen Modellierung ... 130

	11.4	Ein Fallbeispiel	135
	11.5	Die soziale Dimension, die Soziale Arbeit und die interprofessionelle Zusammenarbeit	137
	Literatur		138

12 Reden wir vom ganzen Menschen?! Der Beitrag des bio-psycho-sozialen Modells für ein modernes Verständnis der Suchterkrankung ... 140
Simone Bell-D'Avis

12.1	Vom mehrdimensionalen Verständnis und multifaktoriellem Entstehen einer Sucht	140
12.2	Emanzipation der helfenden Berufe und heilsame Entsakralisierung	143
12.3	Die Rückkehr der höheren Macht und einer Respiritualisierung der helfenden Berufe	144
Literatur		147

13 Ausblick ... 149
Christina Rummel

13.1	Weiterentwicklung der Hilfesysteme gefordert	150
13.2	Bio-psycho-sozial-digital?	150
13.3	Das Soziale muss großgeschrieben werden	151
Literatur		152

Autorinnen und Autoren ... **153**

Namentlich gekennzeichnete Beiträge entsprechen nicht unbedingt der Meinung der Herausgeber oder der Deutschen Hauptstelle für Suchtfragen e. V.

Vorwort

Dr. Raphael Gaßmann

Wohl keine chronische Erkrankung zeigt neben medizinischen und psychischen derart umfassende soziale Ursachen und Folgen, wie der weit verbreitete Missbrauch oder die Abhängigkeit von Suchtstoffen. Partner und Kinder; Freunde und Bekannte; das gesamte Umfeld am Arbeitsplatz; völlig außenstehende Personen in allen Bereichen der Öffentlichkeit, ob in Freizeitzusammenhängen, als Verkehrsteilnehmer oder Geschäftspartner, sind regelmäßig und wider Willen involviert in Entstehung und Verlauf der Krankheit. Und die Liste ist noch wesentlich länger.

Zugleich werden Verlauf und Heilung nur weniger chronischer Erkrankungen derart grundlegend ermöglicht und befördert von sozialen Interaktionen, Gesprächen, Gruppenerfahrungen, Begleitung, Krisenintervention, Motivation und Unterstützung.

Vor diesen Hintergründen erlebt das Feld der Suchtprävention, -beratung und -behandlung derzeit (bisweilen offensiv) geführte Neu-Verteilungsprozesse. Gegenstand der Auseinandersetzungen sind vor allem die Zuständigkeiten medizinischer, psychologischer und sozialer Berufe und Institutionen in Suchtfragen. Wem obliegen welche Kompetenzen? Wer übernimmt welche Leistungen? Wie kooperieren welche Versorgungsbereiche? Wer bindet welche Nachbarprofession wie in sein Vorgehen ein?

Verbände und Funktionäre aus dem Bereich der Psychotherapie befassen sich gegenwärtig erstmals intensiver mit Suchtfragen. Sie proklamieren berufsständische Kompetenz und Zuständigkeit, wo doch niedergelassene Psychotherapeuten bislang die ambulante Behandlung abhängiger Klienten regelmäßig ausschließen, bis deren Sucht mit anderer Hilfe erfolgreich bearbeitet wurde. Und auch an psychologischen Fakultäten fristen Suchttherapie und -forschung kaum ein Nischendasein.

Ähnlich in der medizinischen Versorgung. Im gesamten Studium findet das Thema meist allenfalls für ein bis zwei Stunden im Kursus Allgemeinmedizin statt. Nennenswerte Forschungsgelder werden vorwiegend in praxisferne Grundlagenforschung, den Aufbau einer DNA-Datenbank oder die Markteinführung von Medikamenten investiert, deren Effekte diejenigen bereits vorhandener Arzneien nicht einmal übertreffen. Erstaunlich: Auch Jahrzehnte nach Thure von Uexküll, Nestor des Bio-Psycho-Sozialen in der Medizin, wirken medizinische wie psychologische Forschung immer noch dem Dogma verhaftet, ihre Rechenevidenz-Basierung wäre zur Darstellung »objektiver Realität« geeignet.

Als Folge werden in der allgemeinen ärztlichen wie in der psychologischen Praxis Konsum und Abhängigkeit von Suchtmitteln überwiegend erst dann besprochen, wenn sich das Problem unverkennbar in den Vordergrund drängt.

In diesem Umfeld trägt Soziale Arbeit seit den 1970er Jahren, abgesehen vom medizinischen Entzug an Allgemeinkrankenhäusern, einigen spezialisierten Abteilungen der Psychiatrie und den Angeboten von Suchtkliniken, die Hauptaufgaben in Verhaltensprävention, Frühintervention, Beratung, Begleitung und Behandlung von Süchten und Suchterkrankten. Sie arbeitet mit Klientinnen und Klienten interaktiv und unmittelbar beteiligungsorientiert in Einzel- und Gruppenarbeit. Gemeinsame Zielfestlegung, Wissensvermittlung, Erarbeitung von Handlungsalternativen und Strategien im Umgang mit psychosozialen Prozessen, Fallmanagement über Phasenverläufe hinweg oder der Aufbau interprofessioneller Kooperation sind Grundlagen ihres Handelns und seit Jahrzehnten auch sozialarbeiterischer Suchthilfe. Die meisten ihrer Erfolge basieren dabei auf sozialpädagogischen Kernkompetenzen und umfassendem Erfahrungswissen.

Die Ergebnisse klinischer Grundlagenforschung können Soziale Arbeit wenig bereichern, da ihr quantitatives Evidenz-Verständnis kaum praxisrelevante Erkenntnisse für sozial-orientiertes Handeln generiert. Eine eigene, qualitativ-evidenzbasierte Forschung der Sozialen Arbeit mit vorwiegend sozialwissenschaftlichen Methoden aber befindet sich, vor allem aufgrund ihrer Kostenintensität und meist anders gelagerten Kompetenzen der Lehrenden, nach wie vor allenfalls in den Anfängen.

Antonovskys Untersuchungen zur Salutogenese identifizierten Risiko- und Schutzfaktoren und deren Zusammenwirken in Prozessen von Gesundheit und Krankheit. Als insgesamt ausschlaggebend beschreibt er »Kohärenz«, das menschliche Vermögen, gesundheitlichen Risiken und Belastungen zu widerstehen, sie zu be- und verarbeiten. Menschliche Kohärenz wird vor allem durch die Intensität dreier subjektiver Empfindungen geprägt: 1. die Zusammenhänge des eigenen Lebens zu verstehen, 2. es gestalten zu können und 3. eine Bedeutung, einen Sinn darin zu erkennen.

Diese für das gesamte Leben von Grund auf richtungweisenden Empfindungen und Überzeugungen werden wesentlich in den persönlichen und gesellschaftlichen Bereichen des sozialen Lebens begründet, entwickelt und stabilisiert. Verhalten und Erfahrungen im Umgang mit Familie und Freunden, Nachbarn und Kollegen sowie in vielen anderen sozialen Bezügen prägen unsere Kohärenz – und befinden sich bei Suchterkrankten meist in kritischem Zustand. Hier setzten Unterstützung und Begleitung durch Soziale Arbeit erfolgreich an.

Medikamentöse Therapien helfen dabei, indem sie (psycho-)somatische Risiken und Belastungen mindern oder heilen. Damit ermöglichen sie neben sozialen oft auch erst psychologische Prozesse, die Selbstwert, Zuversicht und konstruktive Handlungsfähigkeit fördern oder gar erzeugen.

Theorie und Praxis der Suchthilfe bestätigen nachdrücklich, dass dauerhafte Erfolge ein bio-psycho-soziales Behandlungsverständnis voraussetzen. Keiner dieser Ansätze kann das Fehlen eines anderen auch nur unzulänglich kompensieren. Ein in diesem Sinne nicht ganzheitliches, integratives Vorgehen wäre weder effektiv noch effizient. Es hilft eher den Helfern als den Hilfesuchenden.

Die derzeitige Situation der Suchtbehandlung wird umfassend beklagt. Dabei fehlt es grundlegend keineswegs am Geld allein. Sie ist defizitär auf allen drei Gebieten des Bio-Psycho-Sozialen und mangelhaft hinsichtlich deren gleichberechtigter Integration. Ihre Verbesserung im Interesse der Klientinnen und Klienten wird durch die angesprochenen berufsständischen Neu-Verteilungsprozesse behindert statt gefördert, weil sie professionelle Hegemonien statt Integration anstreben. Vielmehr bedarf die Suchthilfe in Deutschland dringend und vor allem

- der Integration von Suchtfragen und entsprechender Handlungskompetenzen in die allgemeine ärztliche und psychotherapeutische Ausbildung und Praxis
- der wissenschaftlichen Fundierung Sozialer Arbeit in Forschung und Lehre
- eines weiter ausgebauten Netzes sozialarbeiterischer Suchtberatung und -behandlung als Regelleistung für alle Bürgerinnen und Bürger
- integrierter Versorgungszentren unter gemeinsamer Verantwortung und Leitung von Ärzten, Psychologen und Sozialarbeitern
- der allseitigen Kooperation mit Suchtselbsthilfe und
- der bio-psycho-sozial ausgerichteten Erforschung von Suchtfragen mit qualitativen Methoden

Angesichts der bekannt extremen Ungleichverteilung von Gesundheitslasten auch bezüglich Suchterkrankungen sollte dabei nicht zuletzt eine konsequente Berücksichtigung von Armutsfolgen in allen Bereichen der Suchthilfe selbstverständlich sein: *bio*, *psycho* und *sozial*. Das legendäre WHO-Programm »*Gesundheit für alle bis zum Jahr 2000*« scheiterte an der national wie global durch Armut bedingten Unzugänglichkeit von Gesundheitsleistungen. Lernen wir daraus.

Der vorliegende Band vereint Beiträge zu einer ganzheitlichen Sicht auf Suchtfragen aus einer ausgesuchten Fülle wissenschaftlicher und professioneller Blickrichtungen. Er will Impulse für eine wirksame, klientenzentrierte Suchthilfe in Deutschland geben; jenseits von Begehrlichkeiten, tatsächlichen und scheinbaren Sachzwängen des Geschäfts. Weit mehr als Grundlagenforschung bedarf jegliche Suchthilfe dieser Grundlagendiskussion.

Wir danken allen, die unserem Band ihr Wissen, ihre Erfahrungen, Zeit und Geld zur Verfügung gestellt haben. Vor allem aber danken wir unseren Leserinnen und Lesern für ihr Interesse und wünschen eine angenehme Lektüre.

Gefördert durch:

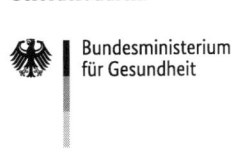

aufgrund eines Beschlusses
des Deutschen Bundestages

Der Sammelband folgt, neben langjähriger Beschäftigung aller Beteiligten, auch auf eine Tagung, gefördert durch das Bundesministerium für Gesundheit. Hierfür sei diesem gedankt.

1 »Bio-psycho-soziales Modell« – Steckbrief und Perspektiven

Felix Tretter

1.1 Grundfragen zur Theorie der Sucht

Bei Überlegungen zur Bedeutung des theoretischen *bio-psycho-sozialen Modells* (BPSM) für die praktische Suchtarbeit ist die Klärung, von welcher Position aus man diese Frage behandeln will, wichtig. Insofern man mit dem BPSM Krankheit und Gesundheit (z. B. Suchtphänomene) in einem integrativen Rahmen *verstehen, erklären, vorhersagen* und letztlich *kausal behandeln* und *verhindern* will, ist das BPSM eine *rahmenstiftende Theorie*, die Orientierungen zum Phänomen Sucht liefern soll (Schurz 2006).

Für eine derartige »Metareflexion« ist eine Theorie über *Theorien* zweckmäßig, eine Aufgabe, der sich *Erkenntnistheorie, Wissenschaftsphilosophie, Wissenschaftshistorik*, die *Science Studies* u. a. Spezialdisziplinen widmen. Für diese Metaperspektiven sind die Wissenschaften Untersuchungsgegenstand und sie werden hier teilweise beansprucht, um die *integrierte Mehrdimensionalität* des BPSM gegen den vorherrschenden *neurobiologischen Reduktionismus* zu verteidigen.

Drei-Faktoren Modell der Sucht

Wenn *Sucht*, hier als Kurzform für *Abhängigkeit* und *Missbrauch* verstanden, als *krankheitswertige Störung* definiert ist, dann kommt die Frage auf, wie Suchttheorien in allgemeine Krankheits-/Gesundheitstheorien eingebettet sind. Die einfachste und spezifische Form der Suchttheorie ist das *Drei-Faktoren-Modell*, das das Zusammenwirken von Merkmalen der *Droge*, der *Person* und der *Umwelt* betrachtet. Der kausalen Kraft der Droge wurde dabei generell für die Entstehung von Abhängigkeit ein hohes Gewicht beigemessen. Das Modell wurde bereits in den 1960er Jahren u. a. von dem Alkoholismus-Spezialisten Wilhelm Feuerlein als konzeptueller Verständnisrahmen vorgeschlagen (Feuerlein 1969). Bemühungen um eine differenzierte, aber integrierte *Theorie der Sucht* finden sich zuletzt 1986 bei der Tagung der Deutschen Hauptstelle für Suchtfragen (DHS) in Tutzing, die auf Betreiben von Wilhelm Feuerlein veranstaltet wurde (Feuerlein 1986). Seither dominierte in der Suchtforschung die empirische *psychologisch-sozialwissenschaftliche Humanforschung* und im Bereich »Theorie« die *tierexperimentelle Grundlagenforschung*, die, in Korrespondenz mit den psychologischen Lerntheorien, nun zunehmend *neurobiologische Erklärungen* anbietet. Die empirische Suchtforschung zielte hingegen auf die Abklärung der Erklärungskraft anderer Faktoren und führte über korrelationsanalytische Verfahren zu einem unüberschaubaren Bild des *multifaktoriellen Bedingungsgefüges* der Sucht. Hier kann das BPSM integrative Orientierungen stiften.

1.2 Das bio-psycho-soziale Modell – die Ursprünge

Die ideellen Wurzeln des BPSM kann man bei der WHO erkennen (▶ Kap. 2). Sie hat bereits kurz nach dem Zweiten Weltkrieg die Vielfalt der Ebenen menschlichen Befindens im Hinblick auf Gesundheit erkannt und eine *bio-psycho-soziale, Konzeption von Gesundheit* (und auch Krankheit) zum Ausdruck gebracht.

Die *medizinische Forschung* hat sich damals allerdings weiterhin an der biologischen Vorkriegsforschung ausgerichtet und auf die Identifikation *genetischer Ursachen* von Krankheiten fokussiert. Es zeigte sich jedoch vor allem in der *klinischen Forschung* immer häufiger, dass *psychosoziale Faktoren* wie familiäre Konflikte und Brüche, Schichtzugehörigkeit, kulturelle Besonderheiten usw. für einen hohen Anteil der Streuung in den Untersuchungsergebnissen verantwortlich sind. Diese Befundlage hat der Internist und Psychiater George Engel in den 1950er Jahren anhand von klinischen Fällen erweitert. Schließlich formulierte er eine Kritik an dem biomedizinischen Krankheitsmodell in einem einflussreichen Artikel in dem renommierten Journal »Science« und plädierte stattdessen für ein integratives systemisch gedachtes »biopsychosoziales Modell« (Engel 1977): Krankheit und Gesundheit beruhen auf der systemhaften Wechselwirkung biologischer, psychologischer und sozialer Faktoren. Damit war ein starker Impuls gesetzt.

1.3 Das bio-psycho-soziale Modell – die Gegenwart

Das BPSM wurde nach seiner Publikation zum Leitkonzept für die integrierte Psychosomatik und »psychosoziale Medizin«. Vor allem der Psychosomatiker Thure von Uexküll und der Internist Wolfgang Wesiack haben bereits Ende der 1980er Jahre eine standardsetzende *Theorie der Humanmedizin* formuliert, die sich ausführlich auf das bio-psycho-soziale Modell bezieht (Uexküll und Wesiack 1998). Der Medizinpsychologe Josef W. Egger hat dieses Modell im Rahmen der »psychosozialen Medizin« bis heute konzeptuell weiter ausdifferenziert (Egger 2015).

Die biologische Forschung setzte sich jedoch durch. Vor allem die »mittlere Ebene« des BPSM, die *Psyche*, bot bereits über die *Lerntheorie* in allen Varianten ein therapierelevantes integratives Erklärungsmodell, insbesondere das Konzept des operanten Konditionierens, des klassischen Konditionierens und des Lernens am Modell. Auch Sucht ist in diesem Sinne *erlerntes Verhalten*. Die Lerntheorie lässt sich auch leicht in *Tierexperimente* transponieren, sie beruhte sogar darauf, sodass die *neurobiologische Forschung* an der behavioristischen Lerntheorie gut anschließen konnte. Im Anschluss daran formulierte in den 1980er Jahren Nancy Andreasen, Anglistin und Psychiaterin, die von den technischen Fortschritten in der Hirnforschung beeindruckt war, eine breit wirksame Legitimation der biologischen Psychiatrie (Andreasen 1983). Sie veröffentlichte auch 2001 das einflussreiche Buch »Brave New Brain« (Andreasen 2001). Darüber hinaus hat die Pharmaindustrie mit vielen Versuchen, neue Medikamente für psychische Krankheiten einzusetzen, diese biologische Forschungswelle mit verstärkt. In der Folge wurde auch im Bereich der Suchttherapie ein pharmakotherapeutischer Optimismus verbreitet, der u. a. zur Propagierung von Medikamenten zur Abstinenzstabilisierung geführt hat.

Dieser Trend zur »Biologisierung« der Psychiatrie dauert noch an, wenngleich die pharmazeutische Industrie sich gerade wieder aus der Erforschung des Nervensystems zurückzieht. Auch in der allgemeinpsychiatrischen Grundlagenforschung dominieren weiterhin biologische substratbezogene Methoden der Bildgebung, die sich aktuell mit der Analyse von *Netzwerken*, anstatt wie bisher von Zentren, befasst. Daher ist auch die Suchttherapie, etwa in Hinblick auf verschiedene Methoden der Hirnstimulation, an Fortschritten der Neurobiologie interessiert.

Es ist also ein de-facto *biologischer Reduktionismus* in der *psychiatrischen* und der *suchtmedizinischen Forschung* eingetreten, und zwar mit dem Anspruch, auch die klinische Realität durch Hirnmechanismen besser zu verstehen. Nur wenige wie Robert West haben seither eine eigenständige *psychologische Suchttheorie* formuliert, die auf das Wechselspiel von Faktoren wie Bedürfnisse, Gefühle, Erwartungen usw. fokussiert und auch integrativ erfasst, wobei auch metatheoretische Perspektiven berücksichtigt werden (PRIME-Modell; West 2006).

Die aktuelle Situation zusammenfassend muss daher festgestellt werden, dass das Drei-Faktoren-Modell der Sucht kaum mit dem BPSM verknüpft ist. Eine Integration beider Modelle ergibt allerdings ein *Vier-Faktoren-Modell* der Sucht, das den Faktor »Person« in eine *biologische* und eine *psychologische Domäne* ausdifferenziert, während der Faktor Umwelt der *sozialen Domäne* zugeordnet und nicht weiter untergliedert wird. Darüber hinausgehend hat der Autor dieses Kapitels (F.T.) Ende der 1990er Jahre ein *humanökologisches Modell* der Sucht vorgeschlagen, das auf Störungen der Person-Umwelt-Interaktion aufbaut, etwa im Sinne einer bio-psychosozialen »Ökologie des Stress« (Tretter 1998). Auf diese Ansätze hat sich allerdings die Suchtforschung kaum bezogen (s. Tretter 2017; ▶ Abb. 1.1).

In der *Praxis* der psychiatrischen Suchtkrankenversorgung, vor allem in der Entzugsbehandlung, hat sich jedoch mittlerweile eine *pragmatische »multiprofessionelle« Zusammenarbeit* etabliert, die Psychologen mit ihrer Psychotherapiekompetenz und Sozialpädagogen als Sozialtherapeuten konstitutiv einbezieht. Diese verschiedenen therapeutischen Professionen beziehen sich allerdings in der Regel auf unterschiedliche theoretische Erklärungsmodelle von den Ursachen der Sucht. Jedenfalls gibt es wenige suchtspezifische Ausarbeitungen eines praxisintegrativen bio-psycho-sozialen Modells. Eines dieser Modelle hat Hilarion Petzold im Rahmen seiner »Integrativen Therapie« entwickelt, die grundlegend auf Elemente der Gestaltpsychologie und -therapie zurückgreift. Diese Theorie soll einen integrativen Rahmen für die Psychotherapie, Leibtherapie und Soziotherapie und andere Therapieansätze bieten (Petzold 2004). Methodisch bezieht sich dieser Ansatz auf sozialhermeneutische Verfahren und

1 »Bio-psycho-soziales Modell« – Steckbrief und Perspektiven

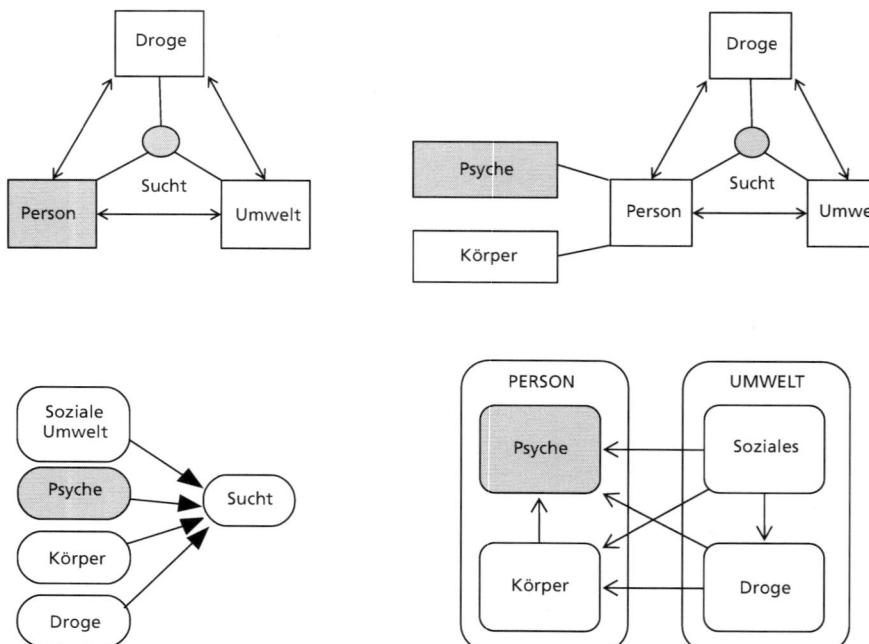

Abb. 1.1: Die Transformation der verschiedenen Erklärungsmodelle der Sucht, vom Drei-Faktoren-Modell (A), über das (modifizierte) bio-psycho-soziale Modell (B u. C) zum ökologischen Person-Umwelt-Modell (D); (modifiziert nach Tretter 2017)

auch auf die Systemtheorie von Luhmann. Sie wurde in letzter Zeit von Petzold in ein weiter ausgearbeitetes Konzept einer »Ökopsychosomatik« übergeführt (Petzold 2006).

1.4 Das bio-psycho-soziale Modell – die Zukunft

Die weitere Entwicklung der Medizin bzw. Psychiatrie wird sicher biologisch orientiert bleiben. Dafür sorgt auch die in den letzten Jahren vom amerikanischen Nationalen Institut für Psychische Gesundheit (NIMH) vorgegebene Forschungsagenda der *Research Domain Criteria* (RDoC), deren Berücksichtigung Voraussetzung für die Forschungsförderung ist (NIMH 2017). Dabei sollen *Gene, Moleküle, subzelluläre Strukturen, Zellen, lokale Netzwerke, neuronale Schaltkreise, Verhaltensexperimente* und *Selbstberichte* Gegenstand der Forschung sein. Untersucht werden sollen in dieser Hinsicht Funktionen der Systeme der *Bewusstseins-Regulation*, der Systeme der *positiven bzw. negativen Valenz*, der *kognitiven Systeme* und der *Systeme für soziale*

Prozesse. Dieses einfache Strukturmodell der RDoC steht in keinem theoretischen Zusammenhang mit der psychiatrischen Klassifikationssystematik, der DSM-5, die allerdings in ähnlicher Weise nur eine Symptomklassifikation und Systematik psychiatrischer Störungen darstellt. In dieser Systematik sind für die Sucht vor allem Störungen von Systemen für positive Valenz, also Prozesse der Belohnung, relevant. Auf diese Weise soll letztlich eine *konzeptionelle Umformulierung* dessen erfolgen, was im klinischen Bereich zur *Psychopathologie der Sucht* beschrieben wird: Impulsivität, Schwierigkeiten mit der Affektkontrolle, niedrige Frustrationstoleranz, süchtiges Verlangen, Kontrollverlust, Schamgefühle, labiles Selbstbild etc. Diese klinischen Phänomene decken sich jedoch nur teilweise mit der neuen begrifflichen Strukturierung des »psychischen Apparates«, wie sie das RDoC vorsieht. Deutlich wird auch, dass die Psychiatrie kein übergeordnetes *theoretisches Modell* der Prinzipien der menschlichen Informationsverarbeitung nutzt, denn mehrere Begriffe scheinen nur zwei Seiten derselben Münze zu sein, insofern beispielsweise »mangelnde Affektkontrolle« in »Impulsivität« resultiert. In der Konsequenz ist eine weitere Fraktionierung psychiatrischen Denkens zu erwarten, mit der Reduktion auf immer komplexer werdende Hirnmodelle zur Erklärung von Sucht und anderen psychiatrischen Störungen. Wird damit das BPSM bedeutungslos?

1.5 Grenzen des Reduktionismus und Gründe für die Mehrdimensionalität von Krankheitsmodellen

Der Vorschlag von Engel, die *Krankheitsursachen* in drei Bereiche aufzugliedern, ist pragmatisch zunächst einsichtig und philosophisch nachvollziehbar (Popper 1973; Searle 2011). Diese grundlegende Dreidimensionalität widerspricht allerdings Grundannahmen der gegenwärtig dominierenden Hirnforschung (*Neuroscience*), die das Geistige auf das Körperliche reduzieren will. Einige Protagonisten meinen, dass sogar das Soziale als molekulares Geschehen verstanden werden kann, wie es manche Vertreter der *Social Neuroscience* und *Cultural Neuroscience* nahelegen (Bickle 2006). So wird versucht, neuronale Korrelate bei sozialen Prozessen wie Empathie zu identifizieren (Cacioppo und Decety 2011) und Besonderheiten der Informationsverarbeitung im Gehirn bei Zugehörigen unterschiedlicher Kulturen zu finden (Ames und Fiske 2010). Unter dieser Vorstellung wird also grundlegend versucht, nicht nur für mentale Prozesse und Zustände, sondern auch für soziokulturelle Differenzen korrespondierende Prozesse und Zustände bzw. Differenzen in der Gehirnaktivierung zu finden, die allerdings kausal interpretiert werden. Dieser Anspruch der Neurowissenschaften auf einen sogenannten »naturalistischen Reduktionismus« prägt die heutige Forschungspolitik stark und so wird mehr oder weniger ausdrücklich ein *ontologischer Monismus* vertreten.

Dieser neurobiologische Reduktionismus hebt prinzipiell die Untrennbarkeit, und somit die *Identität* der Bereiche Körper und Seele hervor und lehnt die klassische

Leib-Seele-Differenz als unzutreffende Unterscheidung ab. Diese Position verwechselt allerdings oft *methodologische* und *ontologische Argumente* und hat vor allem Schwierigkeiten zu erklären, wie Leben aus den Molekülen hervorgeht, und daraus wieder Bewusstsein und letztlich das Soziale entsteht (dreifaches Emergenz-Problem; vgl. Tretter und Grünhut 2010). Aufgrund dieser metatheoretischen und theoretischen Probleme und aus praktischer Sicht erscheint daher das diese drei Dimensionen beibehaltende, aber integrative Drei-Faktoren-Modell bzw. BPSM sehr brauchbar. Um dies zu verdeutlichen, sollen hier einige tiefer greifende Begründungen angeführt werden.

1.5.1 Das Mentale lässt sich nicht schlüssig auf das Körperliche zurückführen

Wenn man einen ontologischen Monismus vertritt, hat man das Problem, dass das signifikant neue Auftreten (Emergenz) von *Leben* aus der unbelebten *Materie* (Atomen und Molekülen) und des *Bewusstseins* aus Biomolekülen und des (erlebten) *Sozialen* aus Gehirnen erklärt werden muss. Das ist bisher nicht gut gelungen (Tretter und Grünhut 2010). Es muss nämlich angenommen werden, dass der unbelebten Materie letztlich bereits das Potenzial für das Psychische innewohnt (»Protopanpsychismus«). Damit wird das Gesamtkonstrukt wieder stark metaphysisch, d. h. empirisch nicht mehr überprüfbar. Es ist daher eher als Metapher nützlich, kollidiert aber wohl mit naturwissenschaftlichem Denken.

Es ist aus pragmatischen Gründen deshalb sinnvoll anzunehmen, dass das Mentale, also vor allem das Bewusstsein, mit dem Körper verbunden ist, aber mit ihm nicht identisch ist, auch nicht, wenn man das Gehirn zu dieser Frage in Betracht zieht. Bewusstsein ist das zum Erleben erwachte Leben und ist beobachtbar als Disposition zum Verhalten, aber es besteht auch ohne Verhalten zu zeigen (Coma vigile). Das Mentale ist also vor allem durch »Bewusstsein« im Sinne von *Wachsein* und *Gewahrsein* charakterisiert, aber es umfasst auch unbewusste Prozesse (Tretter und Löffler-Stastka 2018).

Die Frage ist: Welche Neuronennetze »produzieren« Bewusstsein? Zwar benötigt das Bewusstsein das Gehirn, aber es gibt Gebiete im Gehirn (bzw. dem gesamten Nervensystem), die, wie das Kleinhirn, ohne Bewusstsein funktionieren. Auch schwere Kleinhirnverletzungen führen nämlich nicht zu wesentlichen Bewusstseinsveränderungen, zumindest nicht im Sinne der Wachheit. Aber bereits der Umstand, dass das subjektive Erleben der betreffenden Person selbst nur unzulänglich verfügbar ist (erste Person-Perspektive und Unbewusstes), verunmöglicht es, selbst über »Cerebroskope«, die der Wissenschaftsphilosoph Herbert Feigl bereits vorausschauend fingiert, Mentales vollständig neuronal zu identifizieren (Feigl 1958): Die *Innensicht* entspricht nicht der *Außensicht*. Der Philosoph Thomas Nagel hat diese Erklärungsgrenzen der Physiologie, die als *Qualia-Problem* bezeichnet werden, in dem Aufsatz »What is it like to be a bat?« überzeugend behandelt (Nagel 1976), ähnlich wie Jackson (Jackson 1986). Ebenso hat Levine mit der Identifikation der Erklärungslücke (»explanatory gap«) zwischen Psychologie und Physiologie diese Differenz grundlegend verdeutlicht (Levine 1983). Das Gehirn ist also eine *notwen-*

dige, aber *keine hinreichende Bedingung* für bewusstes mentales Erleben. Entscheidend sind auch die *Inhalte des Bewusstseins*, als der »intentionale Gehalt« von Gefühlen, Wünschen usw. Nachdem der Autor mit 14 weiteren Autoren aus einem disziplinären Spektrum von der Systemtheorie, der Neurobiologie, Psychologie, Psychiatrie bis zur Philosophie reichend die Möglichkeiten und Grenzen der neurobiologischen Reduktion der Psychologie/Psychiatrie für eine »Integrative Neuroscience« kritisch diskutiert hat (Kochoubey et al. 2016), sei ein harter Vergleich gestattet: Die biologische Hirnforschung untersucht gewissermaßen die Form des Küchengeschirrs, ohne über die Inhalte differenzierte Aussagen machen zu können: Größe und Form des Geschirrs erschweren es zwar, bestimmte Speisen zuzubereiten, wenn man etwa mit einer Pfanne eine Suppe kochen oder im Kochtopf eine Pizza backen will, aber es ist nicht unmöglich. Die Speise als Inhalt des Geschirrs ist nicht aus der Form des Geschirrs völlig herleitbar. Sinngemäß herrscht demnach *kein starker Determinismus der Funktion durch die Struktur*. Dieses Problem, aus der – auch prozessualen – Gehirnform, Inhalte des Bewusstseins in Form sozialer Sachverhalte hinreichend ableiten zu können, soll hier genauer beleuchtet werden.

1.5.2 Das Soziale lässt sich nicht auf das Psychische oder gar auf das Physische zurückführen

Der Begriff »Soziales« betrifft zunächst andere Menschen (Mitwelt), als Mitglieder der umgebenden Gemeinschaft, Organisation usw., in der sich ein Mensch aufhält, also vor allem die *personelle Umwelt*. Die soziale Welt erscheint aber auch als Objektbereich, die den *Kontextbezug der betreffenden Person im sozialen Raum* charakterisiert, und die nahezu »objektiv« zugänglich ist, fast wie das Körperliche: Beschäftigungsstatus, soziale Schicht (▶ Kap. 7 und 8) usw. sind entsprechende Kategorien der empirischen Sozialforschung. Somit lassen sich beispielsweise *schichtenspezifische Suchtrisiken* identifizieren.

Man versteht in der Sozialforschung allerdings, vor allem bei der Diskussion von Gesellschaft, unter dem »Sozialen« als eigene irreduzible Entität das »*Interpersonelle*«. Dies betrifft *Kommunikationen* im weiteren Sinne, vor allem aber *Verhaltensoptionen* und *-friktionen* in Form von ordnungsstiftenden *Regularien* wie Normen, Regeln, Wissen. In dieser Domäne hat dann u. a. das Körperliche der damit angesprochenen Menschen keine besondere Bedeutung, außer bei Verhaltensregeln, die speziell das Biologische, wie z. B. Mann oder Frau zu sein, adressieren. Manche Soziologen haben deshalb »Texte« (Brown 1987) und andere »Kommunikation« (Habermas 1981; Luhmann 1984) als den Hauptgegenstand der Sozialforschung angesehen. Auf der *Makroebene*, also die Gesellschaft betreffend, ist dieses indirekte »Suprapersonelle« das eigentlich Soziale, im *Mikrobereich* hingegen, bei *Interaktionen* sind nicht die individuellen Interaktionspartner relevant, sondern deren Handlungen, also das unmittelbare »Interpersonelle«.

All das wirft die Frage auf, »wie das Soziale in den Kopf« kommt. Dass die Gehirnforschung hier wesentliche Erklärungen liefern kann, ist methodologisch betrachtet kaum zu erwarten. Diese grundlegende Frage hat einer der bedeutendsten deutschen Sozialtheoretiker, der Soziologe Niklas Luhmann, mit dem Brückenbegriff der »strukturellen Kopplung« zwischen Sozialsystem und Bewusstsein beantwortet (Luhmann 1984). Das wäre in etwa so verstehbar: Durch Wahrnehmungen wird über gedanklich-sprachliche Verarbeitung und unter Beteiligung von Affekten ein relativ persistentes bewertetes Abbild der äußeren sozialen Realität konstruiert, welches rückwirkend das weitere Erleben und Handeln bestimmt. Die Abbildung korrespondiert dabei aber *strukturell* mit der Außenwelt, was sich in Phänomenen der *Resonanz* manifestiert, ähnlich wie das der Soziologe Hartmut Rosa beschreibt (Rosa 2017). Darüber hinaus ist eine Top-down Kausalität ersichtlich, insofern das »soziale Bewusstsein« das Handeln durch das Kontextwissen steuert. Allerdings ist auch grundlegend methodologisch einzuschränken, dass jeder Mensch seine (soziale) Umwelt anders wahrnimmt bzw. anders bewertet. Es ist also davon auszugehen, dass im *mentalen Modell*, das die Person von sich und der Umwelt mehr oder weniger bewusst konstruiert, die soziale Welt repräsentiert ist. Hier kann die Psychologie anschließen, etwa mit dem Konzept des »Lebensraums« von Kurt Lewin, das eines der am stärksten ausgebauten theoretischen Modelle einer derartigen mentalen Repräsentation darstellt (Lewin 1936). Dieses Konzept korrespondiert mit jenem der neueren Psychoanalyse, nämlich der »Objektbeziehungstheorie« von Otto Kernberg (Kernberg 1979): die Repräsentation von (Umwelt-)Objekt und Subjekt geht mit mehr oder weniger starken Abgrenzungen und affektiven Ladungen einher. Die Qualität dieser Struktur als »inneres Modell« determiniert die Verhaltensoptionen und damit auch die Pathologie-Risiken.

1.6 Neuere integrierte theoretische Konzepte in der Psychiatrie

Trotz der erwähnten reduzierenden biologistischen Tendenzen der (psychiatrischen) Forschung ist bereits heute absehbar, dass die nahezu totgesagte *klassische Psychopathologie* wieder einen stärkeren Anschub bekommen wird. Das liegt auch daran, dass von der biologischen Psychiatrie keine therapierelevanten Erkenntnisdurchbrüche zu erwarten sind. Es geht aber vor allem um die in der Therapie nötige *anthropologische Dimension*, die in besonderem Maß in der *Phänomenologie* verankert ist. Hierbei zeichnet eine Phänomenologie der »4 E's« als eine (alte) neue Sichtweise ab: das *Subjekt* ist *verkörpert* (embodied), der Körper ist *eingebettet* in die Umwelt (embedded) und zwar *ausgeweitet* in die Umwelt (extended), die sich durch das *Einwirken* auf sie auch teilweise konstituiert (enacted). Durch diese Sichtweise kommt der ganze Mensch wieder in den Blick. Auch steht das bewusst erlebende Subjekt im Vordergrund, aber nicht als isoliertes Geistwesen oder Gehirn, sondern in seiner Eingebundenheit in den Körper, und Eingebettetsein in die Umwelt. Auf diese Weise kommt auch die Umwelt ausdrücklich und integriert in den Blick, und zwar in ihrer Subjektgebundenheit. Diese Position wird in Heidelberg, insbesondere um Thomas Fuchs in Kooperation mit internationalen Zentren wie dem Center for Subjectivity Research in Kopenhagen mit

Joseph Parnas ausgearbeitet und findet im Kreise der Psychiater und Psychotherapeuten weltweit zunehmende Akzeptanz (Fuchs 2017; Zahavi und Parnas 1999). Wenngleich *das Soziale* in diesen Theoriekontext nicht spezifisch ausgearbeitet erscheint, wird zumindest die kategorische *Leib-Seele-Differenz*, wie auch die *Person-Umwelt-Differenz* durch diesen integrierten Ansatz aufgehoben (Clark 1997). Hier bestehen theoretische Korrespondenzen zum parallel existierenden »ökologischen Modell«.

1.7 Perspektiven der Humanökologie

Der »ökologische« Ansatz ist ein integrativer Denkansatz, der breite Wurzeln in den Human- und Sozialwissenschaften hat. Er stützt sich als Rahmenmodell auf die »*Humanökologie*« als eine Ökologie des (oder der) Menschen bzw. als »Ökologie der Person« (Tretter 2008). Dazu kurz (Tretter 2008): Die Humanökologie basiert zum Teil auf *Ökopsychologie*, etwa im Sinne von Kurt Lewin. Diesen Ansatz haben Roger Barker, James Gibson und Uri Bronfenbrenner ausgebaut. Methodisch stützt sich die ökologische Psychologie auf Skalen der Umweltbeurteilung wie sie von Rudolf Moss, Paul Insel u. a. entwickelt wurden. Es wurden aber auch phänomenologische Ansätze ausgearbeitet (Ernst Boesch, Carl-Friedrich Graumann u. a.). Die *Sozialökologie*, wie sie in den 1920er Jahren in der Stadtsoziologie von Robert Park, Ernest Burgess, Amos Hawley u. a. konzipiert und in der Sozialpädagogik weiterentwickelt wurde, nutzt ebenfalls die Phänomenologie im Sinne von Edmund Husserl und Alfred Schütz (Wendt 1982; Mühlum et al. 1986; Oppl und Weber-Falkensamer 1986; Thiersch 2015). Dabei ist das Konstrukt »Lebenswelt« von zentraler Bedeutung, ein Begriff, der mit »erlebter Umwelt« bzw. teilweise mit »Lebensraum« nach Lewin übersetzbar erscheint.

Bereits mit dieser Differenzierung wird deutlich, dass die ökologische *Perspektive* noch eine breite und tiefe begriffliche Ausarbeitung vor sich hat, vor allem im Anschluss zum BPSM. Beispielsweise hat Bronfenbrenner ein recht praktisches zwiebelschalenförmiges Strukturkonzept von der Umwelt als einwirkendes und zu erschließendes System vorgeschlagen, das die unmittelbare *Mikroumwelt*, die *Mesoumwelt* und die distante *Makroumwelt* unterscheidet. Darüber hinaus gibt es die *Exoumwelt* als Umweltbereich, der das Leben der Person beeinflusst, aber von der Person selbst nicht beeinflusst werden kann (Bronfenbrenner 1981). In dieser Sicht, mit phänomenologischem Akzent, ist der Mensch ein »situiertes Subjekt«. Eine Besonderheit der Humanökologie ist, dass sie mit der begrifflichen Unterscheidung von Mensch und Umwelt den Begriff »Beziehung« und »Beziehungshaushalt« ganz zentral nutzen muss und zwar als *Geben-Nehmen-Relation*, die gemäß einem dynamischen Gleichgewichtskonzept ausgeglichen sein muss, widrigenfalls biopsychosoziale Gesundheitsstörungen auftreten. Dieses Konzept korrespondiert mit dem Modell vom »Lebensführungssystem« des Sozialpädagogen Peter Sommerfeld, mit Hilfe dessen die Intensität, Wichtigkeit und Zufriedenheit mit verschiedenen Lebensbereichen auch empirisch gemessen werden kann (Sommerfeld et al. 2011). Die Person, vor allem das Psychische, das Erleben und Verhalten, ist damit Zentrum bzw.

1 »Bio-psycho-soziales Modell« – Steckbrief und Perspektiven

»Knoten« eines Beziehungsnetzwerks. In ökologischer Sicht ist demnach beispielsweise »Stress« bzw. ein Stressor eine *unpassende Person-Umwelt-Relation*. Sucht beruht dann auf einer dysfunktionalen Person-Umwelt-Passung. Mit dieser Perspektive hat die Humanökologie bzw. Sozialökologie in den Gesundheitswissenschaften im Bereich von Public Health und Health Promotion vor allem in den USA bereits breitere Akzeptanz erfahren (CDC 2018).

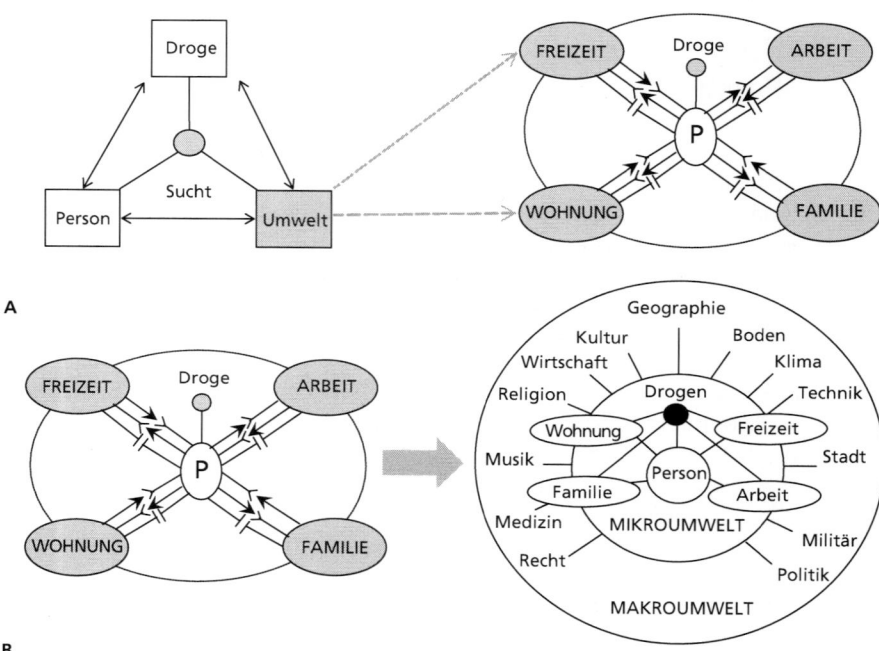

Abb. 1.2: Vom Drei-Faktoren-Modell über die Mikroökologie zur Makroökologie der süchtigen Person (nach Tretter 2008, Tretter 2017)

In Hinblick auf die Komplexität des Beziehungsgefüges zwischen Mensch und Umwelt muss für Präzisierungen auch die *Systemwissenschaft* als Methode hinzugezogen werden (Tretter 2005).

1.8 Fazit

Das *BPSM* bietet als allgemeines integratives Orientierungsmodell einige heuristische Vorteile, und zwar vor allem angesichts der Diversität angebotener speziellerer Erklärungsmodelle. Denn weder die Psychosomatik noch die Soziologie oder die Neurobiologie alleine konnten bisher ein monistisches Konzept zur klinischen Phänomenologie der Sucht liefern. Insbesondere das Soziale, als Bedeutungs-, Beziehungs- und Kommunikationssystem, als mit dem Menschen strukturell gekoppelte Umwelt, ist irreduzibel. Allerdings ist das BPSM vorwiegend ein formal-assoziatives und nicht überlappend-verbindendes, und damit kein konzeptuell-theoretisch integratives Erklärungsmodell. Bedauerlicherweise dominiert aktuell die Neurobiologie in der Theorie der Sucht mit Vernachlässigung des Sozialen, das nur als ein listenartiges Merkmals-Cluster erscheint. Eine neue therapie- bzw. praxisrelevante Perspektive, die am BPSM anknüpft, kann in der Integration der *neueren Phänomenologie* mit der zu revitalisierenden *ökologischen* und *systemischen* Perspektive gesehen werden. In dieser Hinsicht sollten hier einige Anregungen gegeben worden sein.

Literatur

Ames DL, Fiske, ST (2010) Cultural Neuroscience. Asian J Soc Psychol. 13: 72–82. (https://onlinelibrary.wiley.com/doi/epdf/10.1111/j.1467-839X.2010.01301.x, Zugriff am 13.11.2018).
Andreasen NC (1983) The Broken Brain: The Biological Revolution in Psychiatry. New York: Harper and Grow.
Andreasen NC (2001) Brave New Brain: Conquering Mental Illness in the Era of the Genome. Oxford: University Press.
Bickle J (2006) Reducing mind to molecular pathways: explicating the reductionism implicit in current cellular and molecular neuroscience. Synthese 151: 411–434.
Bronfenbrenner U (1981) Die Ökologie der menschlichen Entwicklung. Stuttgart: Klett.
Brown RH (1992) Society as Text: Essays on Rhetoric, Reason, and Reality. Chicago: University of Chicago Press.
Cacioppo JT, Decety J (2011) Challenges and opportunities in social neuroscience. Ann N Y Acad Sci. 1224: 162–173.
CDC, Center for Disease Control and Prevention (2018) The Social-Ecological Model: A Framework for Prevention. Atlanta. (https://www.cdc.gov/violenceprevention/overview/social-ecologicalmodel.html, Zugriff: 13.11.2018).
Clark A (1997) Being There: Putting Brain, Body, and World Together Again. Cambridge: Bradford Books.
Egger J (2015) Das biopsychosoziale Krankheits- und Gesundheitsmodell. In: Egger J Integrative Verhaltenstherapie und psychotherapeutische Medizin. Ein biopsychosoziales Modell. Wiesbaden: Springer Fachmedien. S. 53–83.|
Engel GL (1977) The need for a new medical model: A challenge for biomedicine. Science 196: 129–136.
Feigl H (1958) The »Mental« and the »Physical«. In: Feigl H (Ed.) Minnesota Studies in the Philosophy of Science, Vol. II. Minneapolis. pp. 370–497.
Feuerlein W (1969) Sucht und Süchtigkeit. Münch Med Wochenschrift 111: 2593.
Feuerlein W (Hrsg.) (1986) Theorie der Sucht. Berlin: Springer.
Fuchs T (2017) Ecology of the Brain: The Phenomenology and Biology of the Embodied Mind. Oxford: University Press.
Habermas J (1981) Theorie des kommunikativen Handelns. Frankfurt: Suhrkamp.
Jackson F (1986) What Mary Didn't Know. Journal of Philosophy 83: 291–295.
Kernberg O (1979) Object relations theory and clinical psychoanalysis. New York: Aronson.

Kotchoubey B, Tretter F, Braun HA, Buchheim T, Draguhn A, Fuchs T, Hasler F, Hastedt H, Hinterberger T, Northoff G, Rentschler I, Schleim S, Sellmaier S, Tebartz Van Elst L, Tschacher W (2016) Methodological Problems on the Way to Integrative Human Neuroscience. Front Integr Neurosci. 10: Article 41. (https://doi.org/10.3389/fnint.2016.00041, Zugriff am 14.11.2018).
Levine J (1983) Materialism and Qualia: the Explanatory Gap. Pacific Philosophical Quarterly 64: 354–361.
Lewin K (1936): Principles of topological psychology. New York: McGraw-Hill.
Luhmann N (1984) Soziale Systeme. Grundriss einer allgemeinen Theorie. Frankfurt: Suhrkamp.
Mühlum A, Olschowy G, Oppl H, Wendt WR (1986) Umwelt – Lebenswelt: Beiträge zu Theorie und Praxis ökosozialer Arbeit. Frankfurt: Diesterweg.
Nagel T (1974) What Is It Like To Be a Bat? Philosophical Review 83: 435–450.
National Institute of Mental Health (NIMH) (2017) Highlight: What is RDoC? Bethesda. (https://www.nimh.nih.gov/about/strategic-planning-reports/highlights/highlight-what-is-rdoc.shtml, Zugriff am 14.11.2018).
Oppl H, Weber-Falkensammer H (Hrsg.) (1986) Lebenslagen und Gesundheit. 3 Bde. Frankfurt: Diesterweg.
Petzold H (2004) Integrative Therapie. Modelle, Theorien und Methoden einer schulenübergreifenden Psychotherapie. 2. Auflage. 3 Bände. Paderborn: Jungfermann.
Petzold HG (2006): Ökosophie, Ökophilie, Ökopsychosomatik. Materialien zu ökologischem Stress- und Heilungspotential. FPI-Publikationen. POLYLOGE: Materialien aus der Europäischen Akademie für psychosoziale Gesundheit – 16/2006. (http://www.fpi-publikation.de/downloads/download-polyloge/download-nr-16-2006-petzold-hilarion-g.html, Zugriff am 14.11.2018).
Popper KR (1973) Objektive Erkenntnis. Ein evolutionärer Entwurf. Hamburg: Hoffmann und Campe.
Rosa H (2017) Resonanz. Berlin: Suhrkamp.
Schurz G (2006) Einführung in die Wissenschaftstheorie. Darmstadt: Wissenschaftliche Buchgesellschaft.
Searle J (2011) Die Konstruktion der gesellschaftlichen Wirklichkeit. Berlin: Suhrkamp.
Sommerfeld P, Hollenstein L, Calzaferri R (2011) Integration und Lebensführung. Ein forschungsgestützter Beitrag zur Theoriebildung der Sozialen Arbeit. Wiesbaden: VS Verlag.
Thiersch H (2015) Soziale Arbeit und Lebensweltorientierung. Gesammelte Aufsätze. Weinheim und Basel: Beltz Juventa.
Tretter F (1998) Ökologie der Sucht. Göttingen: Hogrefe.
Tretter F (2005) Systemwissenschaft im klinischen Kontext. Lengerich: Pabst.
Tretter F (2008) Ökologie der Person. Lengerich: Pabst.
Tretter F (2017) Sucht, Gehirn, Gesellschaft. Berlin: Medizinisch Wissenschaftliche Verlagsgesellschaft.
Tretter F, Grünhut C (2010) Ist das Gehirn der Geist? Göttingen: Hogrefe.
Tretter F, Löffler-Stastka H (2018) Steps Toward an Integrative Clinical Systems Psychology. Frontiers in Psychology 19: Article 1616. (https://www.frontiersin.org/articles/10.3389/fpsyg.2018.01616/full, Zugriff am 14.11.2018).
Uexküll Jv, Wesiack W (1998) Theorie der Humanmedizin. München: Urban u. Schwarzenberg.
Wendt WR (1982) Ökologie und soziale Arbeit. Stuttgart: Enke.
West R (2006) Theory of Addiction. Oxford: Blackwell.
WHO (1948) Verfassung der Weltgesundheitsorganisation (WHO). (http://www.admin.ch/ch/d/sr/i8/0.810.1.de.pdf, Zugriff am 14.11.2018).
Wikipedia: George L. Engel. (https://de.wikipedia.org/wiki/George_L._Engel, Zugriff am 14.11.2018).
Zahavi D, Parnas J (1999) Phenomenal consciousness and self-awareness: A phenomenological critique of representational theory. In: Gallagher S, Shear J (Eds.) Models of the Self. Exeter: Imprint Academic. pp. 253–272.
Zerbin-Rüdin E (1986) Genetik und pränatale Einflüsse. In: Feuerlein W (Hrsg.) Theorie der Sucht. Berlin: Springer. S. 193–204.

2 Die Ottawa-Charta zur Gesundheitsförderung – Entstehungshintergründe, Konzept, Umsetzung in Deutschland, Entwicklungsperspektiven

Uwe Prümel-Philippsen

2.1 Entstehungshintergründe der Ottawa-Charta

Methodologische Diskurse, nicht nur der Geschichtswissenschaft, lehren uns, dass es eine zwingende Kausalkette von Ereignis A zu Ereignis B zu Ereignis C etc. nicht gibt – wenngleich auch immer wieder gerne behauptet und seit jeher ersehnt.

So mögen deshalb auch die nachfolgenden Ausführungen zu den »Entstehungshintergründen der Ottawa-Charta« eher als Streiflichter in einem weiträumigen Gelände denn als Komplett-Illumination eines geradlinigen Entwicklungspfades der Charta aufgenommen werden.

Halbwegs gesicherten Grund betritt, wer die Entstehung des Konzepts der »Gesundheitsförderung« mit der Gründung der Weltgesundheitsorganisation (World Health Organization, WHO) im Jahr 1946 verbindet. Allerdings lassen sich bereits im 19. Jahrhundert als Gegenentwurf zum seinerzeit vorherrschenden »biomedizinischen Modell«, welches Gesundheit lediglich als Abwesenheit von Krankheit betrachtet, Ansätze »Sozialer Medizin« oder der »Sozialhygiene« aufzeigen, die die Bedeutung der Lebensbedingungen für die Entstehung (und den Verlauf) von Krankheiten hervorheben.

Es darf vermutet werden, dass der 1946 von der WHO konzipierte neue Gesundheitsbegriff, der die am 22. Juli 1946 in New York unterzeichnete Verfassung der WHO als erster von neun Grundsätzen für »das Glück aller Völker, für ihre harmonischen Beziehungen und ihre Sicherheit« (WHO 1946/47) anführt, konzeptionell an diese Sichtweise anknüpft:

> »Die Gesundheit ist ein Zustand des vollständigen körperlichen, geistigen und sozialen Wohlergehens und nicht nur das Fehlen von Krankheit oder Gebrechen.« (WHO 1946/47)

Allerdings standen in den Anfängen der WHO-Aktivitäten eher die Aufgaben im Vordergrund, Infektionskrankheiten wie Malaria, Tuberkulose und Kinderlähmung einzudämmen und die Ausrottung der Pocken in Angriff zu nehmen. Anlässlich des 70. Geburtstages der WHO zitiert der Bayerische Rundfunk den Politologen und UN-Experten Helmut Volger mit der folgenden Einschätzung:

> »Im Grunde genommen gab es bei der Gründung einen Konflikt zwischen zwei Gruppen. Eine Gruppe war eigentlich nur an einer Epidemie-Bekämpfung interessiert. Die andere Gruppe, vor allem Europa, hatte eher sozialmedizinische Vorstellungen: Sie versprach sich davon auch, die Lebensbedingungen in den Staaten der Dritten Welt zu verbessern, um so

die Gesundheitslage der Menschen zu bessern – also ein stark idealistischer, humanitärer Ansatz.« (Bayerischer Rundfunk 2018)

Die (aus heutiger Sicht betrachtete) »Rückbesinnung« auf den engen Zusammenhang von Umwelt, sozialen und politischen Rahmenbedingungen und Gesundheit wurde erst mit Beginn der 60er und 70er Jahre des letzten Jahrhunderts in gewisser Weise neu (und durchaus massiv) durch nationale und internationale soziale Bewegungen aus der Mitte der Zivilgesellschaft heraus thematisiert – wie auch durch neue Forschungs- und damit verbundene neue (gesellschaftliche) Handlungsansätze. Exemplarisch erwähnt seien an dieser Stelle die Frauen-, Ökologie-, Friedens-, Anti-Atomkraft-, Gesundheits- und Selbsthilfebewegungen; Ansätze der Gemeindepsychologie und der Antipsychiatrie, des Empowerments und der Gemeinwesenarbeit; Social-Support-Konzepte sowie die Stärkung von Laienpotenzial und eine selbstbewusste Patientenaktivierung einschließlich der Gesundheitsselbsthilfe.

Die »roten Fäden« dieser Bewegungen und Ansätze in toto waren: Forderung nach Teilhabe an Entscheidungsprozessen, nach Beachtung der Ganzheitlichkeit und nach Ermöglichung von Selbstverwirklichung (vgl. hierzu auch Ruckstuhl 2011).

Die kritische Sensibilität für ein neues Konzept von »Gesundheit« wird zu jener Zeit zugleich beflügelt durch die Krise der Medizin selbst, die im internationalen Raum insbesondere von Ivan Illich in seinem 1975 erschienenen Buch »Die Nemesis der Medizin. Die Kritik der Medikalisierung des Lebens« (ursprünglicher Titel: »Die Enteignung der Gesundheit«) aufgegriffen wird.

> »Das soziologische Konzept der Medikalisierung zielt auf die Kritik an einer wachsenden medizinischen Definitionsmacht über Körperprozesse und Verhaltensweisen, durch die soziale Problemlagen auf medizinisch-biologische Phänomene reduziert und damit dem politischen Diskurs entzogen würden.« (Laufenberg 2017, S. 113)

In Deutschland kam in diesem Zeitraum zusätzlich eine intensive Debatte über das Phänomen der »Kostenexplosion« im Gesundheitswesen in Gang. Dieser Begriff wurde dem damaligen Sozialminister in Rheinland-Pfalz, Heiner Geißler, zugeschrieben, der sich dieser Problematik in einer Studie über die seinerzeit aktuellen und zukünftig erwartbar aus dem Ruder laufenden Ausgaben der gesetzlichen Krankenversicherung widmete. Darin war auch vom »Verschwinden der Patienten« und der »Durch-Ökonomisierung« des Gesundheitswesens die Rede.

In diese Situation hinein katapultiert sich die WHO mit ihrer am 12.09.1978 verabschiedeten Erklärung von Alma-Ata auf die Höhe des (im Kern »westlichen«) Zeitgeistes:

> »Ein zentrales Ziel für Regierungen, internationale Organisationen und die Weltgemeinschaft insgesamt sollte in den kommenden Jahrzehnten darin bestehen, allen Völkern der Welt bis zum Jahr 2000 ein Gesundheitsniveau zu ermöglichen, das ihnen erlaubt, ein gesellschaftlich aktives und wirtschaftlich produktives Leben zu führen. Die primäre Gesundheitsversorgung ist der Schlüssel zur Verwirklichung dieses Ziels im Rahmen einer Entwicklung im Sinne sozialer Gerechtigkeit.« (WHO 1978)

Die »primäre Gesundheitsversorgung richtet sich auf die Hauptgesundheitsprobleme der Gemeinschaft und umfasst (gemeindeorientierte) gesundheitsfördernde, präventive, kurative und rehabilitative Dienste« (BZgA 2011, S. 146).

In Konsequenz beschließt die WHO 1980 das gesundheitspolitische Konzept »Gesundheit für alle bis zum Jahr 2000« mit den Themenbereichen »Lebensweisen und Gesundheit«, »Risikofaktoren für die Gesundheit und Umwelt« sowie »Neuausrichtung des Gesundheitswesens«.

Die WHO Europa greift dies sehr schnell auf und stellt 1981 ihr Regionalprogramm »Gesundheitserziehung und Lebensweisen« mit drei Aktionsbereichen (»präventive Gesundheitserziehung«, »unterstützende Gesundheitserziehung« und »Gesundheitsförderung«) vor – eingeführt wird der Begriff der »positiven Gesundheit«. Die Gesundheitsförderung mit ihrem Fokus auf Gesundheit durch Verbesserung der Lebensqualität wird zum Gegenstück der Krankheitsprävention, die primär die Senkung der Morbidität und Mortalität im Blick hat.

Das Lebensweisen-Konzept verbindet dabei Gesundheit und Krankheit mit den Lebensbedingungen, der individuellen und kollektiven Lebensgestaltung, aber auch mit den individuellen sozialen und materiellen Ressourcen und betrachtet so Gesundheit als historisches und vergesellschaftetes Phänomen (vgl. BZgA 2011, S. 365 ff).

1984 erarbeitete eine internationale Arbeitsgruppe das Dokument »A discussion document on the concept and principles of health promotion«, das als »das erste eigenständige – wenn auch inoffizielle – Grundsatzdokument der Gesundheitsförderung«, und damit auch als direkte Grundlage der späteren Ottawa-Charta der Gesundheitsförderung, gilt (vgl. BZgA 2011, S. 148).

2.2 Das Konzept der Ottawa-Charta

> »Vor dem Hintergrund der WHO-Strategien und eines zunehmenden Interesses an einer ›New Public Health‹ veranstaltete die WHO 1986 zusammen mit der Canadian Public Health Association und Health and Welfare Canada in Ottawa eine Weltkonferenz. Diese erste Internationale Konferenz zur Gesundheitsförderung mit 240 Teilnehmenden aus 35 überwiegend Industrieländern verabschiedete die Ottawa-Charta zur Gesundheitsförderung. Die Charta fasst die in der mehrjährigen Programmentwicklungsphase erarbeiteten wichtigsten Ziele und Prinzipien des Handlungskonzepts Gesundheitsförderung zusammen und ergänzt sie um spezifische Handlungsprinzipien und Handlungsbereiche der Gesundheitsförderung.« (BZgA 2011, S. 149)

Das relativ schmale Dokument – sechs DIN-A4-Seiten in der deutschen Fassung – hebt im kurzen Einleitungsteil seine Bezüge zur Deklaration von Alma-Ata über gesundheitliche Grundbetreuung, zum WHO-Dokument »Gesundheit für alle« und zur Diskussion des intersektoriellen Zusammenwirkens für die Gesundheit hervor. Sodann werden eine Begriffsbestimmung von »Gesundheitsförderung« und die »Voraussetzungen für die Gesundheit« formuliert sowie drei Handlungsstrategien und fünf Handlungsbereiche der Gesundheitsförderung benannt. Das Dokument skizziert sehr komprimiert die Interdependenz von Gesundheit und gesellschaftlicher Entwicklung und schließt mit einem Aufruf nicht nur zur gemeinsamen Verpflichtung der Konferenzteilnehmer/-innen, sich »zu einer starken Allianz zur Förderung der öffentlichen Gesundheit zusammenzuschließen«, sondern auch an die gesamte internationale Gemeinschaft, »für die Förderung von Gesundheit Partei zu ergreifen und ihre einzelnen Mitgliedsländer dabei zu unterstützen, Strategien und Programme für die Gesundheitsförderung zu entwickeln« (Ottawa-Charta 1986, S. 6).

Um das Konzept der Ottawa-Charta in seinen Kernelementen angemessen darzustellen, bedarf es an dieser Stelle der Wiedergabe einiger Textteile im Original. So wird erstmalig »Gesundheitsförderung« umfassend definiert:

> »Gesundheitsförderung zielt auf einen Prozess, allen Menschen ein höheres Maß an Selbstbestimmung über ihre Gesundheit zu ermöglichen und sie damit zur Stärkung ihrer Gesundheit zu befähigen. Um ein umfassendes körperliches, seelisches und soziales Wohlbefinden zu erlangen, ist es notwendig, dass sowohl einzelne als auch Gruppen ihre Bedürfnisse befriedigen, ihre Wünsche und Hoffnungen wahrnehmen und verwirklichen sowie ihre Umwelt meistern bzw. verändern können. In diesem Sinne ist Gesundheit als ein wesentlicher Bestandteil des alltäglichen Lebens zu verstehen und nicht als vorrangiges Lebensziel. Gesundheit steht für ein positives Konzept, das in gleicher Weise die Bedeutung sozialer und individueller Ressourcen für die Gesundheit betont wie die körperlichen Fähigkeiten. Die Verantwortung für Gesundheitsförderung liegt deshalb nicht nur bei dem Gesundheitssektor, sondern bei allen Politikbereichen und zielt über die Entwicklung gesünderer Lebensweisen hinaus auf die Förderung von umfassendem Wohlbefinden hin.« (Ottawa-Charta 1986, S. 1)

Bedeutend für die Loslösung vom bis dato vorherrschenden Paradigma der rein individuellen bzw. subjektiven Gesundheits- und Krankheitsproblematik der einzelnen Bürgerin/des einzelnen Bürgers ist die Charta-Passage über die »Voraussetzungen der Gesundheit«:

> »Grundlegende Bedingungen und konstituierende Momente von Gesundheit sind Frieden, angemessene Wohnbedingungen, Bildung, Ernährung, Einkommen, ein stabiles Öko-System, eine sorgfältige Verwendung vorhandener Naturressourcen, soziale Gerechtigkeit und Chancengleichheit. Jede Verbesserung des Gesundheitszustandes ist zwangsläufig fest an diese Grundvoraussetzungen gebunden.« (Ottawa-Charta 1986, S. 1 f)

Es ist nachzuvollziehen, dass damit »Gesundheit« (und »Krankheit«) ihre politische Dimension zurückgewinnen, die eine naturwissenschaftlich restringierte Medizin nicht nur weitestgehend, sondern bis dato eigentlich komplett kassiert hatte.

Drei *Strategien* für gesundheitsförderliches Handeln werden vorgestellt und verbindlich gemacht:

- Interessen vertreten (advocate): ein aktives anwaltschaftliches Eintreten für gesundheitsförderliche Lebens-, Arbeits- und Umweltbedingungen
- Befähigen und ermöglichen (enable): für gesundheitliche Chancengleichheit und für Partizipation eintreten
- Vermitteln und vernetzen (mediate): für koordiniertes Zusammenwirken aller verantwortlich Beteiligten innerhalb und außerhalb des Gesundheitssektors eintreten
(Vgl. Ottawa-Charta 1986, S. 3)

Der leicht paternalistische Unterton der ersten beiden Strategien erklärt sich dadurch, dass hier zunächst an die Verantwortung der Fachkräfte und der politisch Verantwortlichen appelliert wird, zuallererst die *Rahmenbedingungen* für eine dann

2.2 Das Konzept der Ottawa-Charta

erst mögliche, maßgebliche Beteiligung/Mitwirkung der entsprechenden Zielgruppen am Gestaltungsprozess »Gesundheitsförderung« herzustellen und die Befähigung der Betroffenen zur Mitwirkung auch tatsächlich auf den Weg zu bringen und auf Dauer zu stellen.

Die fünf *Handlungsbereiche bzw. -ebenen* lassen sich am besten mit einer Grafik verdeutlichen, die als das »Mehrebenenmodell der Gesundheitsförderung« seither fester Bestandteil des internationalen Gesundheitsförderungsdiskurses geworden sind (▶ Abb. 2.1).

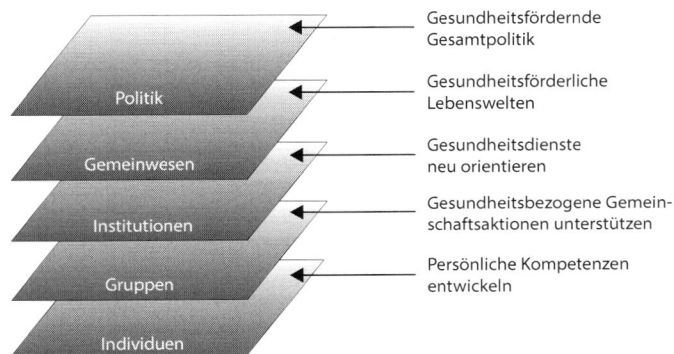

Abb. 2.1: Mehrebenenmodell der Gesundheitsförderung (modifiziert nach Projekt Gesundheitsförderung, Universität Bielefeld/Göpel o. J.) (BZgA 2016, S. 20)

Die Ottawa-Charta appelliert in ihrem Schlussteil sodann an alle fachlich und politisch Verantwortlichen, »sich in diesem Sinne zu einer starken Allianz zur Förderung der öffentlichen Gesundheit zusammenzuschließen« (Ottawa-Charta 1986, S. 6 – eine angemessenere Übersetzung von »Public Health« wäre heute »Gesundheit der Bevölkerung«) und endet mit einer ermutigenden Prognose:

> »Die Konferenz ist der festen Überzeugung, dass dann, wenn Menschen in allen Bereichen des Alltags, wenn soziale Verbände und Organisationen, wenn Regierungen, die Weltgesundheitsorganisation und alle anderen betroffenen Gruppen ihre Kräfte entsprechend den moralischen und sozialen Werten dieser Charta vereinigen und Strategien der Gesundheitsförderung entwickeln, dass dann ›Gesundheit für alle‹ im Jahre 2000 Wirklichkeit werden wird.« (Ottawa-Charta 1986, S. 6)

Nicht nur aufmerksame Beobachterinnen und Beobachter der Public-Health-Szene – und deren Fachvertreterinnen und -vertreter ohnehin – wissen und erleben, dass »Gesundheit für alle im Jahr 2000« leider bis heute *keine* Wirklichkeit geworden ist.

Was dem Ziel der Ottawa-Charta als »regulativer Idee« natürlich keinen Abbruch tut, sondern vielmehr Ansporn sein sollte, den Widerständen zu ihrer Verwirklichung selber weiterhin und heftig Widerstand zu leisten.

2.3 Umsetzung in Deutschland

Im Nachkriegsdeutschland war »Gesundheitspolitik« im Prinzip gleichbedeutend mit »Medizinpolitik«, der niedergelassene Arzt die Leitfigur für die Sicherung und/oder Rückgewinnung der Gesundheit und der Öffentliche Gesundheitsdienst ob seiner unrühmlichen Rolle im »Dritten Reich« mit einem zeitlich wie inhaltlich eher zögerlichen Neuaufbau befasst (vgl. Rosenbrock 1998, S. 6).

> Erst »mit den Herz-Kreislauf-Interventionsstudien fanden bevölkerungsbezogene Ansätze erneut einen Platz. Neu an diesen Ansätzen war die Gemeindeorientierung mit dem vorrangigen Ziel, größere Akzeptanz der Maßnahmen und Angebote vor Ort und dadurch erhöhte Wirksamkeit zu erreichen. Mitglieder der Gemeinde wurden mit bestimmten Funktionen im Projekt involviert und die bestehenden Organisationen zur Teilnahme aufgerufen. Partizipation wurde damals eher als Miteinbezug verschiedener Akteure in die Umsetzung verstanden und nicht als Mitentscheidung wie heute. Der Fokus blieb auf dem einzelnen Menschen und dessen Verhaltensweisen gerichtet. Der Zugang zur Gemeinde hatte somit im Hinblick auf die Zielsetzung einen eher instrumentellen Charakter.« (Ruckstuhl 2011, S. 45 – als Interventionsstudien wären zu nennen: Framingham-Herz-Studie in den USA [ab 1948], Nord-Karelien-Projekt in Finnland [ab 1972], WHO-Studie Eberbach/Wiesloch in Heidelberg [ab 1975], Schweizer Herz-Kreislauf-Interventionsstudie [ab 1976], Deutsches Herzkreislauf-Programm/DHP [ab 1979])

Lediglich die seit 1954 von der heutigen Bundesvereinigung Prävention und Gesundheitsförderung e. V. (BVPG) – damals allerdings noch unter anderen Verbandsnamen – organisierten »Weltgesundheitstage« (immer am 7. April eines jeden Jahres) griffen regelmäßig die jeweiligen internationalen Jahres-Schwerpunktthemen der WHO, und damit auch Themen der Gesundheitserziehung, Prävention und Gesundheitsförderung auf und informierten dazu durch Veranstaltungen, Informationsmaterialien und Internetbeiträge.

In Deutschland wurde auf Bundesebene erst im Jahr 1989 mit der Novellierung des Sozialgesetzbuchs V (in Gestalt des »Gesundheitsreformgesetzes«) die Prävention an die gesetzlichen Krankenkassen delegiert. Im selben Jahr gründet sich das »Gesunde Städte-Netzwerk Deutschland«, Anfang der 1990er Jahre wurde der Aufbau von Public-Health-Forschungsverbünden gefördert. Sporadisch werden Themen der WHO, darunter auch solche der Gesundheitsförderung und Prävention, in Form von nationalen Tagungen und Kongressen behandelt. Im Jahr 1991 griff die Gesundheitsministerkonferenz der Länder (GMK) das Anliegen der Ottawa-Charta auf und 1998 erschien schließlich der erste »Gesundheitsbericht für Deutschland« nach Ende des Zweiten Weltkrieges – allerdings mit nur sehr sparsam dosierten Bezügen zum Themenbereich »Gesundheitsförderung und Prävention«.

Im 1991 veröffentlichten »Votum der Bundesvereinigung für Gesundheitserziehung e. V. für eine Politik der Gesundheitsförderung in Deutschland« (BVPG 2014, S. 8) drängen die in der Bundesvereinigung vertretenen maßgeblichen zivilgesellschaftlichen Kräfte aus Praxis und Forschung in den Handlungsfeldern »Gesundheit« und »Soziales« die politisch Verantwortlichen auf Umsetzung der Ottawa-Charta in Deutschland. Stattdessen setzte der damalige Bundesgesundheitsministers Horst Seehofer 1996 im Parlament eine nahezu vollständige inhaltliche Kappung des § 20 SGB V durch – ein Schock für die Präventions-Community, die zwar die Kritik an der seinerzeit qualitativ mangelhaften Umsetzung des § 20 durch die Krankenkassen mittrug, die Quasi-Abschaffung dieses Paragrafen jedoch als völlig unverhältnismäßig bewertete.

Erst im Jahr 2000 fand eine abermalige Novellierung des § 20 SGB V statt, der damit einen Neustart der Gesundheitsförderung und Prävention auf der Basis gesetzlicher Regelungen des Bundes ermöglicht und darin erstmals auch den von der WHO favorisierten »Setting-Ansatz« der Gesundheitsförderung zumindest ansatzweise im System der deutschen Krankenversicherung zu berücksichtigen versucht.

In seinem oben erwähnten Zwischenresümee zur »Umsetzung der Ottawa Charta in Deutschland« präsentiert Rosenbrock das Ergebnis seiner Recherchen sogleich mit dem ersten Absatz seines Einführungskapitels:

> »Gemessen an den Notwendigkeiten und den Möglichkeiten spielen Prävention und Gesundheitsförderung in Deutschland nach wie vor eine nahezu verschwindend geringe Rolle […]. Dies gilt – cum grano salis – für die gesellschaftliche und politische Aufmerksamkeit, für die Forschung und Erprobung, für die Qualifizierung, die Bildung von Institutionen und – generell – die Bereitstellung von Ressourcen für diesen Zweck.« (Rosenbrock 1998, S. 1)

Als einzige größere Erfolgsbeispiele im Geiste der Ottawa-Charta wertet Rosenbrock die Maßnahmen zur AIDS-Prävention, zahlreiche Projekte der betrieblichen Gesundheitsförderung und die Akademisierung von Public Health in Deutschland (Rosenbrock 1998, S. 16 ff).

Allerdings versäumt er es auch nicht, in einem eigenen Unterpunkt auf die immanent bestehenden *Wirkungsgrenzen* der Ottawa Charta aufmerksam zu machen:

> »…als Produkt der WHO als einer internationalen Organisation, der vor allem Regierungen angehören, wendet sich die Ottawa Charta an alle Akteure zugleich, und damit an niemand Konkreten. Zudem ist sie wie für eine Welt ohne Widersprüche, ohne mächtige Interessen und medizinpolitische Vetopositionen formuliert. Die ihr zugrundeliegende, aber nicht explizit formulierte Politikkonfiguration besteht aus demokratisch und auf Chancengleichheit orientierten Professionals, die durch ergebnis- und partizipationsorientierten, rationalen und sozial verantwortlichen Diskurs zum Konsens und zu gemeinsamem Handeln kommen. So aber ist weder die Welt im allgemeinen, noch die der Gesundheitspolitik im besonderen gebaut.« (Rosenbrock 1998, S. 8)

Ergänzend zu den (wenigen) Erfolgsbeispielen lassen sich auch konkrete Gegenbeispiele durchaus namhafter internationaler Initiativen im konzeptionellen Umfeld der Charta anführen, die in Deutschland bis heute seltsam unspektakulär geblieben sind, wie etwa die Agenda 21 (1992) in Form einer lokalen Agenda 21 für Deutschland (ab 2002), die hiesige Auflage des Programms »Soziale Stadt« (1999) und das ebenfalls seit 1999 laufende Aktionsprogramm »Umwelt und Gesundheit« (APUG).

Eine wichtige Unterstützung für die Gesundheitsförderung stellten die Gutachten des Sachverständigenrats für die Konzertierte Aktion im Gesundheitswesen dar: »Bedarfsgerechtigkeit und Wirtschaftlichkeit« (insbes. Bd. I, Kapitel 2. »Optimierung des Systems durch Gesundheitsförderung und Prävention«, 2000/2001), »Koordination und Qualität im Gesundheitswesen« (insbes. Kapitel 4. »Strategien der Primärprävention«, 2005) und »Kooperation und Verantwortung – Voraussetzungen einer zielorientierten Gesundheitsversorgung« (2007) sowie die Aktivitäten für einen »Gesundheitsziele«-Prozess für Deutschland (seit 2000).

Da jedoch im föderalen System Deutschlands die Gesundheits(förderungs)politik weitestgehend in der Verantwortung der Länder liegt, konnten durchaus fortschrittliche Entschließungen z. B. der 83. bis 88. Gesundheitsministerkonferenz der Länder (GMK) zwar die Bedeutung von Gesundheitsförderung und Prävention hervorheben – deren Auswirkungen für die praktische Umsetzung blieben jedoch in der Regel sporadisch und/oder lokal begrenzt.

Nach gescheiterten Anläufen für ein *Präventionsgesetz* in drei Legislaturperioden des Deutschen Bundestages (seit 2002!) trat am 25.07.2015 schließlich das Gesetz zur Stärkung der Gesundheitsförderung und der Prävention (Präventionsgesetz/PrävG) in Kraft.

Obwohl das Gesetz einen Fortschritt darstellt, bleibt es sozialversicherungsfixiert und entspricht damit weder den Anforderungen an Gesundheitsförderung als einer gesamtgesellschaftlichen Aufgabe noch der Health-in-all-Policies-Strategie der WHO.

2.4 Entwicklungsperspektiven

Es liegt nahe, die Entwicklungsperspektiven der Gesundheitsförderung und Prävention *auf der Bundesebene* zunächst auf die tatsächliche Umsetzung des Präventionsgesetzes zu beziehen. Im Rahmen der Nationalen Präventionsstrategie (PrävG, § 20d, Absatz 2, Punkt 2) wird »die Erstellung eines Berichtes über die Entwicklung der Gesundheitsförderung und Prävention (Präventionsbericht)« festgelegt:

> »Die Nationale Präventionskonferenz erstellt den Präventionsbericht alle vier Jahre, erstmals zum 1. Juli 2019, und leitet ihn dem Bundesministerium für Gesundheit zu.« (PrävG, § 20d, Absatz 4)

Insbesondere mit hohen Erwartungen verbunden sein werden die in diesem Bericht darzulegenden entsprechenden Aktivitäten der Bundeszentrale für gesundheitliche Aufklärung (BZgA) gemäß deren Beauftragung in § 20a Abs. 3 PrävG, die Krankenkassen bei der Wahrnehmung ihrer Aufgaben der Gesundheitsförderung und Prävention in *Lebenswelten* zu unterstützen – u. a. zur Sicherung und Weiterentwicklung der Qualität der entsprechenden Leistungen.

Neben solchen und anderen Fragen der nationalen Umsetzung des Präventionsgesetzes sollte jedoch auch die Prüfung internationaler Verpflichtungen des Bundes auf die Agenda gesetzt werden – z. B. zum Fortgang der nationalen Umsetzung der »Framework Convention of Tobacco Control« (FCTC) und der UN-»Political Declaration of the High-level Meeting of The General Assembly on the Prevention and Control of Non-communicable Diseases« (NCD) sowie des im darauffolgendem Jahr unterzeichneten »WHO Global Action Plan for the Prevention and Conctrol of NCDs 2013–020« zur Umsetzung der politischen Deklaration in messbare nationale Zielgrößen und Messindikatoren.

2.4 Entwicklungsperspektiven

»Darin verpflichtete sich die Bundesrepublik Deutschland beispielweise, die vorzeitige Sterblichkeit durch nichtübertragbare Krankheiten bis zum Jahr 2025 um 25 Prozent zu senken und die Zunahme von Adipositas, Diabetes und Herzerkrankungen zu stoppen.« (Bundestagsdrucksache 2014)

Auch wenn wegen des föderalen Systems der Bundesrepublik Deutschland (s. o.) dem Bund nur eingeschränkte gesundheitspolitische Befugnisse zukommen, sollte dennoch weiterhin darauf gedrungen werden, dass ein nationaler »Health-in-all-Policies«-Ansatz substantiell, öffentlich und pragmatisch diskutiert wird und realistische Vorschläge zu dessen Umsetzung erarbeitet werden – ein wesentlicher Impuls dazu könnte durchaus vom Bundeskanzleramt ausgehen.

Auf die Ebene der *Länder* bezogen wird kritisch nachzuverfolgen sein, ob diese eine (objektive) Evaluation ihrer jeweiligen Landesrahmenvereinbarungen (gemäß § 20 f PrävG) durchführen, ob sie ergänzend dazu eigene Gesundheitsförderungsprogramme, die über den vom Präventionsgesetz eher eng gesetzten Rahmen hinausgehen, auf den Weg bringen (wie dies z. B. in Nordrhein-Westfalen mit der »Landesinitiative Gesundheitsförderung und Prävention« von 2017 der Fall ist), und ob es Initiativen zu einer diesbezüglichen Stärkung des jeweils eigenen Öffentlichen Gesundheitsdienstes gibt.

Auf die Ebene der *Kommunen* bezogen wäre es nutzbringend zu erfahren, ob integrierte kommunale Gesundheitsstrategien in Form von »Präventionsketten« zum Tragen kommen, ob sich (u. a. in diesem Rahmen oder auch unabhängig davon) Initiativen wie »Frühe Hilfen« oder »Soziale Stadt« stärker und erfolgreich vernetzen können und ob für finanzschwache Kommunen entsprechend notwendige (Anschub-)Finanzierungen für diese oder ähnliche andere Maßnahmen sichergestellt werden können.

Mit Blick auf die Entwicklungsperspektiven ergeben sich jedoch auch Mahnungen und Forderungen – aus heutiger Sicht wären dies z. B.:

- die aktuell zweifelsohne wichtigen Bemühungen um die qualitative Steigerung und quantitative Ausweitung von »Gesundheitskompetenz« dürfen nicht zu einem neuen *Individualisierungsansatz* verkümmern;
- der konzeptionell sicherlich fortschrittliche Begriff »bio-psycho-sozial« im Hinblick auf die Ausgestaltung von Präventions- und Gesundheitsförderungsansätzen sollte stets beachten, dass die *gesellschaftlichen Rahmenbedingungen* dabei nicht aus dem Blickfeld geraten und
- das Thema *»Digitalisierung«* im Handlungsfeld Gesundheitsförderung und Prävention verdient unbedingt stärkere, intensivere und kritischere Beachtung als bisher – auch oder gerade unter ethischen Aspekten! Das Stichwort hierzu ist auch, aber nicht nur: Künstliche Intelligenz!

Gesundheitsförderung und Prävention im nunmehr vierten Jahrzehnt nach Ottawa in Deutschland sind sicherlich noch lange nicht auf dem besten, aber auf einem etwas besseren Weg unterwegs als bisher – aber für das Begleitgepäck auf diesem Weg gilt auch heute noch, was Rolf Rosenbrock zehn Jahre zuvor als Fazit seines damaligen Zwischenresümees formulierte:

»Die professionellen, ökonomischen und politischen Umsetzungsbedingungen von Interventionen gehören nicht in den toten Winkel von ›objektiven Rahmenbedingungen‹, sondern auf die Forschungsagenda bzw. in den öffentlichen Diskurs. Zentrale Hinderungsgründe für die Umsetzung gesundheitsförderlicher Konzepte liegen in der ökonomischen Steuerung der gegenwärtigen Gesellschaftsformation und in der Dominanz des Medizinsystems. Daraus folgt, daß nahezu jeder Erfolg auf dem Gebiet von Gesundheitsförderung und Prävention, der sich nicht nach den Kriterien des Marktes und der Verkäuflichkeit richtet, sondern dem Abbau sozial bedingter Ungleichheit vor Krankheit und Tod verpflichtet bleibt, in der gegenwärtigen makropolitischen Konstellation prekär und bedroht bleibt. Es sind in erster Linie Sozialmediziner, Public Health Experten und die Praktiker der Gesundheitsförderung selbst, die in ihren jeweiligen Bezugsbereichen die Notwendigkeiten und Möglichkeiten von Prävention und Gesundheitsförderung deutlich zu machen und in konkrete Projekte umzusetzen haben, um auf diese Weise tragfähige und belastbare Koalitionen zu schmieden. Wer in der Praxis mehr als symbolisch Prävention und Gesundheitsförderung betreiben will, sollte darauf vorbereitet sein, daß dies regelmäßig gegentendenzielles Handeln erfordern wird [...]. Das gilt auch schon für die Auswahl und Bearbeitung theoretischer Fragen und die Entwicklung handlungsleitender Konzepte.« (Rosenbrock 1998, S. 18 f)

Auch die bisher bekanntgewordenen Inhalte des »Ersten Präventionsberichtes der NPK« (Nationale Präventionskonferenz) aus dem Frühjahr 2019 legen nahe, dass der nunmehr vor über 20 Jahren formulierte »Arbeitsauftrag« Rolf Rosenbrocks an die kritische Fachwelt seine Aktualität nicht verloren hat.

Literatur

Bayerischer Rundfunk (2018) Die WHO – Weltgesundheitsorganisation im Porträt. Sendung vom 05.04.2018. [Zitat: Helmut Volger]. (https://www.br.de/themen/wissen/who-weltgesundheitsorganisation-gesundheit-genf-100.html, Zugriff am 04.10.2018).
Bundestagsdrucksache (2014) Kleine Anfrage zu Deutschlands Nichtteilnahme am zweiten Gipfel der Vereinten Nationen gegen nichtübertragbare Krankheiten. Bundestagsdrucksache 18/2557 vom 10.09.2014. (https://archive.org/details/ger-bt-drucksache-18-2557/page/n0, Zugriff am 08.10.2018).
Bundeszentrale für gesundheitliche Aufklärung (BZgA) (Hrsg.) (2011) Leitbegriffe der Gesundheitsförderung und Prävention. Neuausgabe. Gamburg: Verlag für Gesundheitsförderung.
Bundeszentrale für gesundheitliche Aufklärung (BZgA) (Hrsg.) (2016) Leitbegriffe der Gesundheitsförderung und Prävention. Ergänzungsband 2016. Gamburg: Verlag für Gesundheitsförderung.
Bundesvereinigung Prävention und Gesundheitsförderung/BVPG (2014) 60 Jahre BVPG – mit Blick zurück nach vorn. Bonn. (https://www.bvpraevention.de/bvpg/images/publikationen/bvpg_festschrift_60_jahre.pdf, Zugriff am 08.10.2018).
Bundesvereinigung Prävention und Gesundheitsförderung (BVPG) (2018) Homepage Weltgesundheitstage. (https://www.weltgesundheitstag.de/cms/index.asp?wgt-who, Zugriff am 08.10.2018).
Forschungsverbund-DHP (Hrsg.) (1998) Die Deutsche Herz-Kreislauf-Präventionsstudie. Bern (u. a.): Huber.
Framingham Heart Study (1948-2018) Homepage. (https://www.framinghamheartstudy.org, Zugriff am 24.10.2018).

Literatur

Gesetz zur Stärkung der Gesundheitsförderung und der Prävention (Präventionsgesetz/PrävG) (2015) Bundesgesetzblatt, Jg. 2015, Teil I, Nr. 31, ausgegeben zu Bonn am 24. Juli 2015.

Illich I (1995) Die Nemesis der Medizin: Die Kritik der Medikalisierung des Lebens. C.H. Beck.

Laufenberg M (2017) Die Macht der Medizin. Foucault und die soziologische Medikalisierungskritik. Bielefeld: Transcript Verlag. (http://www.academia.edu/24482390/Die_Macht_der_Medizin._Foucault_und_die_soziologische_Medikalisierungskritik, Zugriff am 04.10.2018)

Ministerium für Arbeit, Gesundheit, und Soziales des Landes Nordrhein-Westfalen (2017) 26. Landesgesundheitskonferenz Nordrhein-Westfalen. Landesinitiative Gesundheitsförderung und Prävention. (https://www.mags.nrw/sites/default/files/asset/document/entschliessung_final_22_11_2017.pdf, Zugriff: 08.10.2018).

North Karelia Project (1972–2018). North Karelia Project (http://www.who.int/chp/about/integrated_cd/index2.html, Zugriff: 24.10.2018).

Nüssel E et al. (1983) WHO Herz-Kreislauf-Präventionsstudie Eberbach/Wiesloch. Lebensversicherungs-Medizin 35: 179–182.

Rosenbrock R (1998) Die Umsetzung der Ottawa Charta in Deutschland. Berlin: Veröffentlichungsreihe der Arbeitsgruppe Public Health. Berlin: Wissenschaftszentrum Berlin für Sozialforschung.

Ruckstuhl B (2011) Gesundheitsförderung. Entwicklungsgeschichte einer neuen Public Health-Perspektive. Weinheim und München: Juventa-Verlag.

Schweizerische Herzstiftung (Hrsg.) (2016) Zahlen und Daten über Herz-Kreislauf-Krankheiten in der Schweiz. Bern.

WHO (1946/47) Verfassung der Weltgesundheitsorganisation. (https://www.admin.ch/opc/de/classified-compilation/19460131/, Zugriff am 26.06.2019).

WHO (1978) Erklärung von Alma-Ata. (http://www.euro.who.int/de/publications/policy-documents/declaration-of-alma-ata,-1978, Zugriff am 04.10.2018).

WHO (1986) Ottawa-Charta. (http://www.euro.who.int/__data/assets/pdf_file/0006/129534/Ottawa_Charter_G.pdf, Zugriff am 05.10.2018).

26. Landesgesundheitskonferenz Nordrhein-Westfalen (2017) Landesinitiative Gesundheitsförderung und Prävention. (https://www.mags.nrw/sites/default/files/asset/document/entschliessung_final_22_11_2017.pdf, Zugriff am 08.10.2018).

3 Anwendung der ICF im Versorgungsalltag: Potenziale und Herausforderungen

Angela Buchholz

3.1 Einführung

Substanzbezogene Störungen gehen oft mit erheblichen Einschränkungen der Funktionsfähigkeit und Teilhabe einher. Mögliche Beeinträchtigungen, die Betroffene in ihrem Alltag erleben, sind dabei häufig schwerwiegend und betreffen viele Lebensbereiche (Levola et al. 2014). Aus diesem Grund ist in der Versorgung von Menschen mit substanzbezogenen Störungen eine bio-psycho-soziale Perspektive zentral und in Deutschland schon lange etabliert. Die Internationale Klassifikation der Funktionsfähigkeit, Behinderung und Gesundheit (ICF) (DIMDI und WHO 2005) und das ihr zugrundeliegende bio-psycho-soziale Modell eignen sich daher in besonderem Maße, um eine ganzheitliche Sichtweise einzunehmen und einen umfassenden Überblick über alle relevanten Ressourcen und Einschränkungen eines Betroffenen zu erhalten.

In der ICF wird die sog. *funktionale Gesundheit* definiert als eine Wechselwirkung zwischen einem Gesundheitsproblem, klassifizierbar in der Internationalen Klassifikation der Krankheiten (ICD) (World Health Organization 2016), und sog. *Kontextfaktoren*. Dies geht weit über das in der Vorgängerversion, der International Classification of Impairments, Disabilities, and Handicaps (ICIDH) (World Health Organization 1980), vorgeschlagene Krankheitsfolgenmodell hinaus. Konnten dort lediglich Beeinträchtigungen beschrieben werden, die direkte Folge einer chronischen Erkrankung sind, erlaubt die ICF die Berücksichtigung aller Lebensbedingungen oder Personenmerkmale, die einen positiven oder negativen Einfluss auf die funktionale Gesundheit haben können. Mit dieser Sichtweise wird Kontextfaktoren eine zentrale Bedeutung in der Beschreibung von Gesundheit und Krankheit beigemessen. Handlungsleitend war in der Entwicklung der ICF, dass sie ein universales Modell zur Beschreibung von Gesundheit und Krankheit bereitstellen sollte. Das bedeutet, dass sowohl alle möglichen Aspekte der Funktionsfähigkeit als auch alle Kontextbedingungen vollständig enthalten sein sollten, die weltweit zur Beschreibung von Gesundheit und Krankheit notwendig sind. Gesundheit wird hierbei nicht als individuelles, medizinisches Problem verstanden, sondern als soziales Konstrukt. Daraus lässt sich die zentrale Bedeutung der Teilhabe klar ableiten. Gleichzeitig war ein Bestreben der WHO, Menschen mit chronischen Erkrankungen und Behinderungen vor Stigmatisierung zu schützen. Neuerungen in der ICF im Vergleich zur ICIDH lassen sich über diese drei Prinzipien erklären. Neben der Integration und zentralen Bedeutung der Kontextfaktoren ist hierbei die konsequente Verwendung einer neutralen Sprache bedeutsam. Für jeden Begriff ist die Verwendung positiver und negativer Ausprägungen wertneutral möglich. Damit sollte die ICF als neutrale, universale Sprache interprofessionelle Kommunikation, aber vor allem auch die Kommunikation mit Betroffenen erleichtern.

Die ICF besteht aus zwei Teilen. Im ersten Teil werden Funktionsfähigkeit und Behinderung anhand der Komponenten Körperfunktionen, Körperstrukturen sowie Aktivitäten und Teilhabe beschrieben. Im zweiten Teil werden Kontextfaktoren mit der Komponente Umweltfaktoren zusammengefasst. Die personbezogenen Faktoren, die ebenfalls zu den Kontextfaktoren gezählt werden, sind derzeit noch nicht im Klassifikationssystem enthalten – sehr wohl aber im bio-psycho-sozialen Gesundheitsmodell. Eine Arbeitsgruppe der Deutschen Gesellschaft für Sozialmedizin und Prävention (DGSMP) hat in den letzten Jahren einen Vorschlag zur Klassifikation personbezogener Faktoren erarbeitet (Grotkamp et al. 2010; Viol et al. 2006; Viol et al. 2007), deren Nutzung aber nicht verbindlich ist. Zur genaueren Beschreibung enthalten die einzelnen Komponenten Kategorien, die mit einer alphanumerischen Kodierung versehen sind. Insgesamt sind mehr als 1.400 Kategorien enthalten. Um eine Aussage über das Ausmaß möglicher Beeinträchtigung oder auch positiver Einflüsse (Förderfaktoren) machen zu können, enthält die ICF sogenannte Beurteilungsmerkmale für jede der genannten Komponenten. Mithilfe dieser Beurteilungsmerkmale können Beeinträchtigungen anhand einer fünfstufigen Skala beurteilt werden. Der Einsatz der ICF wird von der WHO für alle Mitgliedsländer gefordert. In Deutschland wurde dies durch die Aufnahme des Teilhabebegriffs im Sozialgesetzbuch (SGB IX) sowie aktuell auch durch das Bundesteilhabegesetz (BMAS 2018) deutlich forciert. Häufig benannte Barrieren und Grenzen der ICF betreffen Umfang und Komplexität der ICF, die Unschärfe der enthaltenen Definitionen und Operationalisierungen. Die ICF selbst ist kein Assessmentinstrument, gleichwohl setzt der sinnvolle Einsatz der ICF eine Einschätzung des Ausmaßes von Beeinträchtigungen und auch Ressourcen und Förderfaktoren voraus.

3.2 Anwendung der ICF in der Versorgung von Menschen mit substanzbezogenen Störungen

Die Anwendung der ICF kann auf drei verschiedenen Operationalisierungsebenen erfolgen. Dem Anwender ist dabei die Auswahl und auch Ausgestaltung der Operationalisierungsebene weitgehend überlassen. So stellt bereits die Orientierung am bio-psycho-sozialen Modell die erste Ebene der Umsetzung dar. Dies schließt die Anwendung der ICF-Komponenten Körperfunktionen, Körperstrukturen, Aktivitäten und Partizipation sowie der Kontextfaktoren mit den Komponenten Umwelt- und personbezogenen Faktoren zur Beschreibung von Gesundheit und Krankheit, und damit auch die Verwendung der ICF-Fachsprache mit ein. Detaillierter umfasst die zweite Ebene der Umsetzung die Berücksichtigung der in der ICF enthaltenen Kapitel bzw. Kategorien, die dritte Umsetzungsebene sieht auch die Verwendung der

Beurteilungsmerkmale vor. Von den meisten Kostenträgern wird mittlerweile eine ICF-orientierte Behandlungsstrategie gefordert. So erwartet z. B. die Deutsche Rentenversicherung (DRV), dass Einrichtungen mit dem Angebot einer medizinischen Rehabilitation ICF-orientierte Behandlungskonzepte vorlegen. Dies beinhaltet eine ICF-Orientierung in Diagnostik, Zieldefinition und Behandlungsplanung und -evaluation. Auch der Leitfaden für den Reha-Entlassbericht sieht eine Orientierung an der ICF vor (Deutsche Rentenversicherung Bund 2010, 2014, 2015).

Aufgrund der oben genannten Komplexität und auch des Anspruchs der ICF auf Universalität ist eine direkte Umsetzung der ICF in die Versorgung erschwert. Betrachtet man die wissenschaftliche Literatur seit Veröffentlichung der ICF, bilden theoretische und konzeptionelle Arbeiten einen Schwerpunkt, aber auch Anwendungsbeispiele oder -hilfen wurden publiziert (Cerniauskaite et al. 2011). In Deutschland sind verschiedene Arbeitshilfen für die Praxis entstanden, die die wesentlichen Konstrukte und Begrifflichkeiten anhand von Praxisbeispielen erläutern und auch Fallbeispiele zur Behandlung substanzbezogener Störungen enthalten (z. B. Aubke et al. 2008, 2010). Insgesamt betrachtet geht die Umsetzung der ICF in die Versorgung hingegen vergleichsweise langsam voran.

Um zu prüfen, ob und, wenn ja, wie die ICF in Kliniken mit dem Angebot einer psychosomatischen Rehabilitation oder Suchtrehabilitation vorangeschritten ist, hat die Arbeitsgruppe Sucht- und Rehaforschung des Instituts und der Poliklinik für Medizinische Psychologie am Universitätsklinikum Hamburg-Eppendorf im Jahr 2013 eine bundesweite Onlinebefragung durchgeführt (Spies et al. 2015). Bei einer Antwortrate von 30 % (N = 104) ergab sich in Bezug auf die Umsetzung der ICF ein eher verhaltenes Bild. Zwar gab der Großteil der befragten Klinikleiterinnen und Klinikleiter an, die ICF zu kennen (95,2 %) und auch, innerhalb der letzten drei Jahre an einer Schulung teilgenommen zu haben (68 %). Weniger als die Hälfte der Befragten (n = 37; 38,5 %) gab jedoch an, die ICF aktuell in irgendeiner Form in der klinischen Arbeit umzusetzen. Unter Umsetzung fielen dabei alle drei genannten Ebenen, also auch die Verwendung des bio-psycho-sozialen Modells. In einem offenen Befragungsteil wurden Herausforderungen und Chancen einer Umsetzung der ICF in der Versorgungspraxis erfragt. Hierbei wurden besonders häufig neben der hohen Komplexität der ICF der hohe Zeitaufwand für die Umsetzung und der damit verbundene Schulungsaufwand für Mitarbeiterinnen und Mitarbeiter als Herausforderung benannt. Potenziale aus Sicht der Teilnehmerinnen und Teilnehmer stimmen gut mit den Zielen der ICF überein und umfassen eine höhere Patientenorientierung, die Förderung einer ganzheitlichen Sichtweise, ein positiver Einfluss auf die Behandlungsplanung sowie auch eine verbesserte interdisziplinäre Verständigung (Spies et al. 2015). Zum Zeitpunkt der Befragung war die ICF demzufolge in der Behandlung substanzbezogener Störungen noch nicht hinreichend umgesetzt, wobei die Potentiale der ICF von Anwendern auch gesehen wurden.

Um den praktischen Einsatz der ICF zu vereinfachen, wurden grob drei verschiedene Wege vorgeschlagen: Basierend auf dem Kategoriensystem der ICF sollen neue Assessmentinstrumente entwickelt werden, die eine Erfassung von Teilhabeeinschränkungen und relevanten Kontextfaktoren auf Grundlage des bio-psycho-sozialen Modells erlauben. Da in vielen Bereichen bereits reliable und valide Messverfahren vorliegen, wird als zweite Option das sogenannte Linking-Verfahren empfohlen, mit dem bestehende Verfahren auf Kategorien der ICF zurückgeführt werden können. Eine dritte Möglichkeit bietet die Entwicklung sogenannter ICF-Core Sets. Für alle drei Wege werden im Folgenden Anwendungshilfen dargestellt, die für den Bereich substanzbezogener Störungen in den letzten Jahren entwickelt wurden.

3.2.1 ICF-basierte Assessmentinstrumente

ICF-basierte Assessmentinstrumente dienen der systematischen Erfassung möglicher Teilhabeeinschränkungen sowie bestehender Förderfaktoren und Barrieren. Sie sollen die in der ICF zusammengefassten Kategorien in konkrete, messbare Konstrukte überführen. Die WHO selbst hat mit dem WHO Disability Assessment Schedule II (WHODAS II) (World Health Organization 2000) ein generisches Instrument zur Verfügung gestellt, für das Vergleichsdaten für viele verschiedene Störungsbilder, u. a. auch für substanzbezogene Störungen, vorliegen. Er liegt in mehreren Versionen verschiedener Länge vor und kann als Fragebogen oder Interview eingesetzt werden. In einer systematischen Übersichtsarbeit zu Assessmentverfahren, die in deutscher Sprache verfügbar sind und im Rahmen der Behandlung psychischer Störungen eingesetzt werden können, wurden zusätzlich zum WHODAS weitere sieben Assessments identifiziert. Insgesamt zwei der Assessments waren generisch, weitere sechs waren spezifisch für den Bereich der substanzbezogenen Störungen entwickelt worden (Buchholz et al. 2015). Die Instrumente unterscheiden sich erheblich in Art und Umfang, aber auch in der Nähe zur ICF. Inhaltlich beziehen sich die Instrumente überwiegend auf die Komponenten Aktivitäten und Teilhabe, wobei ein Instrument auch personbezogene Faktoren erfasst und ein Instrument zusätzlich zu Teilhabeeinschränkungen auch Umweltfaktoren beinhaltet. In Tabelle 3.1 sind die Instrumente überblicksartig dargestellt (▶ Tab. 3.1).

Tab. 3.1: ICF-basierte Assessments für den Einsatz in der Bedarfsermittlung und Behandlungsplanung für Menschen mit psychischen Störungen

Instrument	Anwendung	Itemzahl	ICF-Komponenten
ICF-AT-Psych (Nosper 2007)	Spezifisch	50	Aktivitäten und Teilhabe
ICF-3 F (Senft, Nosper et al. 2013)	Spezifisch	33	Aktivitäten und Teilhabe
ICF-Psych A&P (Brütt et al. 2015)	Spezifisch	31	Aktivitäten und Teilhabe
MATE-ICN (Schippers et al. 2011)	Spezifisch	35+20	Aktivitäten und Teilhabe Umweltfaktoren
Mini-ICF-APP (Linden et al. 2009)	Spezifisch	13	Aktivitäten und Teilhabe
DiaRes (Diekmann et al. 2013)	Spezifisch	66	Personbezogene Faktoren

Tab. 3.1: ICF-basierte Assessments für den Einsatz in der Bedarfsermittlung und Behandlungsplanung für Menschen mit psychischen Störungen – Fortsetzung

Instrument	Anwendung	Itemzahl	ICF-Komponenten
IMET (Deck et al. 2007)	Generisch	9	Aktivitäten und Teilhabe
WHODAS II (World Health Organization 2000)	Generisch	12–36	Aktivitäten und Teilhabe

Man kann schlussfolgernd festhalten, dass es mittlerweile eine Auswahl an möglichen Assessmentverfahren gibt, die basierend auf der ICF entwickelt wurden. Je nach Anwendungszweck, z. B. Bedarfserfassung, Behandlungsplanung, Behandlungsevaluation, sozialmedizinische Beurteilung, sind die Assessments unterschiedlich gut geeignet. Kritisch ist anzumerken, dass die psychometrischen Eigenschaften häufig unzureichend untersucht sind, zudem ist die Auswahl und auch Umsetzung der ICF-Inhalte sehr unterschiedlich und für den Anwender nicht immer nachvollziehbar.

3.2.2 Linking

Das sogenannte Linking-Verfahren (Cieza et al. 2016) ermöglicht es, Inhalte aus verschiedenen Quellen zu Kategorien und Komponenten der ICF zuzuordnen und damit auch inhaltlich vergleichen zu können. In diesem Verfahren werden Texte in ihre kleinsten Bedeutungseinheiten unterteilt (sog. meaningful concepts, MC) und im Anschluss derjenigen ICF-Kategorie zugeordnet, die den Bedeutungsgehalt am besten widerspiegelt. Für den Bereich der substanzbezogenen Störungen war es von Interesse, inwieweit in der Versorgung etablierte Instrumente bereits Inhalte der ICF abbilden. In zwei verschiedenen Untersuchungen wurden hier unterschiedliche Aspekte abgedeckt. Im Rahmen einer bundesdeutschen Onlinebefragung wurden klinisch tätige Kolleginnen und Kollegen gebeten, aus einer Liste von Assessmentinstrumenten diejenigen zu benennen, die sie in ihrem Praxisalltag einsetzen (Spies et al. 2016). In einer weiteren Studie wurden Assessmentinstrumente zusammengestellt und verglichen, die in nationalen und internationalen Behandlungsleitlinien empfohlen werden (Spies et al. 2018). In einer dritten Studie wurden Betroffene von substanzbezogenen Störungen gebeten, zentrale Problembereiche zu schildern, die sie in ihrem Lebensalltag erleben (Borchfeld et al. 2017). In Abbildung 3.1 sind die in den verschiedenen Studien extrahierten MCs gegenübergestellt (▶ Abb. 3.1). Vergleichend ist festzustellen, dass die in der Praxis verwendeten, nicht ICF-basierten Instrumente zu einem geringeren Ausmaß Inhalte aus den Komponenten Aktivitäten und Teilhabe sowie Umweltfaktoren abdecken. Die neu entwickelten, ICF-basierten Instrumente können also eine sinnvolle Ergänzung für eine teilhabeorientierte Bedarfsermittlung, Behandlungsplanung und -evaluation darstellen und werden zum Teil auch bereits in Behandlungsleitlinien wie z. B. der S3-Leitlinie Screening, Diagnose und Behandlung alkoholbezogener Störungen (Mann et al. 2016) empfohlen.

3.2 Anwendung der ICF in der Versorgung von Menschen mit ...

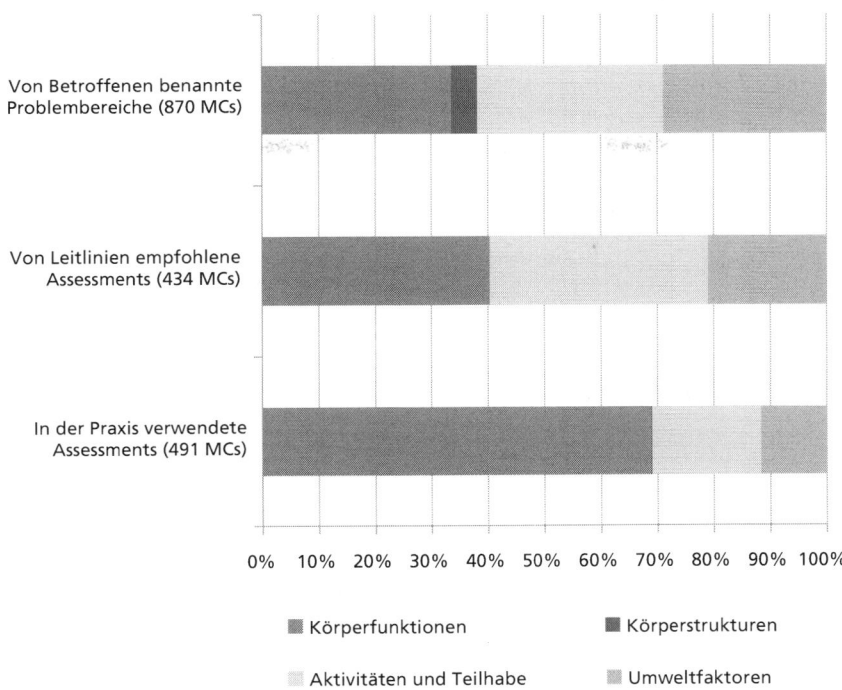

Abb. 3.1: Zuordnung von Meaningful Concepts aus Messinstrumenten und Fokusgruppen zu Komponenten der ICF in Prozent

3.2.3 ICF-Core Sets

ICF-Core Sets oder Kurzlisten beschreiben eine Auswahl an ICF-Kategorien, die bezogen auf eine bestimmte Erkrankung und/oder in einem bestimmten Versorgungsbereich besonders relevant sind (Bickenbach 2012). Die ICF-Research Branch, aber auch andere Arbeitsgruppen haben zu vielen Erkrankungsbildern ICF-Core Sets erstellt. ICF-Core Sets sollen damit eine Grundlage für die Auswahl relevanter Problembereiche oder Ressourcen bilden, die für die individuelle Bedarfsermittlung und Behandlungsplanung verwendet werden können. Sie ersetzen also keine Assessments, sondern schaffen eine Basis für die Entwicklung krankheits- oder sektorspezifischer Assessments.

Da für substanzbezogene Störungen kein ICF-Core Set entwickelt worden war, hatte vor einigen Jahren bereits die ICF-AG des Fachverbands Sucht (FVS) und des Bundesverbands für stationäre Suchtkrankenhilfe (buss) die Entwicklung eines deutschen ICF-Core Sets »Sucht« initiiert. Im Rahmen zweier vom Verein zur Förderung der Rehabilitationsforschung in Hamburg, Mecklenburg-Vorpommern und Schleswig-Holstein (vffr) und der Deutschen Rentenversicherung Nord geförderten Forschungsprojekte konnten diese Vorarbeiten weitergeführt werden. Im September 2018 wurde das Modulare ICF-basierte Core Set für Substanzbezogene Störungen

(MCSS) in einer Projektabschlussveranstaltung konsentiert. Anders als vorherige Versionen verlief die Entwicklung MCSS orientiert an internationalen Standards (Selb et al. 2015). Das MCSS besteht aus einem Basismodul und fünf Teilmodulen, die auf verschiedene Versorgungsbereiche der Suchthilfe zugeschnitten sind (▶ Abb. 3.2). Die Kategorien des Basismoduls sind dabei in jedem der einzelnen Teilmodule enthalten und bilden somit eine Schnittmenge der ICF-Kategorien, die über den gesamten Behandlungsprozess hinweg die relevantesten Inhalte enthalten. Es kann auch als Kurzversion des MCSS verstanden werden.

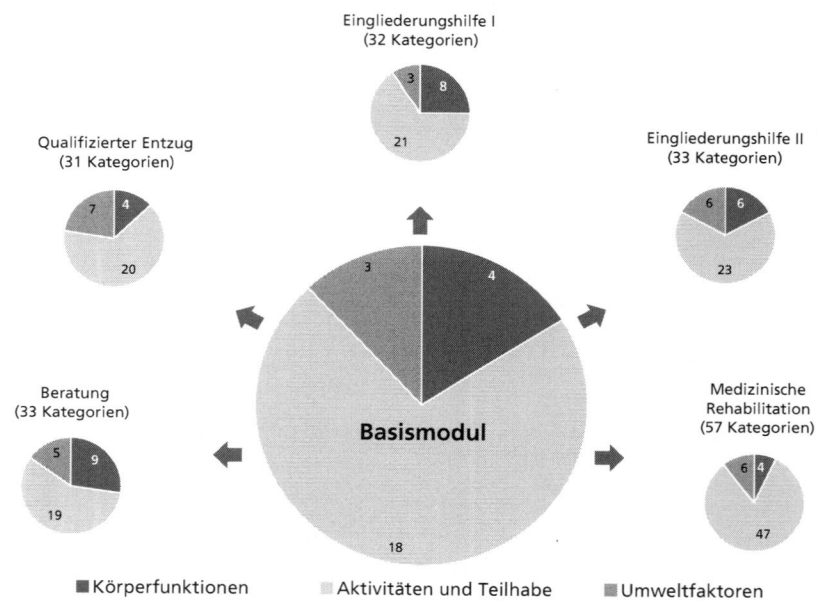

Abb. 3.2: Aufbau des Modularen ICF-basierten Core Sets Sucht (MCSS)

Bis Ende 2019 sollen Materialien zur Unterstützung der praktischen Anwendung zur Verfügung gestellt werden, die die praktische Anwendung der einzelnen Teilmodule vereinfachen sollen. Der aktuelle Entwicklungsstand und die Materialien selber können über die Autorin dieses Buchkapitels angefragt werden.

3.3 Fazit

Sind die in diesem Kapitel dargestellten Möglichkeiten nun »ausreichend«, um die Versorgung von Betroffenen mit substanzbezogenen Störungen basierend auf dem bio-psycho-sozialen Modell der ICF teilhabeorientierter zu gestalten? Betrachtet man die Untersuchungen der Versorgungslandschaft in Bezug auf die bisherige Umsetzung der ICF, erscheint diese noch nicht zufriedenstellend. Hierbei ist allerdings anzumerken, dass die Untersuchungen aus den Jahren 2013-2015 stammen und sich mittlerweile bereits ein anderes Bild ergeben haben könnte. Positiv zu sehen ist, dass seit Veröffentlichung der ICF zahlreiche Entwicklungen und Ideen zu ihrer Umsetzung in den Versorgungsalltag auch in deutscher Sprache zur Verfügung gestellt wurden, die auch in der Behandlung von Menschen mit substanzbezogenen Störungen sinnvoll einsetzbar sind. Gleichzeitig bestehen Unklarheiten in Bezug auf den praktischen Einsatz fort, Vorgaben von Kostenträgern sind nicht immer einheitlich und die einzelnen Entwicklungen sind nicht optimal aufeinander abgestimmt. Damit bleiben Umsetzungsbarrieren, die bereits lange bekannt sind, nach wie vor bestehen. Aufseiten der Anwender können Schulungen der Mitarbeiterinnen und Mitarbeiter sowie eine kontinuierliche Supervision und Reflexion die Umsetzung der ICF verbessern. Für einen Abgleich von Vorgaben seitens der Kostenträger können Materialien wie das MCSS eine Grundlage bilden.

Literatur

Aubke W, Bühler S, Cibis W, Ewert T, Franke M, Frommelt P, Jacobi E, Gronemeyer S, Grötzbach H, Grotkamp S, Heipertz W, Hüller E, Kähler S, Klein G, Korukéwitz C, Petri B, Pott C, Rentsch HP, Rohwetter M, Schian, H-M, Schubmann R, Schuntermann MF, Steinke B, Ueberle M, Wallrabenstein H, Zelfel RC, Senger W (2008) ICF-Praxisleitfaden 2. Trägerübergreifende Informationen und Anregungen für die praktische Nutzung der Internationalen Klassifikation der Funktionsfähigkeit, Behinderung und Gesundheit (ICF) in medizinischen Rehabilitationseinrichtungen. Frankfurt am Main: Bundesarbeitsgemeinschaft für Rehabilitation (BAR).
Aubke W, Cibis W, Christen HJ, Gronemeyer S, Grotkamp S, Hager K, Krumwiede MA, Kurmeier B, Küper F, Laux G, Lill H, Pape J, Petri B, Reinfeld E, Rohwetter M, Schian M, Schnittger C, Winkelhake M, Zellerhoff C, Zielmann M, Senger W (2010). ICF-Praxisleitfaden 3. Trägerübergreifende Informationen und Anregungen für die praktische Nutzung der Internationalen Klassifikation der Funktionsfähigkeit, Behinderung und Gesundheit (ICF) für das Krankenhausteam. Frankfurt am Main: Bundesarbeitsgemeinschaft für Rehabilitation (BAR). (https://www.bar-frankfurt.de/fileadmin/dateiliste/publikationen/icf-praxisleitfaeden/downloads/ICF3.pdf, Zugriff am 08.11.2018).
Bickenbach J (2012) Die ICF-Core-Sets: Manual für die klinische Anwendung. Bern: Huber.
Bundesministerium für Arbeit und Soziales (BMAS) (2018) Gesetz zur Stärkung der Teilhabe und Selbstbestimmung von Menschen mit Behinderungen (Bundesteilhabegesetz – BTHG) vom 23.12.2016.
Borchfeld K, Spies M, Meyer-Steinkamp R, Stracke R, Rumpf HJ, Buchholz A (2017) Welche Beeinträchtigungen erleben Patienten mit substanzbezogenen Störungen in ihrem Alltag? Sucht 63: 135–144.
Brütt AL, Schulz H, Andreas S (2015) Replikation der psychometrischen Gütekriterien des ICF-PsychA&P. Rehabilitation 54: 38–44.
Buchholz A, Spies M, Brütt AL (2015) ICF-based Assessments to Evaluate Need and Success in the Treatment of Patients With Mental Disorders – A Systematic Review. Rehabilitation 54: 153–159.

Cerniauskaite M, Quintas R, Boldt C, Raggi A, Cieza A, Bickenbach JE, Leonardi M (2011) Systematic literature review on ICF from 2001 to 2009: Its use, implementation and operationalisation. Disability and Rehabilitation 33: 281–309.

Cieza A, Fayed N, Bickenbach J, Prodinger B (2016) Refinements of the ICF Linking Rules to strengthen their potential for establishing comparability of health information. Disability and Rehabilitation 17: 1–10.

Deck R, Mittag O, Hüppe A, Muche-Borowski C, Raspe H (2007) Index zur Messung von Einschränkungen der Teilhabe (IMET) – Erste Ergebnisse eines Instruments. Klinische Verhaltensmedizin und Rehabilitation 76: 113–120.

Deutsche Rentenversicherung Bund (2010). Anforderungsprofil für eine stationäre Einrichtung zur medizinischen Rehabilitation von Erwachsenen mit psychosomatischen und psychischen Störungen. Deutsche Rentenversicherung Bund: Berlin. (http://www.deutsche-rentenversicherung.de/cae/servlet/contentblob/226540/publicationFile/16425/med_reha_erwachsene_psycho.pdf Zugriff am: 17.07.2019).

Deutsche Rentenversicherung Bund (2014) Strukturqualität von Reha-Einrichtungen – Anforderungen der Deutschen Rentenversicherung. Deutsche Rentenversicherung Bund: Berlin. (http://www.deutsche-rentenversicherung.de/cae/servlet/contentblob/208182/publicationFile/11642/2010_Brosch%C3%BCre_Strukturanforderungen.pdf Zugriff am: 17.07.2019).

Deutsche Rentenversicherung Bund (2015) Der ärztliche Reha-Entlassungsbericht – Leitfaden zum einheitlichen Entlassungsbericht in der medizinischen Rehabilitation der gesetzlichen Rentenversicherung 2015. Deutsche Rentenversicherung Bund: Berlin. (http://www.deutsche-rentenversicherung.de/cae/servlet/contentblob/215334/publicationFile/2078/download_leitfaden_einheitl_e_bericht.pdf Zugriff am: 17.07.2019)

Dieckmann L, Hinrichs J, Engbrink S, Fiedler R, Greitemann, B, Heuft G (2014) Diagnostik von Ressourcen bei Rehabilitanden: Validierung des Fragebogens DiaRes in der medizinischen Rehabilitation. In: Deutsche Rentenversicherung Bund (Hrsg.) 23. Rehabilitationswissenschaftliches Kolloquium. Deutscher Kongress für Rehabilitationsforschung. Arbeit – Gesundheit – Rehabilitation vom 10. bis 12. März 2014 in Karlsruhe. DRV-Schriften 103. Berlin. S. 141–143.

Deutsches Institut für Medizinische Dokumentation und Information (DIMDI); WHO (2005) ICF: Internationale Klassifikation der Funktionsfähigkeit, Behinderung und Gesundheit. Neu-Isenburg: MMI.

Grotkamp S, Cibis W, Behrens J, Bucher PO, Deetjen W, Nyffeler ID, Gutenbrunner C, Hagen T, Hildebrandt M, Keller K, Nüchtern E, Rentsch HP, Schian H, Schwarze M, Sperling M, Seger W (2010) Personenbezogene Faktoren der ICF – Entwurf der AG »ICF« des Fachbereichs II der Deutschen Gesellschaft für Sozialmedizin und Prävention (DGSMP). Gesundheitswesen 72: 908–916.

Levola J, Kaskela T, Holopainen A, Sabariego C, Tourunen J, Cieza A, Pitkänen T (2014) Psychosocial difficulties in alcohol dependence: a systematic review of activity limitations and participation restrictions. Disability and Rehabilitation 36: 1227–1239.

Linden M, Baron S, Muschalla B (2009) Mini-ICF-Rating für Aktivitäts- und Partizipationsstörungen bei psychischen Erkrankungen. Bern: Huber.

Mann K, Hoch E, Batra A (Hrsg.) (2016) S3-Leitlinie: Screening, Diagnose und Behandlung alkoholbezogener Störungen. Berlin, Heidelberg: Springer.

Nosper M (2008) ICF AT-50 Psych. Entwicklung eines ICF-konformen Fragebogens für die Selbstbeurteilung von Aktivitäten und Teilhabe bei psychischen Störungen. In: Deutsche Rentenversicherung Bund (Hrsg.) Rehabilitationswissenschaftliches Kolloquium vom 3. bis 5. März 2008 in Bremen. DRV-Schriften 77. Berlin. S. 127–128.

Schippers GM, Broekman TG, Buchholz A (2011) MATE 2.1. Handbuch und Leitfaden. Deutsche Bearbeitung: A Buchholz, H Küfner, L Kraus, F Rist. Nijmegen: Bêta Boeken.

Selb M, Escorpizo R, Kostanjsek N, Stucki G, Ustun TB, Cieza A (2015) A guide on how to develop an International Classification of Functioning, Disability and Health Core Set. Eur J Phys Rehabil Med 51: 105–117.

Senft B, Nosper M, Leonard R, Platz T (2013) Medizinische Rehabilitation psychisch Kranker in Österreich – auf dem Weg zu ICF-orientierter Evaluation. Vortrag beim 22. Rehabilitationswissenschaftlichen Kolloquium vom 04.03.–06.03.2013 in Mainz.

Spies M, Brütt AL, Buchholz A (2018) Content comparison of guideline-recommended instruments used in treatment for alcohol use disorders. Disability and Rehabilitation 4: 1–8.

Spies M, Brütt AL, Freitag M Buchholz A (2015) Anwendung der Internationalen Klassifikation der Funktionsfähigkeit, Behinderung und Gesundheit (ICF) in der psychosomatischen Rehabilitation und Suchtrehabilitation in Deutschland – eine Bestandsaufnahme. Rehabilitation 54: 297–303.

Spies M, Maschler C, Buchholz A (2016) Teilhabeeinschränkungen bei Suchterkrankungen. Bundesgesundheitsblatt 59: 1154–1161. (https://doi.org/10.1007/s00103-016-2406-8, Zugriff am 20.12.2018).

Viol M, Grotkamp S, Seger W (2007) Personbezogene Kontextfaktoren (Kurzversion), Teil II. Gesundheitswesen 69: 34–37.

Viol M, Grotkamp S, Van Treeck B, Nüchtern E, Hagen T, Manegold B, Eckardt S, Penz M, Seger W (2006) Personbezogene Kontextfaktoren, Teil I: Ein erster Versuch zur systematischen, kommentierten Auflistung von geordneten Anhaltspunkten für die sozialmedizinische Begutachtung im deutschen Sprachraum. Gesundheitswesen 68: 747–759.

World Health Organization (1980) International Classification of Impairments, Disabilities, and Handicaps. Geneva.

World Health Organization (2000) WHO-DAS II Training Manual: A guide to administration. Geneva.

World Health Organization (2016) Internationale statistische Klassifikation der Krankheiten und verwandter Gesundheitsprobleme 10. Revision. Genf.

4 Theorie und Praxis des bio-psycho-sozialen Modells: Rolle und Beitrag der Medizin

Ulrich Kemper

4.1 Sucht als Krankheit

Es hat lange gedauert, bis die Sucht als Krankheit anerkannt wurde. Jahrhundertelang galt Sucht als moralische Entgleisung, als Ausdruck von Charakter- und Willensschwäche. Ärzte waren – wie übrigens auch bei anderen »Geisteskrankheiten« – nicht zuständig. Die Behandlung, oder besser die Umgangsformen, waren erzieherisch, sanktionierend, moralisch, religiös. Erst im 19. Jahrhundert entwickelte sich durch das Aufkommen psychiatrischer Anstalten ein erstes Krankheitsverständnis.

> »Wir haben eine gewisse Zahl von ihnen aufgenommen, aber wir sollten es nicht tun, sie können nicht geheilt werden. Sie sind die unangenehmsten Patienten. Der Psychiater braucht viel Zeit und Beherrschung, um Gleichmut zu bewahren gegenüber solcher Mischung von Eitelkeit, Charakterschwäche, Lügen und Widerstand.« (Schlösser 1990, S. 28)

Das ärztliche Engagement für suchtkranke Menschen war begrenzt. Um die Jahrhundertwende machten sich jedoch unabhängig voneinander tonangebende Psychiater für die Abhängigkeitskranken stark (Kraepelin, Bleuler, Forel).

1904 formulierte der Hamburger Psychiater Nonne: »Auf die früher viel umstrittene Frage, ob die Trunksucht ein Laster oder eine Krankheit sei, will ich hier nicht näher eingehen; die ärztliche Wissenschaft kann den Trunksüchtigen nur als Kranken bezeichnen« (Lempke 1990, S. 18). Während der Berliner Psychiater Wilhelm Griesinger schon 1861 postulierte:»Geisteskrankheiten sind Gehirnkrankheiten« (Griesinger 1861, S. 7), setzte sich diese Position bezüglich der Suchterkrankungen erst viel später durch. Sucht wurde zwar als Krankheit, aber als Krankheit des Willens gesehen. Die Behandlung blieb primär eine moralische (moral treatment) und wurde daher auch nicht im medizinischen Hilfesystem verortet. Mitte des 19. Jahrhunderts etablierten sich in Deutschland »Trinkerheilstätten«.

Sie entstanden aus der christlichen Armenfürsorge, die insbesondere verwahrlosten Männern Unterkunft und Arbeit bieten sollte, um sie wieder gesellschafts- und arbeitsfähig zu machen. Die Regeln der Armenfürsorge: Disziplin, religiöse Bekehrung und Anleitung zur Arbeit wurde auf die »Trunksüchtigen« übertragen. Behandlungsmaxime waren die drei A's:

- Abgeschiedenheit
- Arbeit
- Andacht

Suchtkranke wurden aus ihrem häuslichen Umfeld entfernt, um in Anstalten oder Heilstätten fern der Heimat auf den Weg der Tugend zurückgeführt zu werden. Diese waren auch nicht ärztlich geleitet, sondern unterstanden der Obhut von Hausvätern, oft Diakonen oder anderen christlich geprägten Vorständen.

Aus dieser Tradition entstand der von Klein (2018) als »deutscher Sonderweg« bezeichnete Vorrang der stationären Entwöhnungsbehandlungen vor ambulanten Maßnahmen, der sich noch heute in den Strukturen der medizinischen Rehabilitation widerspiegelt.

Bis in die zweite Hälfte des 20. Jahrhunderts fühlten sich Ärzte fast ausschließlich für die Behandlung von Suchtfolgeerkrankungen zuständig, seien sie nun körperlicher Art, wie die Leberzirrhose, hirnorganisch, wie Alkoholdemenz, oder psychisch, wie die Alkoholhalluzinose.

Die Entwicklung eines einheitlichen Krankheitskonzeptes der Sucht erwies sich als schwierig.

Als Einwand wurde frühzeitig vorgetragen, dass anders als bei der Mehrzahl körperlicher Erkrankungen eine einfache Kausalitätskette zur Entstehung der Sucht nicht ausreicht. Schon Hufeland stellte sich bezogen auf den Alkoholkonsum die Frage, warum nur einige Menschen abhängig werden und »so viele Menschen zeitlebens ohne sichtbare Nachteile davon Gebrauch machen« (Hufeland 1802, S. 5).

Der Schweizer Psychiater Forel formulierte in der zweiten Hälfte des 19. Jahrhunderts »Ich gebe zu, daß charakterfeste Menschen, wenn sie leichte alkoholische Getränke sehr mäßig genießen, darunter nicht oder kaum leiden«. Aber »die Erfahrung lehrt, daß überall, wo die Alkoholindustrie und die Gewohnheit des Bier-, Wein- oder Schnapsgenusses sich einnistet, der Mißbrauch, die Trunksucht und ihre zersetzenden sozialen Folgen mit mathematischer Sicherheit eintritt [...]« (Forel 1891, S. 13).

»Der Alkoholiker ist nicht der Sünder, den man mit Bekehrung zu Gott retten muß, er ist das Opfer der Unwißenheit seiner Mitmenschen und seiner Vorfahren.« (Forel 1935, S. 157).

»Daß die Armut und das Unglück nicht selten die Trunksucht fördern, wollen wir nicht leugnen.« (Forell 1912, S. 12)

Es war offensichtlich, dass sowohl das Angebot des Suchtmittels sich ebenso auf die Entstehung der Abhängigkeit auswirkt wie die sozialen Lebensumstände der Gefährdeten. Die Anerkenntnis der Sucht als Krankheit, unabhängig von Suchtfolgeschäden, erfolgte daher nicht aufgrund *einer* benennbaren Ursache (Ätiologie), sondern anhand typischer Verläufe, wie sie der amerikanische Physiologe und Suchtforscher Alvin Morton Jellinek (1960) beschrieb.

Es ist bezeichnend, dass die Sucht als Krankheit in Deutschland nicht durch Betreiben der Mediziner, sondern letztlich durch eine höchstrichterliche Entscheidung des Bundessozialgerichtes im Jahre 1968 in den Behandlungskatalog der gesetzlichen Krankenkassen aufgenommen wurde.

Mit dem bio-psycho-sozialen Krankheitsmodell schuf George L. Engel 1977 eine Basis, die gleichermaßen biologische, psychische und soziale Einflussfaktoren berücksichtigt.

Präzisier als das bio-psycho-soziale Krankheitsmodell bildet das »Bedingungsgefüge der Drogenabhängigkeit« (Feuerlein 1998, S. 16) die Entstehung und Aufrechterhaltung substanzbezogener Abhängigkeit ab.

Diese Erweiterung des bio-psycho-sozialen Krankheitsmodells ermöglicht es, neben den individuellen, biologischen und psychischen Faktoren und der Berücksichtigung sozialer Umgebung, auch die Drogen mit ihren Wirkungen, ihrer Verfügbarkeit und ihrer kulturellen Bedeutung ins Blickfeld zu holen.

Hurrelmann und Bründel (1997) haben dieses Bedingungsgefüge zu einem Modell der Gesundheitsbalance ausgebaut, das es ermöglicht, Drogenkonsum nicht nur als gesundheitsgefährdendes Verhalten, sondern auch als Medium der konstruktiven Lebensbewältigung darzustellen (▶ Abb. 4.1).

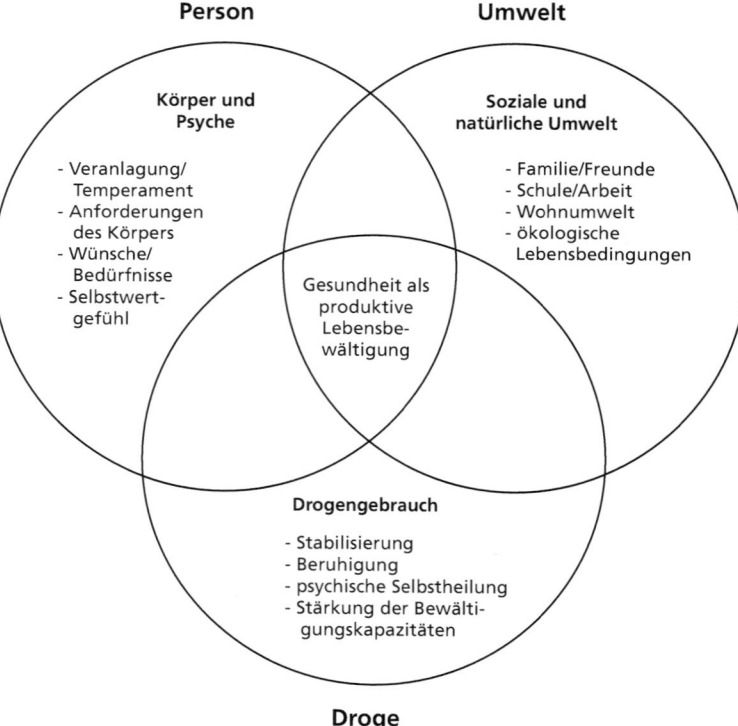

Abb. 4.1: Drogenabhängigkeit als gestörte Gesundheitsbalance: Der »Person-Umwelt-Droge-Ansatz« zur Erklärung von Abhängigkeit (Hurrelmann und Bründel 1997)

4.2 Die Rolle des Arztes

Bis in die 90er Jahre des letzten Jahrhunderts führte die Suchtmedizin ein Schattendasein: Die Versorgung der Betroffenen in Deutschland schien gut geregelt. Hausärzte waren zuständig für die Einweisung in die Entgiftung, Psychiater für deren Durchführung und die Behandlung chronisch mehrfach beeinträchtigter Suchtkranker. Hausärzte übernahmen die Behandlung der Suchtfolgeerkrankungen und Teile der Nachsorge.

Zentralorgane der Suchthilfe waren die sozialarbeiterisch dominierten Suchtberatungsstellen und Entwöhnungskliniken. Unterstützt wurden sie dabei von den Selbsthilfegruppen.

Für Ärzte gab es zu diesem Zeitpunkt nur ein relevantes suchtmedizinisches Lehrbuch: »Alkoholismus – Missbrauch und Abhängigkeit« von Wilhelm Feuerlein. Im psychiatrischen oder internistischen Kontext wurden Suchterkrankungen auf wenigen Seiten abgehandelt. Einzige deutsche Fachzeitschrift war die damals von der Deutschen Hauptstelle für Suchtfragen herausgegebene »Sucht«.

Aufgrund des dramatischen Zuwachses von Suchtkranken in der Psychiatrie veröffentlichten Schwoon und Krausz (1990) ein Buch mit dem programmatischen Titel: »Suchtkranke – Die ungeliebten Kinder der Psychiatrie«. Es begann eine rasante Entwicklung: »Suchtgedächtnis«, »neuronale Plastizität«, »dopaminerges Verstärkungssystem« sind nur einige Begriffe, die die explosionsartige Vermehrung des insbesondere neurobiologischen Wissens über Suchterkrankungen belegen. Nicht zufällig erklärte Georg W. Bush das Jahrzehnt von 1990 bis 1999 zur »Decade of the Brain« (Presidential Proclamation 1990).

Parallel dazu stellte der Umgang mit der größer werdenden Zahl Heroinabhängiger alle Beteiligten vor neue Anforderungen: Die Illegalität der Suchtstoffe, die Marginalisierung der Betroffenen, das Tempo der Abhängigkeitsentwicklung, die erlebte Gefährdung des Gemeinwesens forderte nicht nur die Fachwelt, sondern auch die breite Öffentlichkeit heraus. Neben dem »Königsweg« der Rehabilitation entstanden umfangreiche Maßnahmen zur Schadensminimierung (Harm Reduction). Die Überlebenshilfe wurde neben Prävention, Therapie und Repression zur vierten Säule des gesellschaftlichen Umgangs mit Drogen (Drogenpolitik). Die aufkommende Substitutionsbehandlung der Heroinabhängigkeit führte zur Entwicklung eines neuen, überwiegend von engagierten Hausärzten getragenen Hilfesystems. Parallel dazu beschrieb Günther Wienberg 1992 die »Vergessene Mehrheit der Suchtkranken« und zeigte auf, dass sich nur ca. 10 % der Alkoholkranken in fachspezifischer Hilfe, mindestens 70 % jedoch einmal pro Jahr beim Hausarzt einfanden. Die Mehrzahl der Suchtkranken wurden also von der Suchthilfe nicht erreicht.

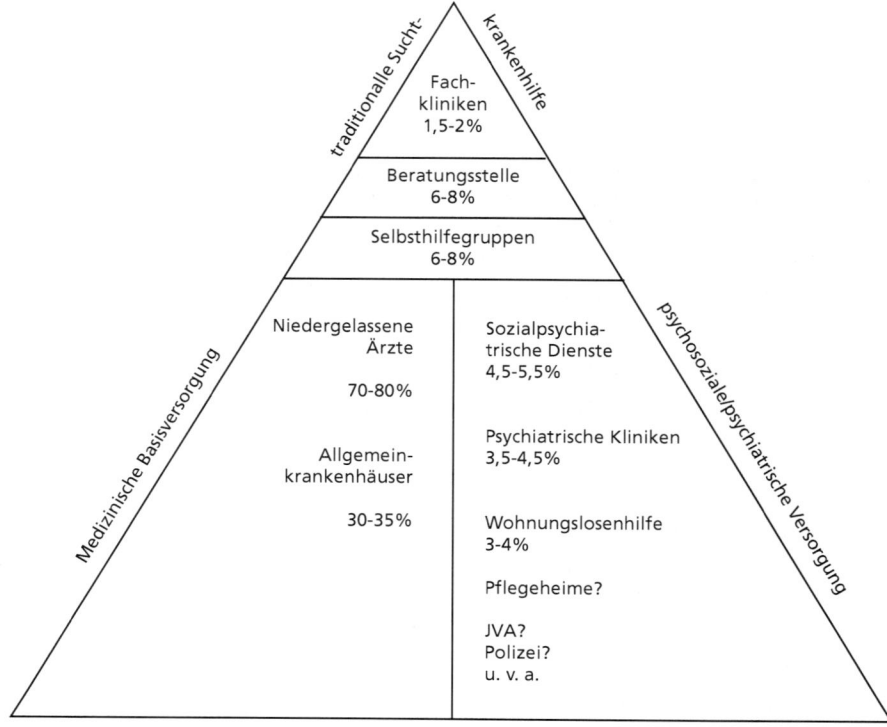

Abb. 4.2: Strukturmodell der Alkoholkrankenversorgung mit Angabe der institutionellen 1-Jahres-Prävalenz an der Gesamtprävalenz der Alkoholabhängigen (eigene Abb., Wienberg 1992, 2001)

4.3 Exkurs: Alles bio oder was?

Um die Relevanz des biologisch-medizinischen Wissenszuwachses der letzten 30 Jahre einordnen zu können, sollen einige wichtige Erkenntnisse vorgestellt werden.

4.3.1 Bedeutung der Gene

Das auf Beobachtung beruhende Volkswissen, dass von Alkoholikervätern alkoholkranke Kinder abstammen, wurde durch Familien-, Zwillings- und Adoptionsstudien belegt. Die Erblichkeit der Alkoholabhängigkeit wird nach der Gesamtschau der vorliegenden Studien auf 50 % geschätzt. Diese lässt sich jedoch nicht auf einzelne Gene zurückführen. Durch neuere molokulargenetische Verfahren wurde zudem untersucht, wie sich unter Einfluss von Suchtmitteln die Gen-Expression verändert. Ein genetisch bedingter wesentlicher Risikofaktor für die Entstehung einer Suchterkrankung ist die individuelle Verträglichkeit von Alkohol. Der schnelle Alkoholabbau durch eine vollwirksame Alkoholdehydrogenase führt zur Verringerung negativer Konsumfolgen wie Müdigkeit, Schwindel und Übelkeit. *Wer viel verträgt, wird leichter suchtkrank.*

Beim derzeitigen Forschungsstand lassen sich aus diesem Grundlagenwissen keine direkten medizinischen Maßnahmen ableiten. Ein Eingriff ins Erbgut oder eine Beeinflussung der Genexpression sind derzeit nicht möglich. Sehr wohl aber sind präventive, das heißt, psychosoziale Interventionen möglich. Es gilt zu vermitteln, dass gute Suchtmittelverträglichkeit eben kein Schutz, sondern ein erheblicher Risikofaktor für die Entstehung einer Abhängigkeit ist (Kiefer 2010).

4.3.2 Stress verändert das Gehirn

Mehrere Studien belegen, dass frühkindliche Stresserfahrungen zu neurobiologischen Funktionsstörungen führen, die eine erhöhte Anfälligkeit für Suchterkrankungen begründen können. Heinz und Kollegen zeigten im Tierversuch, dass Primaten, die einer frühen sozialen Isolation ausgesetzt waren, eine anhaltende serotonerge Funktionsstörung entwickelten, die im späteren Alter mit einem exzessiven Alkoholkonsum korrelierte (Heinz et al. 2012). Diese Ergebnisse erklären die klinische Beobachtung, dass ein hoher Anteil der Suchtkranken kindliche Traumatisierung erfahren hat.

4.3.3 Sucht als Gehirnerkrankung

Warum ist es wichtig, die biologischen Korrelate der Abhängigkeit zu kennen? Der Nachweis einer darstellbaren hirnorganischen Veränderung ist medizinisch nicht notwendig, um das Vorliegen einer psychischen Erkrankung zu begründen. Eine wesentliche Bedeutung haben diese neurobiologischen Befunde für die öffentliche Meinung und die moralische Bewertung der Sucht. Wer »kopfkrank« ist, hat einen Anspruch auf Behandlung, unabhängig davon, ob er die Schädigung selbst verursacht hat. Im Jahre 1997 schrieb deshalb Alan Leshner, von 1994 bis 2001 Direktor des National Institute on Drug Abuse, den Aufsatz: »Addiction is a Brain disease, and it matters.«

4.3.4 Die biologischen Grundlagen positiver Gefühle

Alle unsere positiven Gefühle lassen sich auf den Neurotransmitter Dopamin zurückführen. Das »dopaminerge Verstärkungssystem« ist entwicklungsgeschichtlich hoch bedeutsam. Es belohnt überlebenswichtige Handlungen, wie Nahrungs- und Flüssigkeitsaufnahme, Sexualität, elterliche Fürsorge und sichert so die Existenz. Dopamin wurde in den 1950er Jahren vom schwedischen Pharmakologen Arvid Carlsson entdeckt. Es wird überwiegend in zwei Gehirnregionen freigesetzt. In der Substantia nigra und in der Area tegmentalis ventralis. Von dort laufen Nervenzellen in das Gebiet des Hypocampus, der mit zuständig für Erinnerungen ist. Angesteuert werden auch wichtige Gehirnstrukturen für die Gefühlsregulation und -koordination: Die Amygdala und der Nucleus accumbens.

Versorgt wird auch die Region des präfrontalen Cortex, die für willentliche Entscheidungen und Handlungsplanung zuständig ist und die Amygdala kontrolliert. Dieses Netzwerk wird mesolimbisches System genannt und ist wesentlicher Teil des Belohnungssystems des Gehirns. Durch seine Vernetzung ist dieses System in der Lage, an verschiedene Regionen der Großhirnrinde Informationen weiterzugeben.

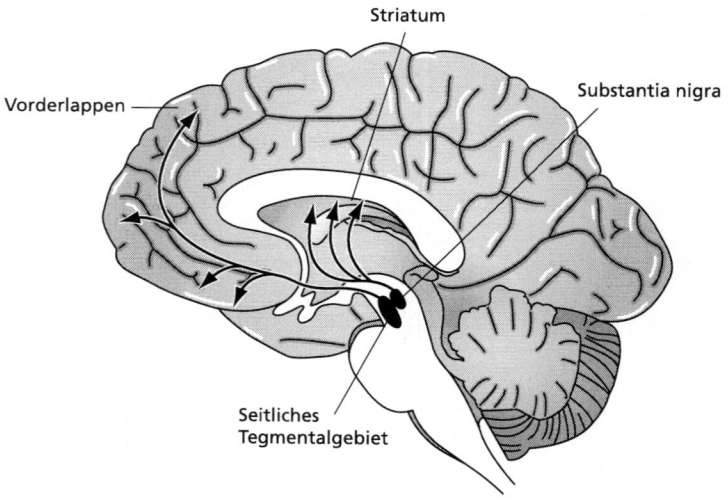

Abb. 4.3: Neuroanatomie des dopaminergen Verstärkungssystems (Heinz, Batra 2003)

Lange Zeit konnte die Aktivität der Botenstoffe nur durch äußere Beobachtung oder im Tierversuch beforscht werden. Die neueren Verfahren der funktionellen Magnetresonanztomographie ermöglichen es jetzt auch, die Aktivität der Botenstoffe direkt im Gehirn des Menschen zu verfolgen. Es zeigt sich in diesen Untersuchungen, dass nicht nur lebenserhaltende Reize wie Nahrung, Wasser, Sex und soziale Interaktion über das Belohnungssystem verarbeitet werden, sondern auch die Wirkung aller Suchtmittel. Zwar gehen die Wege über eine Vielzahl unterschiedlerer Rezeptoren, lösen aber letztlich über das mesolimbische System die Glücksgefühle aus, die Menschen zum Konsum der Substanzen motivieren.

Im mesolimbischen System wird der für jede Suchtentwicklung notwendige Lernprozess ausgelöst. Effekt dieses Lernprozesses ist, dass am Ende nicht nur der Konsum einer Substanz oder die Durchführung eines Verhaltens zu erhöhter Dopaminausschüttung führt, sondern auch die mit dem Konsum/der Tätigkeit assoziierten – nun konditionierten – Reize eine Aktivierung des Belohnungssystems verursachen. Dies können äußere Reize (Sehen, Riechen, Hören) sein, die mit dem Suchtmittel verbunden sind, aber auch innere Reize wie positive oder negative Gefühle (Einsamkeit, Konflikte), die mit dem Konsumverhalten verbunden sind oder waren. Bereits das alleinige Auftreten dieser Reize kann dann ein starkes Verlangen nach dem positiven Effekt des Suchtmittels auslösen. So ist es zu erklären, dass schon der Anblick eines Glases Bier oder eines Löffels mit weißem Pulver Unruhe auslöst (Heinz et al. 2012).

4.3.5 Toleranzentwicklung und Entzugssyndrome

Die neurobiologische Forschung kann heute auch das lange bekannte Phänomen der Gewöhnung genauer erklären. Wenn ein Suchtmittel über längere Zeit genommen wird, lässt seine Wirkung nach. Es entwickelt sich eine Toleranz. Der Körper versucht bei regelmäßigem Substanzkonsum, sein inneres Gleichgewicht (Homöostase) aufrechtzuerhalten, indem er verschiedene neurochemische Funktionssysteme an den Suchtmittelkonsum anpasst. Diese Neuroadaptionsprozesse führen zu einer – wahrscheinlich irreversiblen – Veränderung des Gehirns. Wenn nun die Substanz ausbleibt, entstehen Entzugssymptome, die sich nicht nur auf das Belohnungssystem beziehen, sondern den ganzen Körper betreffen. Besonders eindrücklich ist dies nach Alkohol- oder Heroinkonsum. Beim Ausbleiben der Substanzen stellt sich nun nicht die Normallage wieder her, sondern es kommt psychisch zu negativen Gefühlen wie Angst, Unruhe usw., körperlich zu vegetativen Entzugssymptomen wie Schweißausbrüchen, Kreislaufproblemen, Schwindel.

Außer der psychischen hat sich eine körperliche Abhängigkeit entwickelt. Substanzkonsum wird jetzt allein notwendig, um die Entzugssymptomatik zu vermeiden.

Diese Erkenntnisse haben zur Entwicklung differenzierter medikamentöser Strategien für den Alkohol- und Drogenentzug geführt. Ein »kalter Entzug« wird im Gegensatz zu früher nicht nur als unmenschlich, sondern auch als potenziell schädlich angesehen.

Während die körperlichen Entzugssymptome nach Absetzen der Suchtmittel überwindbar sind, bleiben die drogeninduzierten neuronalen Veränderungen im mesolimbischen System und anderen Gehirnarealen ebenso wie die gespeicherte Lernerfahrung wahrscheinlich ein Leben lang bestehen.

Dies erklärt, warum der Anblick oder der Geruch der Drogen auch nach Jahren der Abstinenz einen Drang auslösen kann, wieder zu konsumieren. So wirkt der Konsum der oft genannten Weinbrandbohne nach langer Abstinenz weniger über den Stoffwechsel, sondern vielmehr als Erinnerungsimpuls (Trigger) über das Suchtgedächtnis. Dies gilt vergleichbar auch für die oben beschriebenen externen Reize, wie Konfliktsituationen, die ein plötzliches starkes Verlangen auslösen können (Soyka et al. 2019).

4.3.6 Auswirkungen auf die Behandlung

Ähnlich den genetischen Einflussfaktoren sind viele der suchtbedingten neurologischen Veränderungen jenseits des Entzuges nicht durch medikamentöse oder andere biologische Maßnahmen beeinflussbar. Eine Ausnahme bilden die Medikamente zur

Rückfallverhinderung. Allerdings ist der zu erwartende Erfolg eher gering, so dass auf eine Verordnung oft verzichtet wird.

Dramatischer ist die Bedeutung der neurobiologischen Forschung für die Methadonsubstitution. Es wird zunehmend deutlich, dass für eine Mehrzahl der Opioidabhängigen eine langfristige Abstinenz nicht möglich ist.

> »Bei der Entwicklung des Konzepts für eine Methadonsubstitution für Drogenabhängige in den USA und ebenfalls bei der Einführung in Deutschland wurde für lange Zeit angenommen, dass es sich dabei um eine eindeutig zeitlich begrenzte Maßnahme handelt, die bei den meisten Patienten nach ein bis zwei Jahren beendet werden kann. Die Ergebnisse von PREMOS bestätigen demgegenüber im Hinblick auf die langfristige Substitution die bereits in der Praxis gemachten Erfahrungen der letzten Jahre, dass das Behandlungskonzept sich an den Behandlungsprinzipien anderer chronischer Erkrankungen wie etwa Diabetes mellitus oder Schizophrenie orientieren muss. Eine zeitliche Begrenzung der Therapiemaßnahmen ist mit diesen Zielen nicht vereinbar. Selbst bei erreichter kurzfristiger Abstinenz nach regelhafter Beendigung bleibt offensichtlich für nahezu alle Patienten ein erheblicher, fortgesetzter und langfristiger Interventions- und Betreuungsbedarf.« (Wittchen et al. 2011, S. 129).

Aufgrund der vorliegenden Untersuchungsergebnisse ist dringend zu prüfen, ob das Paradigma der vorübergehenden Substitution nicht zugunsten einer Langzeitunterstützung aufgegeben werden muss. Medizinische Rehabilitation Substituierter auch ohne das bisher von der Rentenversicherung geforderte Ziel des Absetzens des Substituts muss eine Form der Regelbehandlung werden (Lüdecke 2018).

Zusammenfassend lässt sich sagen, dass der durch neurobiologische Forschungen begründete Einsatz ärztlicher Interventionen daher unabdingbar und sowohl fachlich wie menschlich geboten ist.

4.4 Medizinalisierung der Suchthilfe?

Ist es durch diesen Wissenszuwachs zur Medizinalisierung der Suchthilfe gekommen?

Vertreter der sozialen Arbeit (Peter Sommerfeld) fürchten eine »hegemoniale medizinisch-(psycho)therapeutische Machtausübung« und fordern eine Neuverhandlung der Kompetenzen unten dem Dach des bio-psycho-sozialen Modells (Sommerfeld 2016; ▶ Kap. 11). Hegemonie beschreibt eine Machtübernahme einer einzelnen Gruppe, bei der die weiteren Akteure im System nur eingeschränkte Möglichkeiten haben, ihre eigenen Vorstellungen durchzusetzen. Nach Gramsci (2012, Gefängnishefte 1929–1935) ist Hegemonie undenkbar ohne Zustimmung. Die Wahrnehmung der Vorherrschaft gelinge am besten, wenn den anderen Akteuren das Gefühl vermittelt wird, die Vorteile ihrer Fügsamkeit überstiegen deren Nachteile. Am besten funktioniere dies, wenn der Eindruck entstehe, irgendwie zögen alle am gleichen Strang (Anderson 2018).

Hier liegt eine Gefahr der Anwendung des bio-psycho-sozialen Krankheitsmodells. Soll es eigentlich dazu dienen, für das therapeutische Tun die unterschiedlichen

4.4 Medizinalisierung der Suchthilfe?

Interventionsmöglichkeiten und die Notwendigkeit zur Zusammenarbeit zu begründen, bietet es andererseits auch die Möglichkeit, die eigene Position herauszustellen und andere Protagonisten zu vereinnahmen.

Am Beispiel der Substitutionsbehandlung lässt sich dies gut veranschaulichen. Die Vergabe des Medikamentes Methadon ist nur *ein* Behandlungsbaustein. Ohne eine adäquate psychosoziale Begleitung und gegebenenfalls eine medizinische Rehabilitation lassen sich weder die Probleme der Wohnungslosigkeit noch die die Sucht mitbegründenden psychischen Belastungserfahrungen erfolgreich bearbeiten. Die Erklärungen zur bio-psycho-sozialen Bedingtheit verkommen zum Lippenbekenntnis, wenn nicht allen Dimensionen Rechnung getragen wird. So wird oft aus Gründen der leichten Verfügbarkeit die Substitution durchgeführt, die sozialarbeiterische Unterstützung bei der Wohnraumsuche unterbleibt jedoch.

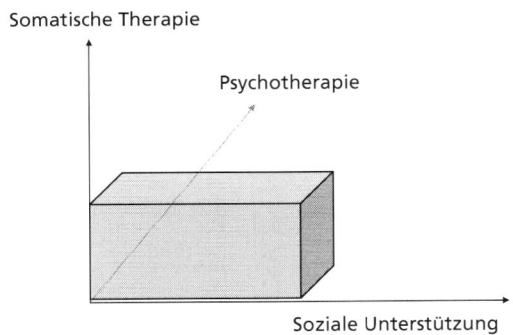

Abb. 4.4: Dimensionen der Suchttherapie

Die gefühlte Nachrangigkeit sozialer Interventionen fußt auch auf einem unterschiedlichen Wissenschaftsverständnis der beteiligten Disziplinen: Während sich die medizinischen und psychologischen Fakultäten um empirisch quantitative Forschung bemühen, herrscht an den Fachhochschulen für Soziale Arbeit oft ein »ausschließliches Interesse an qualitative[r] Forschung« (Klein 2012). Sozialarbeiterische Interventionen können dann keine Evidenzbasierung nachweisen, finden damit keinen Einzug in therapeutische Leitlinien und damit keine wissenschaftliche Begründung der Notwendigkeit einer Finanzierung (▶ Kap. 10).

Zwar existieren Instrumentarien, die die Notwendigkeit sozialer Interventionen beweisen, z. B. Mini-ICF, doch kommen sie zum Einsatz (▶ Kap. 3)?

Ähnliches gilt für die Ergebnisse gesundheitswissenschaftlicher und gesundheitsökonomischer Forschungen. Wissen allein genügt nicht, wenn daraus keine gesundheitspolitischen Schlüsse gezogen werden. Rudolf Virchow war zum einen ein hervorragender Arzt und Wissenschaftler, dem es gelang, den Zusammenhang zwischen fehlenden Abwasserkanälen in Berlin und dem Ausbruch von Typhus-Epidemien (einer durch Bakterien verursachten Krankheit) nachzuweisen. Er kümmerte sich aber nicht nur um die medizinische Behandlung der Betroffenen, sondern setzte sich auch als Kommunal- und Reichstagspolitiker für den Bau eines Kanalisationssystems in Berlin ein (Vasold 1988).

> »[...] die medizinische Wissenschaft ist in ihrem innersten Kern und Wesen eine sociale Wissenschaft und solange ihr diese Bedeutung in der Wirklichkeit nicht vindiziert sein wird, wird man auch ihre Früchte nicht genießen, sondern sich mit der Schaale und dem Schein begnügen müssen. Die sociale Natur der Heilkunst steht über allem Zweifel.« (Neumann 1847, S. 64, 65)

Wenn die nichtmedizinischen Berufsgruppen die Medizinalisierung der Suchtkrankenversorgung beklagen, muss es zulässig sein, die fehlende Sucht- und Sozialberatung in der medizinischen Basisversorgung zu beklagen. So ist es Realität, dass sich die Mehrzahl der Mediziner – insbesondere die Hausärzte – für die Behandlung körperlicher Störungen zuständig und kompetent fühlen, in der Begleitung schwieriger sozialer Situationen und psychischen Belastungen aber überfordert sind. Während es dem Arzt relativ einfach möglich ist, zum Röntgen oder zur Physiotherapie zu überweisen, unterbleibt die Vermittlung zur Sucht- oder Sozialberatung. Die wenigsten Ärzte werden über Visitenkarten oder Flyer entsprechender Institutionen in ihrer Praxis verfügen oder gar durch ihre medizinische Fachangestellte wie beim Radiologen, einen Termin beim Suchtberater direkt aus der Praxis heraus vereinbaren können (Fankhänel et al. 2014).

Es könnte auch Aufgabe der in der Sozialen Arbeit Tätigen sein, ihre Bedeutung für die Grundversorgung, zum Beispiel durch Sprechstundenangeboten in Hausarztpraxen, zu belegen und eine kommunale oder Krankenkassen-Finanzierung hierfür einzufordern.

Literatur

Anderson P (2018) Hegemonie: Konjunkturen eines Begriffs. Berlin: Suhrkamp.
Backmund M, Bernhard-Wehmeier W, Meyer K (2011) 20 Jahre qualifizierte Entzugsbehandlung. Suchtmedizin 13: 7–17.
Bartsch G (2017) Suchthilfe in Deutschland. Suchtmagazin 43: 5–12.
Deimel D, Stöver H (2015) Therapeutische Ziele und Evidenz der psychosozialen Behandlung Opiatabhängiger. Rausch 4: 27–36.
Fankhänel T, Lenz J, Papert S, Voigt K, Klement A (2014) Screening und Brief Intervention in der Hausarztpraxis: Barrieren gegen eine Frühintervention bei Patienten mit Alkoholmissbrauch. Psychother Psychosom Med Psychol 64: 373–377.
Feuerlein W, Küfner H, Soyka M (1998) Alkoholismus – Missbrauch und Abhängigkeit: Entstehung, Folgen, Therapie. 5., überarb. und erweiterte Auflage. Stuttgart: Thieme.
Finzen C (1980) Alkohol, Alkoholismus und Medizin. Ein Beitrag aus der Sozialgeschichte der Psychiatrie. Rehburg-Loccum: Psychiatrie-Verlag.
Forel A (1912) Alkohol und Geistesstörungen. Ein Vortrag. Basel: Verlag der Schriftsteller des Alkoholgegnerbundes.
Forel A (1930) Die Trinksitten, ihre hygienische und soziale Bedeutung. Lausanne: Alkoholgegner-Verlag.
Forel A (1935) Rückblick auf mein Leben. Prag, Zürich, Wien: Büchergilde Gutenberg.

Gramsci A (2012) Gefängnishefte, 10 Bde. Kritische Gesamtausgabe, H. 1–29; Registerband. Veröffentlichung d. Berliner Instituts für Kritische Theorie (InkriT). Hamburg: Argument-Verlag.
Griesinger W (1861) Die Pathologie und Therapie der psychischen Krankheiten für Aerzte und Studirende. Stuttgart: Krabbe.
Haltmayer H, Reuvers L (2015) Alkohol 2020: Ein integriertes Versorgungssystem für Menschen mit einer Alkoholerkrankung in Wien. Suchtmedizin 17: 47–53.
Heinz A, Batra A, Scherbaum N, Gouzoulis-Mayfrank E (2012) Neurobiologie der Abhängigkeit. Stuttgart: Kohlhammer.
Hester RK (2003) Self-control training. In: Hester RK, Miller WR (Eds.) Handbook of alcoholism treatment approaches: Effective alternatives. 3rd edition. Boston: Allyn & Bacon. S. 152–164.
Hufeland CW (1802) Über die Vergiftung durch Branntwein. Berlin.
Hurrelmann K, Bründel H (1997) Drogengebrauch, Drogenmissbrauch – Eine Gratwanderung zwischen Genuß und Abhängigkeit. Darmstadt: Wiss. Buchges.
Jellinek EM (1960) The Disease Concept of Alcoholism. Oxford: Hillhouse.
Kemper U (2008) Der Suchtbegriff – Versuch einer Annäherung. In: Deutsche Hauptstelle für Suchtfragen (Hrsg.) Jahrbuch Sucht 2008. Geesthacht: Neuland. S. 210–226.
Kiefer F (2010) Neurobiologie und Genetik von Suchterkrankungen. Bundesgesundheitsblatt Gesundheitsforschung Gesundheitsschutz 53: 284–288.
Kiefer F, Schuckit MA, Rietschel M (2011) Genetik der Alkoholabhängigkeit. In: Singer MV, Batra A, Mann K (Hrsg.) Alkohol und Tabak. Grundlagen und Folgeerkrankungen. Stuttgart: Thieme. S. 188–193.
Kiefer F, Fauth-Bühler M, Heinz A, Mann K (2013) Neurobiologische Grundlagen der Verhaltenssüchte. Nervenarzt 84: 557–562.
Klein M (2012) Soziale Arbeit in der Suchthilfe – verkannt, unbekannt, unverzichtbar oder was? Suchttherapie 13: 153–154.
Klein M (2018) Suchthilfe im Überblick – Geschichte und Entwicklungsaufgaben der Suchthilfe in Deutschland. Rausch 7: 253–263.
Kraus L, Piontek D, Pfeiffer-Gerschel T, Rehm J (2015) Inanspruchnahme gesundheitlicher Versorgung durch Alkoholabhängige. Suchttherapie 16: 18–26.
Krausz M, Strehlau V (2013) Sucht und Psychiatrie – auf der Suche nach klaren Verhältnissen. Suchtmagazin 39: 16–19.
Kropp S, Mons U (2018) Alkoholbezogene Störungen, somatische Komorbidität und Frühinterventionen. Sucht aktuell 25: 5–12.
Lempke G (1990) Suchtkonzepte und ihre Auswirkungen auf den Umgang mit Abhängigkeitskranken. In: Schwoon DR, Krausz M (Hrsg.) Suchtkranke. Die ungeliebten Kinder der Psychiatrie. Stuttgart: Enke. S. 16–24.
Lüdecke C (2018) Substitution in der Rehabilitation. Vortrag DHS-Fachtagung, Berlin, 09.10.2018. (http://www.dhs.de/dhs-veranstaltungen/rueckschau/fachkonferenz.html, Zugriff am 18.12.2018).
Meury W (2016) Suchtbehandlung: Interdisziplinär? Sozialtherapeutisch? Ingegriert… Sucht-Magazin 42: 5–9.
Neumann S (1847) Die öffentliche Gesundheitspflege und das Eigenthum. Berlin: Rieß.
Presidential Proclamation (1990) Presidential Proclamation 6158 vom 17. Juli 1990. Library of Congress.
Rumpf H-J, Bischof G, Grothues J, Meyer C, Hapke U, Greyer-Adam J (2009) Konsenuspapier zu Frühinterventionsmaßnahmen bei Problematischem Alkoholkonsum in der medizinischen Grundversorgung. Sucht 55: 372–373.
Schlösser A (1990) Das Zweiklassensystem der Abhängigenversorgung. In: Schwoon DR, Krausz M (Hrsg.) Suchtkranke. Die ungeliebten Kinder der Psychiatrie. Stuttgart: Enke. S. 25–34.
Schwoon DR, Krausz M (1990) Suchtkranke: Die ungeliebten Kinder der Psychiatrie. Stuttgart: Enke.
Schomerus, Georg et al. (2017) Das Stigma von Suchterkrankungen verstehen und überwinden: Memorandum. Sucht 63: 253–259.

Sommerfeld P (2016) Sucht – ein medizinisches oder ein soziales Problem? Suchtmagazin 42: 27–30.
Soyka M, Batra A, Heinz A, Moggi F, Walter M (2019) Suchtmedizin. München: Elsevier Urban & Fischer.
Uchtenhagen A (2007) Suchtmedizin und Psychiatrie: Was ist das Besondere an Sucht und Suchtpatienten? Suchtmedizin 9: 80.
Vasold M (1988) Rudolf Virchow: Der große Arzt und Politiker. Frankfurt: Fischer.
Walter M, Gouzoulis-Mayfrank E (Hrsg.) (2014) Psychische Störungen und Suchterkrankungen. Diagnostik und Behandlung von Doppeldiagnosen. Stuttgart: Kohlhammer.
Wienberg G (1992) Struktur und Dynamik der Suchtkrankenversorgung in der Bundesrepublik – ein Versuch, die Realität vollständig wahrzunehmen. In: Wienberg G (Hrsg.) Die vergessene Mehrheit – Zur Realität der Versorgung alkohol- und medikamentenabhängiger Menschen. Bonn: Psychiatrie-Verlag. S. 12–60.
Wienberg G, Driessen M (Hrsg.) (2001) Auf dem Weg zur vergessenen Mehrheit. Innovative Konzepte für die Versorgung von Menschen mit Alkoholproblemen. Bonn: Psychiatrie-Verlag.
Wittchen H-U, Bühringer G, Rehm J (Hrsg.) (2011) PREMOS Predictors, Moderators and Outcome of Substitution Treatments – Effekte der langfristigen Substitution Opioidabhängiger: Prädiktoren, Moderatoren und Outcome. Schlussbericht an das Bundesministerium für Gesundheit. (https://www.bundesgesundheitsministerium.de/fileadmin/Dateien/5_Publikationen/Drogen_und_Sucht/Berichte/Forschungsbericht/Projektbericht_PREMOS_-_Langfristige_Substitution_Opiatabhaengiger.pdf, Zugriff am 28.01.2019).

5 Theorie und Praxis des bio-psycho-sozialen Modells: Rolle und Beitrag der Psychologie

Clemens Veltrup

Die Behandlung von »Suchtkranken« ist eine interdisziplinäre Herausforderung für Mitarbeitende aus den Bereichen der medizinisch-psychiatrischen, der psychologisch-psychotherapeutischen und der sozial- und suchttherapeutischen Versorgung. Nur durch strukturiertes, aufeinander bezogenes Handeln im Sinne von Beratung, Betreuung und Behandlung im Rahmen eines multiprofessionellen Teams innerhalb einer Einrichtung oder durch entsprechende Kooperationen unterschiedlicher »Versorgungsorganisationen und -systeme« kann das zentrale Ziel der Suchthilfe, nämlich die Sicherung bzw. Wiederherstellung der »funktionalen Gesundheit«, also die Ermöglichung der Teilhabe am Leben der Gesellschaft im Sinne der ICF gelingen.

Das bio-psycho-soziale Modell der Sucht weist dem Bereich »Psycho« eine verbindende und vermittelnde Position zwischen (auslösenden und aufrechterhalten) biologischen Merkmalen und den die Sucht begünstigenden sozialen Faktoren zu. Die Psychologie beschäftigt sich ganz allgemein mit dem Erleben (mentalen Prozessen, Befindlichkeiten) und dem (sichtbaren) Verhalten von Menschen, welche durch biologische Dispositionen, Strukturen und Funktionen sowie durch soziale Bedingungen und Entwicklungen beeinflusst werden. Durch die Modifikation von Erleben und Verhalten durch klinisch-psychologische Interventionen kann eine Bewältigung der Sucht gelingen.

Der zentrale Beitrag der Psychologie in der Suchthilfe besteht in der Anwendung von psychotherapeutischen Interventionen zur Bewältigung der »Suchtkrankheit«. Die genaue Operationalisierung dieser Erkrankungsform wird in verschiedenen Klassifikationssystemen (z. B. der WHO) festgelegt und unterliegt einem kontinuierlichen Änderungsprozess.

5.1 Was wirkt – evidenzbasierte Psychotherapieverfahren

Zwischen 1989 und 1997 ist in den USA mit Unterstützung der National Institute of Alcohol Abuse and Alcoholism (NIAAA) das »Project Match« durchgeführt worden. Im Rahmen einer multizentrischen Studie sind bei 1.826 alkoholabhängigen Patienten im ausschließlich ambulanten oder poststationären Setting drei unterschiedliche Behandlungsformen durchgeführt worden, mit dem Ziel die (unterschiedliche) Wirksamkeit für (unterschiedliche) Alkoholabhängige zu erforschen. Zentrales Ergebnis ist gewesen, dass sich das durchgeführte kognitiv-behaviorale Therapieprogramm (zwölf Einzelsitzungen) bezüglich der gemessenen Ergebnisvariablen (vor allem das Alkoholkonsumverhalten nach Abschluss der Behandlung) nicht von der »Twelve-Step-Facilation Therapy« (zwölf Einzelsitzungen), einem Programm entwickelt in Anlehnung an die Überlegungen der Anonymen Alkoholiker, unterschieden hat. Aber auch die »Motivational Enhancement Therapy«, ein Programm basierend auf dem Motivational Interviewing von Miller und Rollnick (2012), hat mit nur vier Einzelsitzungen ähnlich erfolgreiche Veränderungen des Alkoholkonsumverhaltens erzielen können wie die beiden anderen Therapieformen.

Die Meta-Analyse (Mesa Grande) von Miller und Willbourne (2002) hat gezeigt, dass unter Einbeziehung von 361 kontrollierten Studien psychotherapeutische Verfahren grundsätzlich bei Alkoholabhängigen erfolgreich sind, manche aber auch negative Effekte bewirken. Die Autoren bezeichnen als Behandlungsformen mit positiven Therapieeffekten Kurzinterventionen, Motivationstherapien, Gemeindeprogramme (z. B. Community Reinforcement Approach, CRA), Selbsthilfe-Manuale sowie Selbstkontrollprogramme. Zu den Therapieformen mit negativen Behandlungseffekten gehören u. a. Stressmanagementprogramme, Problemlöseverfahren, Paartherapie (sofern nicht verhaltenstherapeutisch orientiert) sowie »Group process psychotherapy« und auch Verfahren zur Rückfallprävention.

In der Analyse von Berglund et al. (2003) gehören zu den erfolgreichen psychosozialen Interventionen für Menschen mit Alkoholproblemen paar- und familienbezogene Verfahren, die bessere Ergebnisse zeigen als Einzeltherapien. Bei Heroin- und Drogenabhängigen sind Reedukationsprogramme effektiv, bei Heroinabhängigen weiterhin auch psychodynamische Therapieansätze. Eine umfassende Übersicht über die unterschiedlichen psychotherapeutischen Behandlungsansätze (»Interventions for Addiction«) findet sich bei Miller (2013).

Im Jahr 2006 sind erstmals Behandlungsleitlinien für substanzbezogene Störungen (alkohol-, opioid- und cannabisbezogene Störungen, psychische und Verhaltensstörungen durch Kokain, Amphetamine, Ecstasy und Halluzinogene, tabakbedingte Störungen, Medikamentenabhängigkeit) in einem Sammelband veröffentlicht worden (Schmidt et al. 2006). Neben dem Motivational Interviewing sind es überwiegend verhaltenstherapeutische Interventionen, die im Rahmen der Leitlinie für die Anwendung empfohlen werden.

In den letzten Jahren ist die Leitlinienentwicklung weiter vorangetrieben worden. Drei neue »substanzbezogene« Leitlinien sind bereits publiziert (s. u.), eine weitere Leitlinie zur Medikamentenabhängigkeit befindet sich seit 2018 in der Entwicklung.

Die S3-Leitlinie Methamphetamin-bezogene Störungen (Drogenbeauftragte der Bundesregierung et al. 2016) enthält nur wenige psychosoziale Interventionsvorschläge. So werden psychoedukative Ansätze, die motivierende Gesprächsführung bzw. die »Motivational Enhancement Therapy«, das Kontingenzmanagement, die kognitive Verhaltenstherapie, die Akzeptanz- und Commitment Therapie (ACT) empfohlen. Als spezifisches Behandlungsprogramm wird auf das MATRIX-Programm (SAMHSA 2007) hingewiesen. Es basiert auf einem kognitiv-behavioralen Ansatz, enthält einzel- und gruppentherapeutische Elemente, nutzt die Grundhaltungen des Motivational Interviewing und umfasst psychoedukative Elemente genauso wie Methoden der Familientherapie bzw. der Angehörigenarbeit. Für die stationäre Therapie wurde eine intensivere Behandlungsform in Anlehnung an MATRIX entwickelt, nämlich FAST (Family Alternative treatment activities, Selfhelp and Therapeutic Community), das in der Wirksamkeit an 135 männlichen Methamphetamin-Abhängigen in Thailand überprüft worden ist (Perngpam et al. 2011).

In der aktuellen S3-Leitlinie »Screening, Diagnose und Behandlung des schädlichen und abhängigen Tabakkonsums« von Batra et al. (2016) werden vor allem verhaltenstherapeutische Einzel- und Gruppeninterventionen auf dem Empfehlungsgrad »A« (»soll angeboten werden«) empfohlen. Hingegen wird von der Anwendung aversiver therapeutischer Techniken abgeraten. Zur Wirksamkeit psychodynamischer Therapie liegen keine Angaben vor. Hypnotherapie kann als Therapieform angeboten werden, obwohl die Wirksamkeit bisher noch nicht ausreichend nachgewiesen worden ist. Alle psychotherapeutischen Interventionen haben die Erreichung der Abstinenz als zentrales Ziel.

Auch bei der (psychotherapeutischen) Behandlung der Alkoholabhängigkeit wird die Abstinenz als vorrangiges Behandlungsziel angestrebt. Diese Zielsetzung wird auch in der S3-Leitlinie »Screening, Diagnose und Behandlung alkoholbezogener Störungen« (Mann et al. 2015) noch einmal ausdrücklich unterstrichen. Psychotherapeutische Maßnahmen werden im Rahmen der Postakutbehandlung angeboten, also nach Abschluss der Entzugsbehandlung. In Deutschland werden psychotherapeutische Interventionen häufig auch schon im »qualifizierten Entzug« durchgeführt. Dabei wird vor allem die motivierende Gesprächsführung genutzt, um die Änderungsbereitschaft der Patienten zur Veränderung des problematischen Konsumverhaltens und zur Inanspruchnahme weiterführender Hilfe zu fördern.

Für den Nachweis der Wirksamkeit der psychodynamischen Kurzzeittherapie liegt eine kontrollierte Studie mit 49 Teilnehmenden vor, in der ein signifikanter Unterschied im Vergleich zur kognitiv-behavioralen Rückfallprävention deutlich wird. Dennoch wird nur eine Anwendungsempfehlung auf dem Grad »B« gegeben (»sollte angeboten werden«). In Deutschland ist die psychoanalytisch-interaktionelle Methode (Heigl-Evers 1978) in der medizinischen Rehabilitation von Alkoholabhängigen weit verbreitet.

Verfahren zur (kognitiven) Verhaltenstherapie hingegen »sollen« (»A«-Empfehlung) angeboten werden. Zu den häufig genutzten Verfahren gehört das »Cue-Exposure« (Expositionsbehandlung). Hier zeigt eine Metaanalyse von Conklin und Tiffany (2002) keine durchgängige Wirksamkeit bei Alkoholabhängigen. In einer deutschen Studie von Löber et al. (2006) ergaben sich erste Hinweise, dass die Expositionstherapie bei Patienten mit einer schwereren Abhängigkeitsproblematik effektiver sein könnte als kognitive Verhaltenstherapie. Rohsenow (2013) weist in seinem Überblicksartikel darauf hin, dass es für das Cue-Exposure keine Wirksamkeitsnachweise für Raucher/-innen und Opiatabhängige gibt.

Das Kontingenzmanagement »sollte« bei Alkoholabhängigen angeboten werden. In diesem Zusammenhang sei auf den Therapieansatz des »Community Reinforcement Approach« (CRA) hingewiesen, einen psychotherapeutischen Ansatz, der bislang in Deutschland nur wenig verbreitet ist. Dabei handelt es sich nicht um ein

Manual, sondern eher um eine Art »Kochbuch« (Meyers, Smith 1995), in dem sich unterschiedliche Interventionen finden, die man zur Bewältigung der Suchtproblematik »maßgeschneidert« für den einzelnen Abhängigen nutzen kann. Zentrale Voraussetzung für die erfolgreiche Teilnahme an diesem Programm ist die Entscheidung für eine »Nüchternheit auf Probe« über einen Zeitraum von 90 Tagen. Dieser Ansatz wird in sehr unterschiedlichen Settings mit unterschiedlichen Bausteinen durchgeführt. Zu den obligaten Therapiebestandteilen gehören ein Kommunikations-, ein Problemlöse- und ein Ablehnungstraining sowie als zusätzliche Therapieinhalte: Motivationsförderung, ein Training zur Arbeitssuche, Motivationsförderung, Rückfallprävention und Paartherapie.

Elemente kognitiv-behavioraler Therapie bei Menschen mit Störungen durch psychotrope Substanzen (in Anlehnung an NIAAA, 1995)

- Umgang mit und Bewältigung von Craving
- Umgang mit Gedanken, Suchtmittel konsumieren zu wollen (kognitive und aktionale Kontrolle)
- Problemlösetraining
- Ablehnungstraining (Bewältigung sozialer Hochrisikosituationen)
- Notfallmanagement und Bewältigung von Abstinenzbeendigung
- Kommunikationstraining
- Stressbewältigung
- Bewältigung von Angst, Ärger und negativem Denken

Als (relativ) neues verhaltenstherapeutisches Verfahren kann ein neurokognitives Training bei Alkoholabhängigen durchgeführt werden. Dabei werden den Patienten auf einem Bildschirm alkoholische Getränke gezeigt, die mittels eines Joysticks weggedrückt werden müssen, während sie bei der Präsentation alkoholfreier Getränke diese zu sich ziehen sollen. Die Wirksamkeit dieser Intervention konnte in ersten Studien belegt werden (Eberl et al. 2011). Die Teilnehmenden an diesen Programmen zeigten nachklinisch ein deutlich höheres Abstinenzverhalten als Patienten, die im Rahmen der Entwöhnungsbehandlung an diesem Programm nicht teilgenommen haben.

Die verhaltenstherapeutisch orientierte Paartherapie ist als therapeutisches Angebot mit einem Empfehlungsgrad A eingestuft worden. Es liegen mehrere randomisierte kontrollierte Studien vor, die eine mittlere Effektstärke aufweisen. Im Rahmen des CRA (Meyers, Smith 1995) wird eine sehr handlungsorientierte Form der Paartherapie durchgeführt, die dazu beitragen soll, die kommunikativen Fertigkeiten der Paare zu verbessern und zu lernen, Wünsche zu formulieren mit dem Ziel der Verbesserung der Beziehung in verschiedenen Lebensfeldern (z. B. gemeinschaftliche Aktivitäten, emotionale Zuwendung, Übernahme von Verantwortung für Kinder, Haushalt, Geldmanagement).

Von großer Bedeutung für die Psychotherapie von Menschen mit substanzbezogenen Störungen ist, dass die bei den Patienten erkennbaren komorbiden psychischen Störungen wie Angststörungen, Depression, ADHS und posttraumatische Belastungsstörungen parallel mitbehandelt werden sollen. Hierauf weisen die Leitlinien immer wieder hin. So sind es vor allem die Verfahren der kognitiven Verhaltenstherapie, die sich als wirksam zur Behandlung der »Doppeldiagnosen« bewährt haben. Als Beispiel für eine integrierte Behandlung im Einzel- oder Gruppensetting sei das Therapiemanual »Sicherheit finden« von Najavits (2009) benannt, welches für Menschen mit einer posttraumatischen Belastungsstörung und Substanzmissbrauch entwickelt worden ist.

In Deutschland findet die Therapie von »Suchtkranken« weiter zu einem großen Teil in Gruppen statt. In der S3-Leitlinie »Alkohol« wird die Bedeutung der Gruppen(psycho)therapie deutlich relativiert. So lautet die Empfehlung »Angeleitete Patientengruppen sollten im Rahmen der Postakutbehandlung angeboten werden. Empfehlungsgrad: B, LoE:2b« (Mann et al. 2016, 166). Ein entscheidender Grund für diese nur relativ schwache Empfehlung ist der Mangel an kontrollierten Studien zur Wirksamkeit von gruppentherapeutischen Verfahren. Es ergibt sich kein eindeutiger Vorteil gegenüber Einzeltherapie (Carter Sobell und Sobell 2011).

5.2 So kann man es machen – psychotherapeutische Manuale zur Behandlung der Sucht

Zur Verbesserung der psychotherapeutischen Versorgung von Menschen mit Störungen durch psychotrope Substanzen sind eine Vielzahl von Therapiemanualen publiziert worden. Sie stellen das Erfahrungswissen der Autoren dar und sind zumindest in der Praxis umfassend »getestet« und für anwendbar befunden worden. Grundlegende Zielsetzungen aller psychotherapeutischen Interventionen sind die Förderung von Änderungsbereitschaft sowie die Förderung von Änderungskompetenz. Die im Folgenden dargestellten Programme sind verhaltenstherapeutisch orientiert, viele sind »substanzübergreifend« entwickelt worden, andere können, obwohl sie substanzspezifisch ausgerichtet sind, auch für andere Suchtmittel adaptiert werden. Sie sind im Rahmen der Leitlinien nicht ausdrücklich erwähnt worden, weil für viele Programme keine Wirksamkeitsnachweise veröffentlich worden sind.

Von Sobell und Sobell (1993) liegt ein verhaltenstherapeutisches Programm für die Behandlung von »problem drinking« vor, welches sich als »Guided self-Change-Ansatz« versteht, was bedeutet, dass die therapeutische Unterstützung auf ein Minimum reduziert wird und die zentrale Zielsetzung darin besteht, die Förderung der eigenen Änderungsmöglichkeiten beim Patienten zu stärken. In vier Einzelsitzungen sollen die Teilnehmenden ihr bisheriges Alkoholkonsumverhalten genau analysieren (lernen) und das problematische, überhöhte, schädigende Trinkverhalten durch einen risikoarmen Alkoholkonsum ersetzen. Dies kann z. B. bedeuten, dass die Patienten in gewissen Situationen ganz auf Alkohol verzichten (Punkt-Abstinenz). Die genaue Zielformulierung wird durch den Patienten festgelegt. Der gleiche Ansatz liegt ihrem Manual für die gruppentherapeutische Behandlung von Menschen mit einem schädlichen Konsumverhalten psychotroper Substanzen (Alkohol-, Drogen- oder Medikamentenprobleme) zugrunde (Carter-Sobell und Sobell 2011). Es umfasst vier Gruppensitzungen, die einmal pro Woche für jeweils 120 Minuten durchgeführt werden. Die Gruppengröße soll 6–8 Teilnehmende umfassen. Ein wichtiges Element der Therapie sind »Round Robin«-Gespräche, die dazu führen, dass jeder Patient im Rahmen der Gruppensitzung sich aktiv mit einem eigenen Beitrag einbringen muss. Ähnlich ergebnisoffen orientiert ist das Manual von Wessel und Westermann (2002). In ihrem »psychodedukativen Gruppenprogramm bei problematischem Alkoholkonsum« können Menschen in neun ambulanten Sitzungen lernen, einen neuen Alkoholkonsumstil umzusetzen. Im Rahmen ihrer Outcome-Studie berichten die Autoren, dass 77,7 % sich für die Abstinenz als Therapieziel entschieden haben, insgesamt 63,6 % davon schafften es auch, nach Abschluss der Behandlung zwölf Monate abstinent zu leben.

Lindenmeyer (2001) hat den Gedanken der Punktabstinenz für Menschen mit einem schädlichen Gebrauch als komorbide psychische Störung bei Depression, Angst oder anderen psychischen/psychosomatischen Störungen als stationäres Gruppenbehandlungsprogramm entwickelt.

Für die ambulante Psychotherapie (durch niedergelassene Psychotherapeuten) von Alkoholkranken (durch niedergelassene Psychotherapeuten) liegt das »Ideenhandbuch« (»Ich bin kein Alkoholiker«) von Lindenmeyer vor, das eine Vielzahl von Interventionen zur Förderung der Abstinenzmotivation enthält sowie Techniken vermittelt, wie die dauerhafte Aufrechterhaltung von Abstinenz erreicht werden kann. Auch das Manual von Brueck und Mann (2006) mit dem Titel »Alkoholismusspezifische Psychotherapie« enthält eine Vielzahl von Modulen für die ambulante Behandlung.

Für die Behandlung von Menschen mit cannabisbezogenen Störungen gibt es ein Manual von Hoch et al. (2011). Das »CANDIS« Programm umfasst drei Behandlungsmodule, nämlich »Motivationstherapie«, das Modul »Kognitiv-behaviorale Therapie« mit psychoedukativen Elementen sowie einem Fertigkeitentraining und als drittes Modul »Psychosoziales Problemlösen«. Die bisherigen Forschungsergebnisse zeigen, dass es zu höheren Abstinenzraten im Vergleich zu einer Kontrollgruppe, zu signifikanten Verbesserungen bei der Konsumhäufigkeit und der Schwere der Abhängigkeit sowie zu geringeren Arbeitsunfähigkeitszeiten nach Abschluss der Behandlung gekommen ist.

Die Tabakabhängigkeit ist bislang nicht als psychotherapeutisch behandlungsbedürftige Störung eingestuft worden. Dennoch liegen verhaltenstherapeutische Manuale vor, mit denen die Bewältigung der tabakbezogenen Störungen erfolgreich gelingen kann. Beispielhaft sei das Manual von Torchalla (2013) erwähnt (»Individualisierte Tabakentwöhnung«), das seine Vielzahl von kognitiv-behavioralen Techniken enthält, die im Rahmen eines sechswöchigen ambulanten Programms dazu führen sollen, innerhalb eines vierphasigen Behandlungsablaufs (Abstinenzvorbereitung, Konsumbeendigung, Stabilisierung, Rückfallprophylaxe) eine verbindliche Entscheidung für Tabakabstinenz zu treffen und diese Entscheidung dann nachhaltig umzusetzen bzw. aufrechtzuerhalten.

Ein sehr umfassendes ambulantes Gruppenprogramm für Menschen mit substanzbezogenen Störungen »aller Art« ist von Velasquez et al. (2015) entwickelt worden. Es orientiert sich stark an dem transtheoretischen Modell der Veränderung von Prochaska und DiClemente (1997) und enthält zielgerichtete Interventionen für Menschen in unterschiedlichen Phasen ihres Änderungsprozesses von der Phase der »Precontemplation« bis zur Phase der Aufrechterhaltung von Änderungsverhalten (»Maintenance«). Zentrale Zielsetzungen des Programms sind das Erkennen von Veränderungspotenzialen, die Entwicklung von Fertigkeiten sowie die Förderung von Selbstwirksamkeit, die Verhaltensänderungen auch tatsächlich umsetzen zu können.

Von Burtscheid (2001) ist ein ambulantes Psychotherapieprogramm für Alkoholabhängige entwickelt worden, das im Anschluss an eine stationäre Entzugsbehandlung durchgeführt werden kann. Das Programm umfasst 20 Sitzungen, wird als geschlossene Gruppe mit 4–8 Patienten durchgeführt und findet einmal wöchentlich (jeweils 100 Minuten) unter Anleitung von zwei Therapeut/-innen statt. Die Therapiesitzungen sind, sowohl was den formalen Ablauf aber auch die inhaltliche Gestaltung (u. a. Umgang mit Craving, Rückfallprävention, Kommunikationstraining) betrifft, stark strukturiert.

Ein weiteres ambulantes Behandlungsmanual zur Gruppentherapie von Alkoholabhängigen ist von Gutwinski et al. (2016) erschienen. Dieses kann sowohl ambulant als auch im stationären Setting angewendet werden.

Eine Vielzahl von psychologischen Interventionen sind vorzugsweise für die qualifizierte Entzugsbehandlung entwickelt worden. Dabei handelt es sich um eine Akutbehandlung für suchtmittelabhängige Menschen, welche neben medizinisch-psychiatrischer Behandlung der Entzugssymptome auch soziotherapeutische sowie psychosoziale Interventionen zur Förderung der Änderungsbereitschaft und -kompetenz umfasst. Es soll vor allem auch die Bereitschaft zur Inanspruchnahme weiterführender Hilfe gesteigert werden (vgl. Mann et al. 2015). In Tabelle 5.1 sind einige Programme aufgeführt, die im deutschsprachigen Raum genutzt werden (▶ Tab. 5.1).

Tab. 5.1: Therapiemanuale für die qualifizierte Entzugsbehandlung von Suchtmittelabhängigen

Substanz	Manual
Alkohol	Qualifizierte Entzugsbehandlung von Alkoholabhängigen (Mann et al. 2006)
Alkohol und Medikamente	Therapieprogramm zur integrierten qualifizierten Akutbehandlung bei Alkohol- und Medikamentenproblemen (Lippert 2006)
Drogen	Gruppentherapie zur Abstinenz- und Motivationsstärkung bei opiatabhängigen Patienten (Franke und Schildberg 2004)
Alkohol, Medikamente, Drogen	Psychoedukatives Training bei Abhängigkeitserkrankungen (Schober et al. 2013)

Abschließend sollen noch Manuale vorgestellt werden, die vor allem darauf ausgerichtet sind, Rückfällen bei abhängigkeitserkrankten Menschen vorzubeugen. Der Ansatz der Rezidivprävention geht auf Überlegungen von Marlatt und Gordon (1985) zurück und ist von verschiedenen Autoren aufgegriffen, erweitert und/oder modifiziert worden. Dabei geht es um Trainingsmaßnahmen zur kognitiven und aktionalen Bewältigung von Hoch-Risikosituationen für einen erneuten Suchtmittelkonsum. Der empirische Beleg für die Wirksamkeit steht weiterhin aus. Auch bei der (neuen) achtsamkeitsbasierten Rückfallprävention (Bowen et al. 2011) hat sich ergeben, dass im Vergleich zu »Treatment as Usual« vier Monate nach Abschluss der Behandlung bezüglich des Substanzkonsums kein Unterschied besteht.

Tab. 5.2: Manuale mit dem Schwerpunkt Rückfallprävention

Substanz	Manual
Alkohol	Rückfallprävention mit Alkoholabhängigen (Körkel und Schindler 2003) Kognitiv-verhaltenstherapeutische Rückfallprävention bei Alkoholabhängigkeit (Altmannsberger 2004)
Drogen	Rückfallprophylaxe bei Drogenabhängigkeit (Klos und Görgen 2009)
Alkohol, Drogen und Medikamente	Achtsamkeitsbasierte Rückfallprävention (Bowen et al. 2012) Lust auf Abstinenz (Bachmann und El-Akhras 2014)

Alle dargestellten evidenz- und erfahrungsbasierten psychotherapeutischen Verfahren können sowohl als »stand-alone« Behandlung oder im Zusammenspiel mit anderen (medizinischen) Behandlungsformen und sozialtherapeutischer Unterstützung genutzt werden.

Literatur

Altmannsberger W (2004) Kognitiv-behaviorale Rückfallprävention bei Alkoholabhängigkeit. Göttingen: Hogrefe.
Bowen S, Chawlas N, Marlatt GA (2011) Achtsamkeitsbasierte Rückfallprävention bei Substanzabhängigkeit. Weinheim: Beltz.
Bachmann M, El-Akhras A (2014) Lust auf Abstinenz. Ein Therapiemanual bei Alkohol-, Medikamenten- und Drogenabhängigkeit. Heidelberg: Springer.
Batra A, Hoch E, Mann K, Petersen KU (Hrsg.) (2015) S3-Leitlinie Screening, Diagnose und Behandlung des schädlichen und abhängigen Tabakkonsums. Heidelberg: Springer.
Berglund M, Thelander S, Jonsson E (Hrsg.) (2003) Treating Alcohol and Drug Abuse. An Evidence Based Review. Weinheim: Wiley-VCH.
Brueck R, Mann K (2006) Alkoholismusspezifische Psychotherapie. Manual mit Behandlungsmodulen. Köln: Deutscher Ärzteverlag.

Burtscheidt W (2001) Integrative Verhaltenstherapie bei Alkoholabhängigkeit. Ein Therapiemanual. Heidelberg: Springer.
Carter Sobell L, Sobell MB (2011) Group Therapy for Substance Use Disorders. A Motivational-Cognitive Approach. New York: Guilford Press.
Conklin CA, Tiffany ST (2002) Applying extinction research and theory to cue-exposure addiction treatments. Addiction 97: 155–167.
Drogenbeauftragte der Bundesregierung, BMG, BÄK, DGPPN (Hrsg.) (2016) S3-Leitlinie Metamphetamin bezogene Störungen. Heidelberg: Springer.
Eberl C, Wiers RW, Pawelczak S, Rinck M, Becker ES, Lindenmeyer J (2013) Approach bias modification in alcohol dependence: Do clinical effects replicate and for whom does it work best? Developmental Cognitive Neuroscience 4: 38–51.
Franke P, Schildberg F (2004) Gruppentherapie zur Abstinenz- und Motivationsstärkung bei opiatabhängigen Patienten. Ein verhaltenstherapeutisches Praxismanual. Tübingen: Dgvt-Verlag.
Hoch E, Zimmermann P, Henker J, Rohrbacher H, Noack R, Bühringer G, Wittchen HU (2013) Modulare Therapie von Cannabisstörungen. Das CANDIS Programm. Göttingen: Hogrefe.
Gutwinski S, Kienast T, Lindenmeyer J, Löb M, Löber S, Heinz A (2016) Alkoholabhängigkeit. Ein Leitfaden zur Gruppentherapie. 2. Auflage. Stuttgart: Kohlhammer.
Heigl-Evers A (1978) Konzepte der analytischen Gruppenpsychotherapie. Göttingen: Vandenhoeck & Ruprecht.
Klos H, Görgen W (2009) Rückfallprophylaxe bei Drogenabhängigkeit. Göttingen: Hogrefe.
Körkel J, Schindler C (2003) Rückfallprävention mit Alkoholabhängigen. Das strukturierte Trainingsprogramm S.T.A.R. Berlin: Springer.
Lindenmeyer J (2001) Der springende Punkt. Stationäre Kurzintervention bei Alkoholmissbrauch. Lengerich: Pabst.
Lindenmeyer J (2013) Ich bin kein Alkoholiker. Ambulante Psychotherapie bei Alkoholproblemen. Heidelberg: Springer.
Lippert A (2006) Therapieprogramm zur Integrierten Qualifizierten Akutbehandlung bei Alkohol- und Medikamentenproblemen. TIQAAM. Ein verhaltenstherapeutisches Praxismanual. Tübingen: Dgvt-Verlag.
Loeber S, Croissant B, Heinz A, Mann K, Flor H (2006) Cue exposue in the treatment of alcohol dependence: Effects on drinking outcome, craving and self-efficacy. Br J of Clinical Psychology 45: 515–529.
Mann K, Hoch E, Batra A (Hrsg.) (2016) S3-Leitlinie Screening, Diagnose und Behandlung alkoholbezogener Störungen. Heidelberg: Springer.
Mann K, Loeber S, Croissant B, Kiefer F (2006) Qualifizierte Entzugsbehandlung von Alkoholabhängigen. Ein Manual zur Pharmako- und Psychotherapie. Köln: Deutscher Ärzteverlag.
Marlatt GA, Gordon JR (1985) Relapse prevention. Maintenance strategies in the treatment of addictive behaviors. New York: Guilford Press.
Meyers RJ, Smith JE (1995) Clinical Guide to Alcohol Treatment. The Community Reinforcement Approach. New York: Guilford Press.
Miller PM (Hrsg.) (2013) Interventions for Addiction. Comprehensive Addictive Behaviors and Disorders. Volume 3. Amsterdam: Elsevier.
Miller WR, Rollnick S (2012) Motivational Interviewing. Helping People Change. Third Edition. New York: Guilford Press.
Miller WR, Willbourne PL (2002) Mesa Grande: a methodological analysis of clinical trials of treatments for alcohol use disorders. Addiction 97: 265–277.
Najavits LM (2009) Posttraumatische Belastungsstörung und Substanzmissbrauch. Das Therapieprogramm »Sicherheit finden«. Göttingen: Hogrefe.
National Institute on Alcohol Abuse and Alcoholism (NIAAA) (1995) Cognitive-Behavioral Coping Skills Therapy Manual. A Clinical research Guide for Therapists Treating Individuals With Alcohol Abuse and Dependence. Rockville: U.S. Department of Health and Human Services. Public Health Service. National Institutes of Health.
Perngparn U, Limanonda B, Aramrattana A (2011) Methamphetamine dependence treatment rehabilitation in Thailand: a model assessment. J Med Assoc Thai 94: 110–117.

Prochaska J, Norcross J, DiClemente C (1997) Jetzt fange ich neu an. Das revolutionäre Sechs-Schritte-Programm für ein dauerhaft suchtfreies Leben. München: Knaur.

Project MATCH Research Group (1997) Matching alcoholism treatments to client heterogeneity: Project MATCH posttreatment drinking outcomes. J of Stud on Alcohol 58: 7–29.

Rohsenow DJ (2013) Cue Exposure Treatment for Substance Use Disorders. In: Miller PM (Ed.) Interventions for Addiction. Comprehensive Addictive Behaviors and Disorders. Volume 3. Amsterdam: Elsevier. 29–35.

Schmidt LG, Gastpar M, Falkai P, Gaebel W (Hrsg.) (2006) Evidenzbasierte Suchtmedizin. Behandlungsleitlinie Substanzbezogene Störungen. Köln: Deutscher Ärzteverlag.

Schober F, Peukert P, Wernz F, Batra A (2013) Psychoedukatives Training bei Abhängigkeitserkrankungen. Stuttgart: Kohlhammer.

Sobell MB, Sobell LC (1983) Problem Drinkers: Guided Self-Change Treatment. New York: Guilford Press.

Substance Abuse and Mental Health Services Administration (SAMHSA) (2006) Counselor's Treatment. Manual: Matrix Intensive Outpatient Treatment for People With Stimulant Use Disorders. Reprinted 2007. Rockville, MD: SAMHSA, DHHS Publication No. (SMA) 07-4152.

Torchalla I, Schröter M, Batra A (2013) Individualisierte Tabakentwöhnung. Verhaltenstherapeutisches Manual. Stuttgart: Kohlhammer.

Velasquez MM, Maurer GG, Crouch C, DiClemente CC (2015) Group Treatment for Substance Abuse. A Stages-of Change Therapy Manual. 2. Edition. New York: Guilford Press.

Wessel T, Westermann H (2002) Problematischer Alkoholkonsum. Entstehungsdynamik und Ansätze für ein psychoedukatives Schulungsprogramm. Freiburg: Lambertus.

6 Theorie und Praxis des bio-psycho-sozialen Modells: Rolle und Beitrag der Sozialen Arbeit

Katrin Liel

Gesundheit wurde in der Präambel zur Verfassung der Weltgesundheitsorganisation (WHO) vom 22.07.1946 als ein Zustand des vollkommenen körperlichen, geistigen und sozialen Wohlbefindens definiert und nicht nur als Abwesenheit von Krankheit oder Behinderung. Damit ist ein bio-psycho-soziales Modell von Gesundheit definiert, bei dem die Frage auftaucht, was genau der soziale Aspekt von Gesundheit umfasst. Im Spannungsfeld verschiedener in der Suchthilfe tätigen Disziplinen und Professionen ist daher die Frage nach einem eindeutigen Profil der Sozialen Arbeit nachvollziehbar. Es liegt auf der Hand, dass die (bio-)medizinische Dimension und die psychologische Dimension jeweils überwiegend von der Medizin und der Psychologie sowie von jeweils verwandten Professionen definiert werden. Was ist jedoch unter der *sozialen Dimension* von Sucht zu verstehen? Und: Wird dieser Bereich nicht von den anderen Disziplinen mitbehandelt, bzw. kann man *das Soziale* überhaupt von den anderen Bereichen trennen?

Zunächst einmal ist festzuhalten, dass sich die Soziale Arbeit als Profession zentral für das Thema Gesundheit zuständig fühlt. In der deutschen Übersetzung der globalen Definition für Soziale Arbeit der International Federation of Social Workers (IFSW) heißt es:

»Soziale Arbeit fördert als praxisorientierte Profession und wissenschaftliche Disziplin gesellschaftliche Veränderungen, soziale Entwicklungen und den sozialen Zusammenhalt sowie die Stärkung der Autonomie und Selbstbestimmung von Menschen. Die Prinzipien sozialer Gerechtigkeit, die Menschenrechte, die gemeinsame Verantwortung und die Achtung der Vielfalt bilden die Grundlage der Sozialen Arbeit. Dabei stützt sie sich auf Theorien der Sozialen Arbeit, der Human- und Sozialwissenschaften und auf indigenes Wissen. Soziale Arbeit befähigt und ermutigt Menschen so, dass sie die Herausforderungen des Lebens bewältigen und das Wohlergehen verbessern, dabei bindet sie Strukturen ein. [...]« (DBSH 2016)

In dieser Definition ist die Verbesserung des Wohlergehens von Menschen eine zentrale Zielsetzung der Sozialen Arbeit. Prävention, Beratung und Behandlung von Suchterkrankungen werden implizit miteingeschlossen. Die Geschichte der Sozialen Arbeit zeigt von Beginn an ein ganzheitliches, mehrdimensionales Verständnis von Gesundheit (Franzkowiak et al. 2011). So geht beispielsweise Alice Salomon (1872–1948), eine der Begründer/-innen der Sozialen Arbeit, von der Einheit der gesundheitlichen, erzieherischen und wirtschaftlichen Fürsorge aus, wenn sie schreibt:

»Der Mensch soll gesichert werden in seiner äußeren Existenz: in seiner Lebenshaltung, im Erwerbsleben, in körperlicher und geistiger Gesundheit, in der Selbstbehauptung gegenüber der Umwelt, als Glied der Kulturgemeinschaft des Volkes. Er soll, wenn er geschwächt oder gefährdet ist, dazu befähigt werden, seine Selbständigkeit und die Fähigkeit der Selbsthilfe zu erlangen«. (Salomon 1998, S. 134)

Im Zuge der Professionalisierung der Sozialen Arbeit in den letzten Jahrzehnten (u. a. Gahleitner et al. 2010) hat sich ein Verständnis ausdifferenziert, das Verantwortlichkeiten und Aufgabenfelder der Sozialen Arbeit auf verschiedenen sozialen Ebenen sieht. Im Folgenden soll der Versuch unternommen werden, diese Zuständigkeit auf die Gesundheit und hier insbesondere auf die Suchthilfe zu übertragen und damit die Rolle und den Beitrag der Sozialen Arbeit zu Suchtfragen abzubilden.

6.1 Die Makroebene: Gesellschaftliche Aspekte

Ein wesentlicher Teil der Antwort auf die eingangs gestellte Frage, was denn nun *das Soziale* an Gesundheit sei, findet sich auf gesellschaftlicher (Makro-)Ebene. Gesundheit ist in den meisten westlichen Gesellschaften sozial determiniert, wobei soziale Determinanten nach der WHO (2005) die Bedingungen sind, in die Menschen geboren werden, in denen sie aufwachsen, arbeiten, leben und altern. Diese gesellschaftlichen Bedingungen beeinflussen die individuelle Morbidität und Mortalität dahingehend, dass Menschen mit einem niedrigen sozioökonomischen Status häufiger (sucht-)krank werden und früher sterben (u. a. WHO 2005, Heekerens 2018, ▶ Kap. 7). Das heißt, dass Genetik oder individuelles (Gesundheits-)Verhalten nicht ausreichend sind, um die Ursachen der Ungleichverteilung von Gesundheit und Krankheit in der Gesellschaft zu erklären.

Dieser sogenannte Sozialgradient zeigt sich bei nahezu allen Suchtarten. Die Daten zum Alkoholkonsum müssen jedoch differenziert betrachtet werden. So zeigen sich zwar bei Frauen aller Altersstufen und bei Männern über 65 Jahren höhere Prävalenzen von riskantem Alkoholkonsum, wenn diese einer höheren Bildungsschicht angehören (Lange et al. 2017a). Allerdings zeigt sich bei der Betrachtung der Konsummuster, dass benachteiligte Gruppen häufiger episodisches Rauschtrinken zeigen (Lange et al. 2017b). Verschärfend kommt das sogenannte »alcohol harm paradox« (Bellis et al. 2016) hinzu, das zeigt, dass Menschen mit ungünstigen sozialen Determinanten bei gleicher Alkoholkonsummenge deutlich mehr gesundheitliche Schäden aufweisen als Menschen aus nichtbenachteiligten Schichten.

Die Soziale Arbeit versucht sozial bedingte gesundheitliche Ungleichheit zu verringern. Im Sinne eines politischen Mandats (Staub-Bernasconi 2018) treten Sozialarbeiterinnen und Sozialarbeiter ein für die Chancen und Rechte von Suchtkranken oder Suchtgefährdeten. Die Soziale Arbeit weltweit sieht die Prinzipien der sozialen Gerechtigkeit, die Menschenrechte sowie die gemeinsame Verantwortung und die Achtung der Vielfalt als grundlegend an (siehe globale Definition für Soziale Arbeit der IFSW weiter vorne in diesem Kapitel).

Ein weiterer Aspekt der gesellschaftlichen Dimension von Gesundheit umfasst die Themen Kohäsion und soziales Kapital (Durkheim 1973), wobei insbesondere letzteres mit Morbidität und Mortalität assoziiert ist (Siegrist et al. 2006). Eine hohe Einkommensungleichheit in einer Gesellschaft spiegelt sich beispielsweise in einem Anstieg an psychischen Erkrankungen inklusive Alkohol- und Drogenabhängigkeit wider (Wilkinson und Pickett 2009). Soziale Kohäsion bezeichnet eine bestimmte Qualität und Dichte zwischenmenschlicher Beziehungen in überschaubaren sozialräumlichen Einheiten, die durch gemeinsam getragene Werte und Normen (z. B. Hilfsbereitschaft, Vertrauen, Verfolgen kollektiver Ziele) gekennzeichnet ist (Siegrist et al. 2006). Ein mit zunehmender gesellschaftlicher Ungleichheit assoziierter Rückgang an sozialer Kohäsion wird derzeit politisch sichtbar. Die damit verbundenen Aufgaben und Herausforderungen für die Soziale Arbeit im Spannungsfeld sozialer Kohäsion und gesellschaftlicher Wandlungsprozesse werden in Forschung und Praxis rezipiert (Borrmann et al. 2018).

Weiterhin sind Fragen der Inklusion bzw. Teilhabe und der Diversität, die aktuell gesellschaftspolitisch diskutiert werden, auf der Makroebene von Bedeutung, um die soziale Dimension von Gesundheit und Sucht zu erfassen. Nach § 3 Eingliederungshilfe-Verordnung (EinglHV) zählen suchtkranke Menschen in Deutschland zum Personenkreis der Menschen mit einer seelischen Behinderung. Für diesen Personenkreis hat Deutschland die UN-Behindertenrechtskonvention ratifiziert, die es in Art. 4 Satz 1 verpflichtet »die volle Verwirklichung aller Menschenrechte und Grundfreiheiten für alle Menschen mit Behinderungen ohne jede Diskriminierung aufgrund von Behinderung zu gewährleisten und zu fördern.« (Beauftragte der Bundesregierung für die Belange von Menschen mit Behinderungen 2017, S. 9). Soziale Teilhabe bedeutet in diesem Sinne die Ermöglichung von gesellschaftlicher und sozialer Eingebundenheit, die auf Freiwilligkeit beruht und Wahlmöglichkeiten/Partizipation umfasst. In der Suchthilfe sind Entwicklungen auf mindestens drei Ebenen vonnöten (Fachverband Drogen und Suchthilfe e. V. 2015): die Entwicklung von inklusiven Kulturen, von inklusiven Strukturen sowie von inklusiven Praktiken. Die Soziale Arbeit kann mit dem lebensweltorientierten Ansatz (Thiersch et al. 2012) einen großen Beitrag zur Förderung der Inklusion von Menschen mit Suchtproblemen leisten.

Darüber hinaus wird seit langem die Verankerung eines Diversitätskonzepts im Gesundheitssektor gefordert (Celik et al. 2008). Eine benachteiligungssensitive, intersektionale Sichtweise auf Diversität fordert zum aktiven Handeln auf, wobei der Umgang bzw. die Auseinandersetzung mit Unterschiedlichkeit auf struktureller und individueller Ebene stattfinden muss. Gesellschaftlich betrachtet führt eine zunehmende ethische Vielfalt jedoch zu einem Verlust von sozialer Kohäsion, da Vertrauen, Zufriedenheit, Gemeinsamkeit, Gegenseitigkeit und Solidarität sinken, wenn die Diversität steigt (Koopmans und Schaeffer 2014). Damit zeigt sich das Spannungsfeld gesellschaftspolitischer Themen, die zur Förderung von Gesundheit beitragen können.

Als Zwischenfazit bleibt festzuhalten, dass im Sinne des sozialen Aspekts von Gesundheit die Dimensionen sozial bedingte gesundheitliche Ungleichheit, soziale Kohäsion, Diversität und Inklusion berücksichtigt werden müssen. Es wird deutlich, wie politisch Suchthilfe im Sinne der Sozialen Arbeit ist, wenn das Soziale tatsächlich großgeschrieben wird. Und es wird deutlich, dass die Soziale Arbeit, wenn sie bürgerschaftliches Engagement fördert, wenn sie gezielt sozioökonomisch benachteiligten Bevölkerungsgruppen Partizipation und Teilhabe ermöglicht, wenn sie einen Beitrag zur Steigerung von sozialem Kapital leistet, auf einer Makroebene zur Verbesserung von Gesundheitschancen beiträgt. Dies reicht weit über das spezifische Handlungsfeld der Sozialen Arbeit in der Suchthilfe hinaus.

6.2 Die Mikroebene: Individuelle Aspekte

Ein weiterer Teil der Antwort auf die Frage zum *Sozialen* an der Gesundheit findet sich auf individueller Ebene. Forschungsergebnisse zeigen seit den 1960er Jahren, dass Menschen, die soziale Unterstützung erfahren, ein respektvolles Miteinander erleben und in zufriedenstellende Netzwerke eingebunden sind, gesünder sind und länger leben (Brinkmann 2014, S. 152 ff.). In der Literatur wird soziale Unterstützung aus diesem Grund als *soziales Immunsystem* bezeichnet (Dehmel und Ortmann 2006). Psychobiologische Mechanismen zeigen, dass soziale Unterstützung – genau diametral zu Stress – sich positiv auf das Herz-Kreislaufsystem, das Stress-Hormonsystem und das Immunsystem auswirkt und damit zu einem Anstieg an Wohlbefinden und Gesundheit beiträgt (Brinkmann 2014). An diesem Einfluss von sozialen Aspekten auf die biologische Dimension des Mensch-Seins zeigen sich einmal mehr die Wechselwirkungen zwischen den einzelnen bio-psycho-sozialen Gesundheitsebenen.

Soziale Unterstützung ist nach der Einteilung von Berkmann und Glass (2000) in vier Arten zu differenzieren: a) Emotionale Unterstützung (Trost und Zuspruch) b) Instrumentelle Unterstützung (Angebot einer praktischen Hilfe) c) Informationelle Unterstützung (ein guter Rat, Informationsweitergabe) und d) Bewertungs- und Einschätzungsunterstützung (Hilfe bei Entscheidungen, Anerkennung). e) Dies wird von Pauls noch ergänzt um positiven sozialen Kontakt als fünfte Art sozialer Unterstützung (Pauls 2013). In allen fünf Bereichen liefert die Soziale Arbeit in der Suchtkrankenhilfe z. B. in Beratungs- und Behandlungsprozessen professionelle Angebote.

Für das Arbeitsfeld des betreuten Einzelwohnens (BEW) für suchtmittelabhängige Klient/-innen zeigen Forschungsergebnisse, dass das Ausmaß an wahrgenommener sozialer Unterstützung deutlich niedriger ist, als in der deutschen Normbevölkerung (Liel 2018). Darüber hinaus zeigte sich in dieser Studie, dass suchtmittelabhängige Männer, die im BEW leben, weniger soziale Unterstützung wahrnehmen als dort lebende Frauen. Zusätzlich berichteten Klient/-innen eines ländlichen Gebietes von weniger sozialer Unterstützung als jene, die in der Stadt leben. Damit lässt sich für das Arbeitsfeld des BEWs ein erhöhter Bedarf an Förderung von sozialer Unterstützung und damit an Gesundheitsförderung insbesondere für Männer in ländlichen Regionen rückschließen.

Die Soziale Arbeit bietet ganz konkret Ansatzpunkte zur Diagnostik und Intervention bei niedriger sozialer Unterstützung. An dieser Stelle sei daher zum einen auf die »8-Felder-Tafel« (Röh 2015) verwiesen, die es ermöglicht, wahrgenommene emotionale, informationelle und instrumentelle soziale Unterstützung in acht verschiedenen Bereichen, z. B. Familie, Verwandtschaft, Kollegen, Freunde, u. a. zu visualisieren. Alternativ kann die von Früchtel, Budde und Cyprian (2013) vorgeschlagene Netzwerkkarte einen guten Überblick über die Art und das Ausmaß sozialer Unterstützung bei verschiedenen Personen geben. Bereits das Thematisieren und Sich-bewusst-Werden über das eigene Ausmaß sozialer Unterstützung kann Interventionscharakter haben. Die Soziale Arbeit liefert mit ihrem ressourcenorientierten und lebensweltbezogenen Blick damit einen Ansatzpunkt zur Förderung von sozialer Gesundheit auf individueller Ebene.

Auch die Suchtselbsthilfe als unverzichtbarer Teil der gesundheitlichen Versorgung Suchtkranker leistet einen bedeutsamen Beitrag zur Förderung von sozialer Gesundheit – auf individueller und auch auf gesellschaftlicher Ebene. In der Bereitstellung von persönlicher Hilfe im Einzel- und Gruppensetting, im Aufbau und Erhalt von Netzwerken und in der gemeinsamen Stimme aus der Betroffenenperspektive kann die Suchtselbsthilfe als *gelebte soziale Gesundheit* bezeichnet werden. Und auch wenn die Soziale Arbeit die Bedeutung dieser Perspektive kennt und wertschätzt, so stellt sich doch die Frage, ob vorhandene Potenziale der Suchtselbsthilfe ausreichend genutzt bzw. noch weiter ausgebaut werden können.

Zusammenfassend zeigt sich, dass die Soziale Arbeit die soziale Dimension von Gesundheit ins Zentrum rückt und sowohl auf gesellschaftlicher Ebene als auch auf individueller Ebene bedeutend dazu beitragen kann, dass *das Soziale* großgeschrieben wird. In der Ausdifferenzierung von Theorien der Sozialen Arbeit, die die Basis des professionellen Handelns darstellen, zeigen sich klare Bezugspunkte, von denen hier einige nur beispielhaft genannt werden können. So ist z. B. die Förderung von Verwirklichungschancen (Capabilities) ein bedeutender Bezugsrahmen, um auf gesellschaftspolitischer und individueller Ebene dafür einzutreten, dass Klient/-innen der Sozialen Arbeit ein gutes Leben führen (Röh 2013). Die Theorie der Salutogenese (Antonovsky 1997), die für die gesundheitsbezogene Soziale Arbeit handlungsleitend ist, hat einen konsequent ressourcenorientierten Blick auf Gesundheit. Damit kann individuell Beziehungsfähigkeit gefördert, die Selbstwirksamkeit gesteigert und soziale Gesundheit realisiert werden. Die Soziale Arbeit hat wie keine andere Profession beschrieben, was beispielsweise unter Lebensweltorientierung (Thiersch et al. 2012) oder Partizipation und Empowerment (Brandes und Stark 2016) zu verstehen ist. Die aktuelle Debatte um Agency (Ziegler 2014), also um die realen Handlungsoptionen von Menschen, kann einen bedeutenden Beitrag dazu leisten, Menschen mit Suchtfragen in ihren individuellen Möglichkeiten wahrzunehmen, zu begleiten und zu unterstützen. Nicht zuletzt trägt die Klinische Sozialarbeit als spezialisierte, gesundheitsbezogene Fachsozialarbeit (Pauls 2013) zur Ausdifferenzierung von sozialer Diagnostik gleichermaßen bei, wie zur Entwicklung und Evaluation von Beratungs- und Behandlungsprozessen. In diesem Sinne ist die eingangs gestellte Frage, ob das Soziale von anderen Professionen nicht »mitbehandelt« werden könne, eindeutig zu verneinen. Die Soziale Arbeit hat die wissenschaftliche und praktische Expertise zur Behandlung des sozialen Aspekts von Gesundheit!

6.3 Die Praxis Sozialer Arbeit in der Suchthilfe

Die Soziale Arbeit ist zahlenmäßig die am stärksten in der Suchthilfe und Suchtrehabilitation vertretene Berufsgruppe (Klein 1999; Braun et al. 2015a, 2015b). Die hohe Diversifizierung der Arbeitsfelder der professionellen Suchthilfe sowie die Aufgabenbereiche der Sozialen Arbeit sind im Kompetenzprofil der Deutschen Gesellschaft für Soziale Arbeit in der Suchthilfe herausgearbeitet (DGSAS 2015). An dieser Stelle seien exemplarisch die Suchtberatungsstelle als ein zentrales Setting in der sozialarbeiterischen Suchthilfe und der Ansatz der zieloffenen Suchtarbeit herausgegriffen, um die Rolle und den Beitrag der Sozialen Arbeit im Sinne der zuvor dargestellten theoretischen Grundlagen zu skizzieren.

Suchtberatung findet vielerorts in psychosozialen Beratungsstellen statt – allein dieser Titel ist bereits Ausdruck des mehrdimensionalen Verständnisses von Suchtproblemen in der Sozialen Arbeit. Die Statistik zur aktuellen Versorgungslage weist ca. 1.500 Beratungsstellen und -dienste mit über 500.000 Plätzen/Fallzahlen aus (DHS 2017). Damit sind die Beratungsstellen zahlenmäßig die dominierende Hilfeleistung in der Suchthilfe. Dort wird – neben der Kernaufgabe der professionellen Beratung – im Sinne einer Clearingstelle Auskunft gegeben, Vernetzungsarbeit (casemanagement) zur Lösung multifaktorieller Problemlagen geleistet, in ambulante oder (teil-)stationäre Therapien vermittelt, Adaptionsphasen gestaltet, die Selbsthilfe gefördert und gegebenenfalls zu soziotherapeutischen Leistungsträgern vermittelt. Die Soziale Arbeit ist also in allen Bereichen der Handlungskette involviert (u. a. Laging 2018). Besondere Kompetenzen liegen in der Lösung typischer Schnittstellenprobleme durch sozial- und verwaltungsrechtliche Kenntnisse, die im Studium vermittelt werden, z. B. bei der Therapievermittlung für Menschen in Arbeitslosigkeit oder bei Angeboten für minderjährige Suchtkranke. In nicht wenigen Suchtberatungsstellen bieten Sozialpädagog/-innen und Sozialarbeiter/-innen mit entsprechenden Zusatzqualifikationen ambulante Behandlung/Suchttherapie und Nachsorge an. Das Aufgabenspektrum umfasst des Weiteren Angebote zur Betreuung im Rahmen einer qualifizierten Substitutionsbehandlung und teilweise auch Präventionsangebote für Schulen und Unternehmen. Im Setting einer Suchtberatungsstelle findet also in sehr vielfältigen Einsatzbereichen eine ganz praktische Förderung und Ausweitung des sozialen Aspekts von Gesundheit statt.

Als zweites Beispiel, das die Rolle und Bedeutung der Sozialen Arbeit bezüglich der vermittelten Werthaltungen, Methoden und Beratungsansätze verdeutlicht, sei die zieloffene Suchtarbeit genannt (Körkel und Nanz 2016). Diese bietet zusätzlich zum weithin vorherrschenden Abstinenzparadigma den Menschen Unterstützung auf ein Ziel hin, das sie sich selbst setzen. In gemeinsamen, partizipativen Aushandlungsprozessen findet eine Konsum- und Zielklärung statt, die entweder in Interventionen mit dem Ziel *Abstinenz*, dem Ziel *Reduktion* oder mit dem Ziel *Schadensminimierung* münden (a. a. O.). Damit wird im besten Sinne eine sozialarbeiterische, wertschätzende Grundhaltung verwirklicht und der Grundsatz, dass jeder Experte für sein eigenes Leben ist, mit Leben gefüllt.

An dieser Stelle sei darauf verwiesen, dass das viel diskutierte sogenannte *kontrollierte Trinken* (siehe hierzu u. a. Fleischmann 2014 und Zimmermann 2014) nicht gleichzusetzen ist mit zieloffener Suchtarbeit. Das Paradigma zieloffene Suchtarbeit begreift den kontrollierten Konsum als eines von drei möglichen Zielen im Sinne einer Reduktionsmaßnahme. Der gemeinsame partizipative Zielfindungsprozess muss natürlich vor dem Hintergrund bestehender Evidenz stattfinden, dass kontrolliertes Trinken nicht für langjährige und/oder schwer alkoholabhängige Menschen geeignet ist. Das Problem besteht also vielmehr in der Schwierigkeit »korrekte selektive Empfehlungen für das jeweilige Konsum- und Krankheitsrisiko« (Fleischmann 2014, S. 890) zu finden und eine differenziertere Diagnose von Abhängigkeit zu entwickeln. Interessanterweise führen Reduktionsbehandlungen bei etwa 10–30 % der Teilnehmenden im weiteren Verlauf zur Entwicklung einer Abstinenz (vgl. Körkel et al. 2011; Körkel 2015). Darüber hinaus zeigen qualitativ hochwertige Studien zum Ansatz der Schadensminimierung, dass eine Diversifizierung der Behandlungsziele effektiv ist im Sinne einer Verhinderung injektionsbedingter Infektionen und überdosisbedingter Todesfälle (Uchtenhagen 2005). Reduktionsbehandlungen sind bei Alkohol- (Körkel 2015; Walters 2000), Tabak- (Hughes 2000; Hughes und Carpenter 2005) und Drogenabhängigkeit (Körkel et al. 2011; Körkel und Verthein 2010) mindestens so effektiv wie abstinenzorientierte Behandlungen. Darüber hinaus bietet die zieloffene Suchtarbeit eine Antwort auf zentrale Probleme der Suchthilfe wie die geringe Erreichungsquote von Betroffenen und der meist späte Beginn der Behandlung: Es zeigt sich, dass viel mehr suchtgefährdete und suchtmittelabhängige Menschen zu einer professionellen Beratung und Behandlung bereit sind, wenn sie das Ziel selbst bestimmen dürfen. Diese ebenso einfache wie plausible Tatsache findet eine zunehmend weitere Verbreitung, und findet sich auch im Plädoyer von Bühringer und Rumpf (2018) zur Zukunft der Suchtkrankenversorgung wieder. Ihrer Meinung nach »sollte auch die immer noch dominierende Abstinenzforderung in der Öffentlichkeitsarbeit und Beratung durch eine differenzierte Zielsetzung ersetzt werden, die auch Veränderungen des Konsummusters als gleichwertiges Ziel bewertet« (Bühringer und Rumpf 2018, S. 126).

6.4 Wird das Soziale großgeschrieben?

Abschließend kann konstatiert werden, dass das bio-psycho-soziale Modell in der Suchthilfe zwar als allgemein anerkannt gilt, dessen Verwirklichung und Umsetzung jedoch weit hinter dem Möglichen zurückbleibt. Vielerorts findet keine bio-psychosoziale Diagnostik (Röh 2018) in Kooperation mit allen unterschiedlichen beteiligten Professionen statt. Es gibt deutliche Unterschiede in der finanziellen Anerkennung von Leistungen der Suchthilfe in den einzelnen Sektoren – bei einer deutlichen Benachteiligung der Finanzierung von Leistungen der Sozialen Arbeit. Gerade die soziale Dimension von Gesundheit und Krankheit wird strukturell oft vernachlässigt und die Soziale Arbeit bleibt demzufolge häufig unberücksichtigt (Rosenbrock und Gerlinger 2012, S. 1019 ff.). In der Praxis zeigt sich oft eine Überbewertung der (individual-)medizinischen und psychotherapeutischen Hilfeleistungen, gegenüber den psychosozialen und gesellschaftlichen Rahmenbedingungen (▶ Abb. 6.1).

Es stellt sich die Frage, wie viel Offenheit seitens der Leistungsträger (und auch teilweise seitens anderer Professionen) gegenüber den Prinzipien der Sozialen Arbeit besteht, die das Recht auf Mitbestimmung, eine konsequent zieloffene Suchtarbeit und Lebensweltorientierung umfasst. Andererseits muss sich die Soziale Arbeit als Menschenrechtsprofession (Staub-Bernasconi 2018) auch selbst fragen, wie politisch sie agieren will und tatsächlich kann, um z. B. für mehr Teilhabe, gesundheitliche Chancengleichheit und eine Kultur der Vielfalt einzutreten. Gesundheitsbezogene

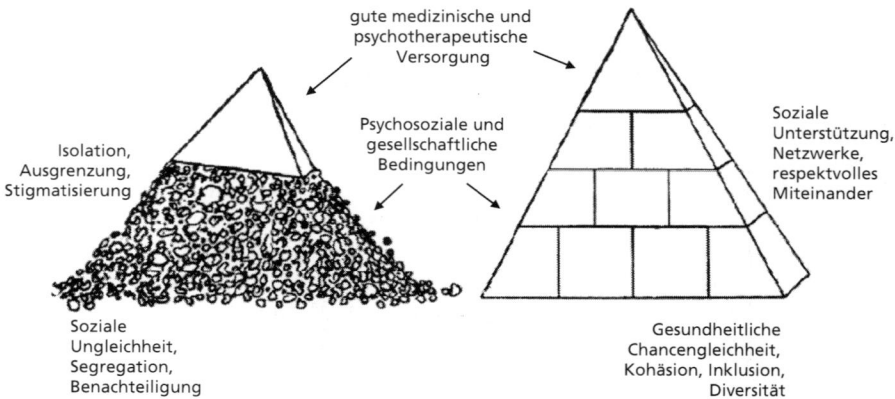

Abb. 6.1: Der soziale Aspekt von Gesundheit (in Anlehnung an Hermann und Jacobi 2009)

Soziale Arbeit ist eben weitaus mehr als die direkte Arbeit am Klienten bzw. an der Klientin, auch wenn dies von vielen Sozialarbeiter/-innen und Sozialpädagog/-innen noch nicht im möglichen Ausmaß umgesetzt wird. Erschwerend kommt hinzu, dass eine neoliberale Gesellschaft wie die aktuelle, Gesundheit und insofern auch Sucht sehr stark individualisiert und den eigenen Beitrag am Krank- und am Gesundwerden betont. Der Gedanke, dass Sucht eben nicht nur ein individuelles Problem ist, sondern ein Ausdruck dessen, wie wir als Gesellschaft unser Zusammenleben (unsere kollektive soziale Gesundheit) gestalten, ist in heutiger Zeit unpopulär.

Für den Bereich der Suchthilfe gibt es Anzeichen, dass die soziale Dimension aufgewertet wird, wenn auch eine tatsächliche *Gleichwertigkeit* noch weit entfernt scheint. Dazu bedarf es in jedem Fall einer Ausweitung und Weiterentwicklung der Angebote der Sozialen Arbeit, die in diesem Bereich die notwendige Expertise aufweist. Fleischmann fordert in seinem Kommentar zur »Zukunft der Suchtkrankenversorgung« von Bühringer und Rumpf (siehe weiter vorne in diesem Kapitel) folgerichtig eine »stärkere Gewichtung der sozialtherapeutischen Interventionen statt des medizinisch-psychologischen Versorgungsansatzes« (Fleischmann 2018, S. 217). Das bio-psycho-soziale Modell ist also eine Herausforderung und eine Zumutung gleichermaßen. Die Trennung zwischen Körper und Geist prägt als »cartesianischer Dualismus« das moderne Leben und die Ausdifferenzierung und Spezialisierung der Wissenschaften in der Moderne führte dazu, dass die Wissensbereiche sich immer mehr voneinander getrennt haben. Neben den professionsinternen Diskursen sind auch eine Zusammenführung und das Finden einer gemeinsamen interdisziplinären Sprache, sowie die Entwicklung von integralem Denken, ein hochkomplexer, mühsamer Prozess. In diesem herausfordernden Diskurs bleibt zu hoffen, dass bei allen Differenzen auch immer wieder die gemeinsame Verantwortung dafür gesehen wird, das bio-psycho-soziale Modell in Theorie und Praxis weiter zu entwickeln und auszudifferenzieren. Letztlich sollten die suchtkranken und suchtgefährdeten Menschen und deren bestmögliche Hilfe und Unterstützung im Zentrum der Bemühungen stehen. Oder wie Rutz und Pauls es formulieren: »Es ist dringend an der Zeit die Verantwortung und die Möglichkeiten von sozialen, psychologischen und medizinischen Professionen für eine notwendige und zeitgemäße human- und gesellschaftssensible Gesundheitsversorgung aufzuzeigen, die psychisches und soziale Elend grundlegend mit einbezieht« (Rutz und Pauls 2017, S. 18).

Literatur

Antonovsky A (1997) Salutogenese. Zur Entmystifizierung der Gesundheit. Tübingen: dgvt-Verlag.
Bauer U, Bittlingmayer U, Richter M (2008) Health Inequalities. Determinanten und Mechanismen gesundheitlicher Ungleichheit. Wiesbaden: VS Verlag für Sozialwissenschaften.
Berkman L, Glass Th (2000) Social Integration, Social Networks, Social Support, and Health. In: Berman K (Hrsg.): Social Epidemiology. Oxford: University Press, S. 137–173.
Beauftragte der Bundesregierung für die Belange von Menschen mit Behinderungen (Hrsg.) (2017) Die UN-Behindertenrechtskonvention. Übereinkommen über die Rechte von Menschen mit Behinderungen. Die amtliche, gemeinsame Übersetzung von Deutschland, Österreich, Schweiz und Lichtenstein. Stand: Januar 2017. (https://www.behindertenbeauftragte. de/SharedDocs/Publikationen/UN_Konvention_deutsch.pdf?__blob=publicationFile&v=2, Zugriff am 26.06.2019).
Bellis MA, Hughes K, Nicholls J, Sheron N, Gilmore I, Jones L (2016) The alcohol harm paradox: using a national survey to explore how alcohol may disproportionately impact health in deprived individuals. BMC Public Health 16: 1–10.
Borrmann S, Fedke Ch, Thiessen B (Hrsg.) (2018) Herausforderungen für die Profession Soziale Arbeit im Spannungsfeld sozialer Kohäsion und gesellschaftlicher Wandlungsprozesse. Wiesbaden: Springer.
Brandes S, Stark W (2016) Empowerment/Befähigung. BZgA Leitbegriffe der Gesundheitsförderung. (https://www.leitbegriffe.bzga.de/alphabetisches-verzeichnis/empowerment-befae higung/?marksuchwort=1, Zugriff am 06.11.2018).
Braun B, Brand H, Künzel J (2015a) Deutsche Suchthilfestatistik 2014. Tabellenband für stationäre Rehabilitationseinrichtungen. München.
Braun B, Brand H, Künzel J (2015b) Deutsche Suchthilfestatistik 2014. Tabellenband für ambulante Beratungs- und Behandlungsstellen, Fachambulanzen und Institutsambulanzen. München.
Brinkmann R (2014) Angewandte Gesundheitspsychologie. Hallbergmoos: Pearson.
Bühringer G, Rumpf HJ (2018) Zukunft der Suchtkrankenversorgung. Plädoyer für einen Paradigma-Wechsel. Sucht 64: 125–128.
Celik H, Abma TA, Widdershoven GA, van Wijmen FCB, Klinge I (2008) Implementation of diversity in healthcare practices: barriers and opportunities. Patient Educ Couns 71: 65–71.
DBSH (Deutscher Berufsverband für Soziale Arbeit e. V.) (2016) Deutsche Übersetzung der Definition Sozialer Arbeit des FBTS und DBSH. (https://www.dbsh.de/profession/definiti on-der-sozialen-arbeit/deutsche-fassung.html, Zugriff am 06.11.2018).
Dehmel S, Ortmann KH (2006) Soziale Unterstützung (Social Support) – ein Verstehens- und Handlungskonzept für die gesundheitsbezogene Sozialarbeit. Berlin; Leipzig: Katholische Hochschule für Sozialwesen Berlin. S. 4–25.
DG-SAS (Deutsche Gesellschaft für Soziale Arbeit in der Suchthilfe und Suchtprävention) (2015) Kompetenzprofil der Sozialen Arbeit in der Suchthilfe und Suchtprävention. Münster. (https://www.dg-sas.de/media/filer_public/66/03/66033bdf-0e30-4980-b382-219972de0cb4/ kompetenzprofil_online.pdf, Zugriff am 06.11.2018).

DHS (Deutsche Hauptstelle für Suchtfragen e. V.) (2017) Versorgung (http://www.dhs.de/datenfakten/versorgung.html, Zugriff am 06.11.2018).
Durkheim E (1973) Der Selbstmord. Neuwied: Luchterhand.
Fachverband Drogen und Suchthilfe e. V. FDR (2015). Umsetzung der Inklusion in der Suchthilfe. Berlin. (https://fdr-online.info/wp-content/uploads/2016/08/fdrthemen_Inklusion.pdf, Zugriff am 06.11.2018).
Fleischmann H (2014) Ist kontrolliertes Trinken ein sinnvolles Therapieziel bei Alkoholabhängigkeit? Kontra. Der Nervenarzt 85: 889–890.
Fleischmann H (2018) Erfolgreiche Suchthilfe weiterentwickeln statt neuem Paradigma. Sucht 64: 217.
Früchtel F, Budde W, Cyprian G (2013) Sozialer Raum und Soziale Arbeit. Wiesbaden: Springer VS Verlag.
Gahleitner SB, Effinger H, Kraus B, Miethe I, Stövesand S, Sagebiel J (2010) Disziplin und Profession Sozialer Arbeit. Entwicklungen und Perspektiven. Buchreihe Theorie, Forschung und Praxis der Sozialen Arbeit, Band 1. Opladen; Farmington Hills: Budrich.
Grawe K (2004) Neuropsychotherapie. Göttingen: Hogrefe.
Heekerens HP (2018) Gesundheit und soziale Ungleichheit: Arme sind kränker und sterben früher. Veröffentlicht am 03.04.2018 in socialnet Materialien (http://www.socialnet.de/materialien/28121.php, Zugriff am 06.11.2018).
Hermann B, Jacoby A (2009) The Psychosocial Impact of Epilepsy in Adults. Epilepsy & Behavior 15 (2): 11–16.
Hughes J (2000) Reduced smoking: An introduction and review of the evidence. Addiction 95: 3–7.
Hughes J, Carpenter M (2005) The feasibility of smoking reduction: an update. Addiction 100: 1074–1089.
Klein M (1999) Praxisfeld Suchthilfe. In: Badry E, Buchka M, Knapp R (Hrsg.) Pädagogik. Grundlagen und Arbeitsfelder. Neuwied: Luchterhand. S. 495–505.
Koopmans R, Schaeffer M (2014) Perceptions of Ethno-Cultural Diversity and Neighborhood Cohesion in three Countries. WZB Discussion Paper SP VI 2014-103. Berlin: WZB.
Körkel J (2015) Kontrolliertes Trinken bei Alkoholkonsumstörungen: Eine systematische Übersicht. Sucht 61: 147–174.
Körkel J, Becker G, Happel V, Lipsmeier G (2011) Selbstkontrollierte Reduktion des Drogenkonsums. Eine randomisierte kontrollierte klinische Studie in der niedrigschwelligen Drogenhilfe. 2006–2010. KISS – Kompetenz im selbstbestimmten Substanzkonsum. Frankfurt am Main: idh Integrative Drogenhilfe.
Körkel J, Nanz M (2016) Das Paradigma Zieloffener Suchtarbeit. In: Akzept, Deutsche AIDS-Hilfe, JES (Hrsg.) 3. Alternativer Sucht- und Drogenbericht. Lengerich, Pabst Science Publishers. S. 169–204.
Körkel J, Verthein U (2010) Kontrollierter Konsum von Opiaten und Kokain. Suchttherapie 11: 31–34.
Lampert T, Saß AC, Häfelinger M, Ziese Th (2005) Armut, soziale Ungleichheit und Gesundheit. Expertise des Robert Koch-Instituts zum 2. Armuts- und Reichtumsbericht der Bundesregierung. Berlin: Robert Koch-Institut.
Lange C, Manz K, Kuntz B (2017a) Alkoholkonsum bei Erwachsenen in Deutschland: Riskante Trinkmengen. Journal of Health Monitoring 2: 66–73. (https://www.rki.de/DE/Content/Gesundheitsmonitoring/JoHM/2017/JoHM_Inhalt_17_02.html, Zugriff am 12.11.2018).
Lange C, Manz K, Kuntz B (2017b) Alkoholkonsum bei Erwachsenen in Deutschland: Rauschtrinken. Journal of Health Monitoring 2: 74–81. (https://www.rki.de/DE/Content/Gesundheitsmonitoring/JoHM/2017/JoHM_Inhalt_17_02.html, Zugriff am 12.11.2018).
Liel K (2018) Soziale Unterstützung bei alkoholabhängigen Menschen. Die Perspektive Klinischer Sozialarbeit. In: Borrmann S, Fedke Ch, Thiessen B (Hrsg.) Herausforderungen für die Profession Soziale Arbeit im Spannungsfeld sozialer Kohäsion und gesellschaftlicher Wandlungsprozesse. Wiesbaden: Springer.
Laging M (2018) Soziale Arbeit in der Suchthilfe. Grundlagen, Konzepte, Methoden. Stuttgart: Kohlhammer.

Pauls H (2013) Klinische Sozialarbeit. Grundlagen und Methoden psycho-sozialer Behandlung. Weinheim: Beltz Juventa.

Röh D (2013) Soziale Arbeit, Gerechtigkeit und das gute Leben. Eine Handlungstheorie zur Daseinsmächtigen Lebensführung. Wiesbaden: Springer VS Verlag.

Röh D (2015) Analyse Sozialer Netzwerke im Rahmen Sozialer Diagnostik und Hilfeplanung. In: Didaktische Bausteine und Übungen, Baustein 8; Seite 9. ZKS-Verlag.

Röh D (2018) Anspruch und Wirklichkeit. Ganzheitliche Erfassung und Einschätzung von Behandlungs- und Unterstützungsbedarfen. Klinische Sozialarbeit. Zeitschrift für psychosoziale Praxis und Forschung 14: 4–5.

Rosenbrock R, Gerlinger Th (2012) Gesundheitspolitik. In: Hurrelmann K, Razum O (Hrsg.) Handbuch Gesundheitswissenschaften. Weinheim, Basel: Beltz Juventa. S. 1009–1052.

Rutz W, Pauls H (2017) Gesundheitsversorgung im gesellschaftlichen Wandel. Ein Aufruf für eine europäische biopsychosoziale Gesundheitsperspektive. In: Lammel U, Pauls H: Sozialtherapie. Dortmund: Verlag modernes Leben. S. 17–26.

Salomon A (1998) Grundlegungen für das Gesamtgebiet der Wohlfahrtspflege. In: Thole W, Galuske M, Gängler H: KlassikerInnen der Sozialen Arbeit: Sozialpädagogische Texte aus zwei Jahrhunderten – ein Lesebuch. Neuwied: Luchterhand. S. 131–147.

Siegrist J, Dragano N, von dem Knesebeck O (2006) Soziales Kapital, soziale Ungleichheit und Gesundheit. In: Richter M, Hurrelmann K (Hrsg.) Gesundheitliche Ungleichheit. Wiesbaden: VS Verlag. S. 167–180.

Staub-Bernasconi S (2018) Soziale Arbeit als Handlungswissenschaft. Auf dem Weg zu kritischer Professionalität. 2. Auflage. Opladen; Toronto: Budrich.

Thiersch H, Grunwald K, Köngeter S (2012) Lebensweltorientierte Soziale Arbeit. In Thole W (Hrsg.) Grundriss Soziale Arbeit. Wiesbaden: Springer VS Verlag für Sozialwissenschaften.

Uchtenhagen A (2005) Risiko- und Schadensminimierung – wie wirksam sind sie? Suchttherapie 6: 52–59.

Walters G (2000) Behavioral self-control training for problem drinkers: A meta-analysis of randomized control studies. Behavior Therapy 31: 135–149.

WHO (2005). Commission on Social Determinants of Health. Final Report. Geneva. (http://apps.who.int/iris/bitstream/handle/10665/43943/9789241563703_eng.pdf;jsessionid=EBEB5B5C9E0B78FD436EFE25546D0C14?sequence=1; Zugriff am 06.11.2018).

Wilkinson R, Pickett K (2009) The Spirit Level: Why More Equal Societies Almost Always Do Better. London: Penguin.

Ziegler H (2014) Die Debatte um Agency. Klinische Sozialarbeit. Zeitschrift für psychosoziale Praxis und Forschung 10: 10–11.

Zimmermann US (2014) Ist kontrolliertes Trinken ein sinnvolles Therapieziel bei Alkoholabhängigkeit? Pro. Der Nervenarzt 85: 887–888.

7 Soziale Unterschiede als Schlüssel zur Reduktion von Krankheit

Ulrich John, Jennis Freyer-Adam, Sophie Baumann, Sabina Ulbricht, Hans-Jürgen Rumpf, Christian Meyer

Soziale Unterschiede sind eine Ursache körperlicher und psychischer Gesundheitsstörungen. Ziel dieses Beitrages ist, zwei Aspekte sozialer Unterschiede in Bezug auf tabak- und alkoholbezogene Krankheiten zu skizzieren: 1. Aus sozialen Unterschieden in der Bevölkerung entstehen Krankheiten. 2. Um erfolgreich zu sein, muss Reduktion der Krankheiten auf Bevölkerungsebene die sozialen Unterschiede adressieren. Reduktion ist in diesem Beitrag der geplante Umgang mit der Krankheit in der Gesamtbevölkerung. Reduktion von Krankheit soll zu Lebensqualität und -dauer der Bevölkerung beitragen. Dazu gehören Prävention sowie medizinische und psychosoziale Versorgung, die Rehabilitation einschließt. Auch Prävention ist als ein Versorgungssystem zu verstehen. Beide Versorgungssysteme müssen geplant sein. Sowohl in der Konzeption als auch in der Praxis sollten Leistungen so gestaltet sein, dass sie maximal zur Reduktion von Krankheit beitragen. Prävention umfasst die Erreichung der Bevölkerung, Präventionsleistungen und Ergebnisse (John et al. 2014). Prävention hat zum Ziel, die Zahl der Neuerkrankungen (Inzidenz) zu senken. Medizinische und psychosoziale Versorgung leisten Behandlung und Rehabilitation, wenn Krankheit bereits aufgetreten ist. Fortschritte medizinischer und psychosozialer Versorgung sollen den Patientinnen und Patienten zu höherer Qualität und Dauer des Lebens verhelfen. Das steigert in der Bevölkerung zwar die Zahl der chronisch kranken Menschen (Prävalenz), aber ihr Leben wird besser. Tabak- und alkohol-attributable Krankheiten schließen mehr als 70 Erkrankungen, Erkrankungsgruppen oder Verletzungen ein, insbesondere unter den beiden prävalentesten Gruppen chronischer Krankheiten, den Herz-Kreislauf- und den Krebskrankheiten (Collaborators 2017, John et al. 2019, Rehm et al. 2017). Merkmale von Sucht und Abhängigkeit sind zentrale Wirkfaktoren in diesem Geschehen.

7.1 Soziale Unterschiede als Krankheitsursache

Soziale Unterschiede in gesundheitsriskantem Verhalten, insbesondere Tabakrauchen, Alkoholkonsum, Bewegungsmangel und unausgewogene Ernährung, sind Ursachen von Krankheiten. Es gibt mit dem sozioökonomischen Status einen Konsens darüber, wie soziale Unterschiede zu bestimmen seien. Grundlage für den sozioökonomischen Status sind die Bildung und das Einkommen. Bildungsabschlüsse werden von den meisten Menschen im Alter als Jugendlicher oder junger

Erwachsener erworben, in den meisten Fällen zeitlich vor dem ersten Auftreten von Krankheit. Daher sind sie grundsätzlich geeignet als potenzieller Ursachenfaktor für Krankheitsentwicklungen. Hingegen kann das Einkommen im Zuge chronischer Krankheit sinken, wenn Menschen aus Gründen der Erkrankung ihre beruflichen Anstellungen verlieren oder einen Abstieg in geringer bezahlte Arbeit erleben. Information über Einkommenshöhe ist also in der Gefahr fehlerhaft zu sein, wenn es um die Suche nach Ursachenfaktoren für Krankheit geht. Inhaltlich kann Bildung der Person als Wissensressource für die Beurteilung langfristiger, oft nach Jahrzehnten eintretender gesundheitlicher Konsequenzen heutigen Handelns dienen.

Im Zuge von Krankheitsentstehung betreffen soziale Unterschiede gesundheitsriskante Verhaltensweisen. Über Alkoholkonsum hinaus sind das insbesondere Tabakrauchen, Bewegungsmangel sowie unausgewogene Ernährung, die zu Übergewicht führt. Die vier Verhaltensweisen folgen dem sozialen Gradienten: In Bevölkerungsteilen mit geringerer Bildung gibt es mehr gegenwärtige Raucherinnen und Raucher, übergewichtige und bewegungsarme Menschen als in Bevölkerungsteilen mit höherer Bildung (John et al. 2018, Lampert et al. 2018). Bisherige Befunde zum Alkoholkonsum fallen dadurch auf, dass insbesondere Frauen mit höherer Bildung mehr Alkoholkonsum angeben als Frauen mit niedrigerer Bildung. Das ist zu hinterfragen in dreierlei Hinsicht. Erstens weisen Tabakrauchen, Bewegungsmangel und Übergewicht den beschriebenen sozialen Gradienten auf. Warum sollte es bei Alkoholkonsum anders sein? Zweitens sind pathologische Folgen des Alkoholkonsums nach dem sozialen Gradienten verteilt. Menschen mit geringerer Bildung zeigen mehr alkohol-attributable Krankheit als Menschen mit höherer Bildung (Jones et al. 2015). Das macht wahrscheinlich, dass es mit niedrigerem sozioökonomischem Status auch ein höheres Ausmaß des Alkoholkonsums gibt. Drittens führen Selbstaussagen in Surveys zu Verzerrungen. Befragungsdaten legen erhebliche Unterschätzungen des Alkoholkonsums in Bevölkerungen nahe, wenn Produktionsdaten als Maßstab dienen. Laut einer Analyse betrug der Alkoholkonsum z. B. in Deutschland aufgrund von Surveydaten lediglich 31 % des Alkoholkonsums, der aus Produktionsdaten geschätzt wurde (Leifman et al. 2002). Wir wissen nicht, ob die »Untertreibungen« von Alkoholkonsum in Surveys sich hinsichtlich der Bildung unterscheiden.

Alkoholkonsum von mehr als 12 Gramm Reinalkohol pro Tag bei Frauen erwies sich als invers mit der Bildung verknüpft, wenn man die vier gesundheitsriskanten Verhaltensweisen berücksichtigt. Das zeigt die Auswertung eines telefonisch durchgeführten Surveys Erwachsener in Deutschland (John et al. 2018). Von den zwölf möglichen Kombinationen gesundheitsriskanter Verhaltensweisen, die Tabakrauchen oder Alkoholkonsum einschließen, folgen neun dem sozialen Gradienten, zwei sind nicht signifikant. Lediglich eine Kombination (Alkoholkonsum plus Bewegungsmangel) ist positiv mit Bildung verknüpft. Die Befunde führen zum Fazit, dass Alkoholkonsum von mehr als 12 Gramm pro Tag bei Frauen und mehr als 24 Gramm bei Männern überwiegend dem sozialen Gradienten folgt bei Berücksichtigung von Geschlecht und Lebensalter (John et al. 2018). Damit wären alle vier betrachteten gesundheitsriskanten Verhaltensweisen bei niedrigerem sozioökonomischem Status prävalenter als bei hohem.

Zu berücksichtigen ist auch, dass Alkoholkonsum sich in eine Dosisbeziehung der gesundheitsriskanten Verhaltensweisen mit Erkrankungsrisiken einfügt. Je mehr von den vier gesundheitsriskanten Verhaltensweisen vorhanden waren, desto stärker zeigte sich in Bevölkerungsstudien die Dosisbeziehung (Ford et al. 2012). Die Kombination aus Tabakrauchen und Alkoholkonsum hängt besonders eng mit der Sterbewahrscheinlichkeit in der Bevölkerung zusammen (Hart et al. 2010). Im Vergleich zu Übergewicht und Bewegungsmangel umfassen Tabakrauchen und Alkoholkonsum als förderlichen und aufrechterhaltenden Faktor zusätzlich das Suchtgeschehen. Sucht ist daher in der Reduktion gesundheitsriskanter Verhaltensweisen zu berücksichtigen. Die Kompetenzen dazu sind in der Suchtkrankenhilfe vorhanden.

Interpretieren lassen sich die Befunde zum sozialen Gradienten u. a. dadurch, dass Menschen z. B. in widrigen Arbeitsverhältnissen die kurzfristigen Vorteile des gesundheitsriskanten Verhaltens im Vordergrund sehen und die langfristigen Folgen nicht so wahrnehmen und bewerten, dass es zu Konsequenzen im Verhalten führt. Unmittelbar als angenehm erlebtes Verhalten hilft, die aktuelle Situation als weniger aversiv zu erleben. Eine Annahme lautet: Unter Menschen mit höherer Bildung haben mehr eine berufliche und darüber hinausgehende Lebensqualität, die ihnen erlaubt, sich gesundheitsorientiert zu verhalten und auf das kurzfristig positive Erleben gesundheitsriskanten Verhaltens zu verzichten, als Menschen mit geringerer Bildung und dementsprechend geringerer Lebensqualität.

Die sozialen Unterschiede bestehen auch international als Unterschiede zwischen Nationen (World Health Organization 2018). In einer ökonomischen Analyse von Ländern in der europäischen Region (van den Heuvel und Olaroiu 2017) erwiesen sich fünf Merkmale als besonders relevant für die Lebenserwartung. Neben Kindersterblichkeit und sozialer Sicherung gehörte der Alkoholkonsum in Litern Reinalkohol dazu.

Das Fazit zum sozialen Gradienten lautet, dass – vermittelt über besonders hohe Prävalenzen gesundheitsriskanten Verhaltens – die sozialen Unterschiede zur Mortalität bei chronischer Krankheit beitragen.

7.2 Soziale Unterschiede in der Reduktion von Krankheiten

Versorgung der Bevölkerung mit Leistungen zur Reduktion von tabak- und alkoholbezogenen Gesundheitsschäden wird durch Prävention, medizinische und psychosoziale Versorgung bereitgestellt. Ihr Nutzen lässt sich auf nationaler Ebene mit dem Public-Health-Impact bestimmen (Glasgow und Estabrooks 2018, Glasgow et al. 1999).

7.2.1 Public-Health-Impact

Für die Erzeugung von Public-Health-Impact ist erforderlich, dass Versorgungsleistungen die gesamte Zielbevölkerung erreichen, dass die Intervention als wirksam nachgewiesen ist, dass sie von den einschlägigen Einrichtungen entsprechend der Idee des Wirkmechanismus implementiert und über Jahre als Leistung aufrechterhalten wird (Glasgow und Estabrooks 2018, Glasgow et al. 1999). Erreichung der Bevölkerung, Leistungen und Ergebnisse sind messbar. Als Ergebnisse lassen sich Motivation zur Verhaltensänderung, die Verhaltensänderung selber, z. B. die Reduktion von Alkoholkonsum (John und Hanke 2018), sowie tabak- und alkoholattributable Krankheiten und Todesfälle auf Bevölkerungsebene bestimmen.

Bei der Erreichung wird berücksichtigt, wie viele Menschen in einer Bevölkerung an den Maßnahmen teilnehmen, seien es präventive, medizinische oder psychosoziale Leistungen. Zum Beispiel erreichen Steuererhöhungen auf Alkohol als Leistung der Prävention fast alle Konsumentinnen und Konsumenten. Erst ab sehr hohen Preisen wird eine Minorität der Konsumenten nach alternativen Quellen für alkoholische Getränke suchen, z. B. alkoholische Getränke selber herstellen oder aus dem Ausland einführen. Für Kurzberatung wurden ebenfalls sehr hohe Beteiligungsraten von mehr als 80 % der adressierten Personen sowohl in Allgemeinarztpraxen (Meyer et al. 2008) als auch im Allgemeinkrankenhaus gezeigt (Freyer-Adam et al. 2016).

Im Gegensatz zu den Möglichkeiten ist die realisierte Erreichung der Bevölkerung bei alkohol- oder tabak-attributabler Krankheit mangelhaft. Weniger als 30 % von den Menschen mit einer aktuellen Alkoholabhängigkeit, die in einer Zufallsstichprobe der Bevölkerung gefunden wurden, hatten irgendein Angebot der Suchtkrankenhilfe und weniger als 10 % Entwöhnungsbehandlung in Anspruch genommen (Rumpf et al. 2000). Zwar gibt es alkoholabhängige Personen, die auch ohne die Hilfen Abstinenz erzielen (Rumpf et al. 2009). Wir müssen aber davon ausgehen, dass viele Menschen mit hohem Alkoholkonsum besonders früh versterben. Dramatisch ist das bei Erkrankungen, die zu 100 % auf Alkoholkonsum zurückgeführt werden, z. B. bei der Alkoholabhängigkeit. Von allen Todesfällen in Deutschland im Jahr 2012 mit einer Todesursache, die Alkoholkonsum zwingend voraussetzt, waren unter Frauen 60 %, unter Männern 66 % bereits vor dem Lebensalter von 65 Jahren verstorben im Vergleich zu 11 % der weiblichen und 22 % der männlichen im Alter vergleichbaren Allgemeinbevölkerung Deutschlands (Gaertner et al. 2015). Auch bei tabak-attributablen Krankheiten versterben Menschen vorzeitig (John und Hanke 2002, Mons et al. 2018).

Gemessen an diesen Zahlen ist der Public-Health-Impact vorgehaltener Maßnahmen eindeutig unbefriedigend. Weder die Präventionsleistungen noch Leistungen medizinischer und psychosozialer Versorgung haben es vermocht, die alkoholattributable Mortalität befriedigend zu senken. Das gilt insbesondere für die medizinische und psychosoziale Versorgung, von der wir erwarten, dass bei bestehender Krankheit die Überlebenszeiten verbessert werden. Auch für das System medizinischer Rehabilitation alkoholabhängiger Menschen konnte bisher kein Vorteil in der Überlebenszeit nach Entwöhnungsbehandlung gezeigt werden. Daten einer Bevölkerungsstudie legen nahe, die Mortalität unter alkoholabhängigen Menschen, die an Entwöhnungsbehandlung teilgenommen hatten, sei nicht verringert gegenüber alkoholabhängigen Menschen ohne Entwöhnungsbehandlung (John et al. 2013). Zwar lassen mehrere Argumente diesen Befund möglicherweise erklären, unter ihnen z. B. Selektionsbias: Von den kränkeren und entsprechend sterbegefährdeteren

Patientinnen und Patienten könnten mehr in stationäre Entwöhnungsbehandlung kommen als von den weniger kranken. Was aber bleibt: Wir haben keine überzeugenden Belege für den Public-Health-Impact der Prävention, medizinischen und psychosozialen Versorgung. Das legt den Schluss nahe, unsere gesellschaftlichen Anstrengungen der Krankheitsreduktion seien eindeutig zu schwach. Ein zentrales Mittel, um Public-Health-Impact zu steigern, ist der soziale Impact.

7.2.2 Sozialer Impact

Wie die Evidenz zur Lebenserwartung bei Bildungsunterschieden nahelegt, müssten Präventionsleistungen und Behandlungsleistungen dort viel Public-Health-Impact erzeugen, wo die Gesundheitsstörung besonders prävalent ist, nämlich in Bevölkerungen mit niedriger Bildung. Je mehr Menschen mit niedriger Bildung adäquate Behandlung erfahren, desto mehr müsste der Public-Health-Impact steigen (vgl. Mackenbach et al. 2017). Wirkt Behandlung in Bevölkerungen mit niedriger Bildung mehr als in Bevölkerungen mit hoher Bildung, ist der soziale Impact positiv, wirkt Behandlung in beiden Bevölkerungsgruppen in gleichem Ausmaß, ist der soziale Impact ausgeglichen. Wirken Leistungen in Bevölkerungen mit hoher Bildung mehr als in Bevölkerungen mit niedriger Bildung, ist der soziale Impact negativ (Brown et al. 2014).

Zur Erzeugung eines positiven oder ausgeglichenen sozialen Impacts lassen sich zwei Wege gehen: Gesellschaften gleicher gestalten sowie Tabak- und Alkoholkonsum reduzieren. Gesellschaften gleicher zu gestalten, setzt einen breiten Konsens in der Gesamtbevölkerung voraus. Dazu sind Einkommensunterschiede zu senken, auch nachträglich durch Besteuerungen, und Bildung zu fördern (Wilkinson und Pickett 2009). In Deutschland wurde gestiegene Bildung als eine Teilerklärungsmöglichkeit für den Rückgang des Alkoholkonsums bei weitgehendem Fehlen von Präventionsmaßnahmen diskutiert (John und Hanke 2018).

Leistungen der Prävention, die zwingend nahezu alle Menschen erreichen, lassen sozialen Impact erwarten. Das sind Steuererhöhungen und Mindestpreise, Regeln der Erhältlichkeit, gesetzlicher Jugendschutz, Werbeverbote, proaktive direkte Hilfen. Insbesondere Besteuerungen nach Reinalkoholmenge und Mindestpreise scheinen aussichtsreich zu sein für sozialen Impact (Meier et al. 2016). Aber auch proaktive direkte Ansätze der Verhaltensänderung zeigen, dass unter Menschen mit geringer Bildung nicht zwangsläufig weniger erreicht werden als unter Menschen mit höherer Bildung. Bei proaktiven Ansätzen geht die Initiative von den Personen aus, die Präventions- oder Behandlungsleistungen anbieten. Es wird versucht, jede Person einer Zielbevölkerung anzusprechen. Dazu eignet sich die medizinische Versorgung. So gaben in einer Zufallsauswahl von Allgemeinarztpraxen 99,1 % der konsekutiven Patienten in einem Screening Auskunft zu ihrem Tabakrauchen. Unter den gegenwärtigen Rauchern mit einer Schulbildung von weniger als zehn Jahren waren 88,9 %, unter denen mit mehr als zehn Jahren Schulbildung 90,4 % bereit an Beratung zum Tabakrauchen teilzunehmen (Meyer et al. 2008). In einer Interventionsstudie in einem Allgemeinkrankenhaus wurden 79 % der Personen mit einer Schulbildung von zehn oder weniger Jahren und erhöhtem Alkoholkonsum für die

Teilnahme an Beratung erreicht, und 92 % der in Frage kommenden Patienten beantworteten die Screening-Fragen zum Alkoholkonsum (Freyer-Adam et al. 2016).

Proaktivität in der Erreichung zu Maßnahmen der Motivierung zur Teilnahme an einer Präventionsmaßnahme lässt sich in unterschiedliche Grade differenzieren. Eine systematische Untersuchung proaktiver persönlicher Ansprachen von Menschen in einem Jobcenter und in Arztpraxen sowie einer weniger proaktiven Einladung durch Briefe zur Teilnahme an einem Angebot der Gesundheitsuntersuchung zeigt, dass die proaktive persönliche Ansprache mit mehr Teilnehmern unter den Menschen mit Schulbildung von unter zehn Jahren einherging als die briefliche Einladung (Guertler et al. 2017).

Reaktive Maßnahmen der Kontaktherstellung für direkte Verhaltensänderung erhöhen wahrscheinlich den sozialen Gradienten. In den Maßnahmen wird interessierten Personen die Initiative zur Inanspruchnahme überlassen. Dazu zählen oft Angebote von Gesundheitskursen bei Krankenkassen und die Inanspruchnahme ärztlicher ambulanter Behandlung. Es ist erwartbar, dass alle Leistungen, die eine Eigeninitiative erfordern, von Menschen mit niedriger Bildung besonders wenig in Anspruch genommen werden. So gaben in Deutschland in einer telefonischen Befragung Erwachsener von den Männern mit niedrigem Sozialstatus lediglich 8 % und von denen mit hohem Sozialstatus 13 % an, an einer Präventionsmaßnahme, z. B. zu Bewegung oder Ernährung teilgenommen zu haben (Jordan und von der Lippe 2012). Der Sozialstatus war durch Bildung und berufliche Merkmale definiert.

Über bewährte Präventionsleistungen hinaus, d. h. Preisgestaltung, Regeln zur Erhältlichkeit, Werbemaßnahmen, Schutz Dritter und Jugendschutz sowie Beratung (Martineau et al. 2013, Schaller und Mons 2018), besteht in der Praxis ein Mangel an Interventionen insbesondere zur Senkung des Alkoholkonsum mit dem Fokus auf sozialem Impact. Als Probleme wurden Erreichung und Wirksamkeit unter Routinebedingungen in Bevölkerungen mit niedriger Bildung gesehen (Bauld et al. 2007, National Services Scotland 2016). Zu wenig ist über die Gestaltung direkter Verhaltensänderung für Menschen mit geringerer Bildung bekannt. Daten zu einer Kurzintervention zum Tabakrauchen zeigen, dass von den Teilnehmenden mit geringerer Schulbildung weniger Abstinenz nach sechs Monaten erreichten als von denen mit höherer Schulbildung (Haug et al. 2010).

Es ist davon auszugehen, dass sozialer Impact und Public-Health-Impact von den dominierenden sozialen Normen des Alkohol- und Tabakkonsums abhängen. Förderung von sozialen Normen, die das Gemeinwohl im Fokus haben, ist ein Ziel, das über alle Präventionsleistungen hinweg gilt. Soziale Normen zu Alkohol- und Tabakkonsum befinden sich stets in einem Spannungsfeld gegensätzlicher Interessen der Förderung und Senkung von Tabak- und Alkoholkonsum (▶ Abb. 7.1). Bisher wirken für soziale Normen der Förderung von Gesundheit in der Bevölkerung nur wenige Kräfte. Aber die internationalen Erfahrungen der Verringerung des Tabakrauchens zeigen, dass Änderungen sozialer Normen gelingen können. So zeigen Daten aus Kalifornien, dass trotz überwältigender finanzieller Mittel der Tabakindustrie für die Bewerbung von Tabakprodukten die soziale Norm, dass Tabak den Menschen schade, erfolgreich zu sein scheint (California Department of Public Health 2015).

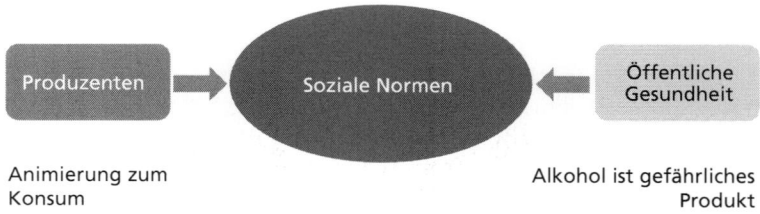

Abb. 7.1: Auf dominierende soziale Normen zum Alkoholkonsum wirkende Kräfte

Insgesamt lassen Präventionsleistungen eine Reduktion von tabak- und alkoholattributablen Krankheiten in Nationen erwarten. Wir beschränken uns auf ein Beispiel im Rahmen des Ansatzes, soziale Normen in der Gesellschaft zu ändern. Kalifornien ist der einzige nordamerikanische Staat, der vergleichsweise viele Anstrengungen mit dem Ziel der Änderung sozialer Normen des Tabakrauchens unternahm und in dem die Lungenkrebsinzidenz bei Frauen in den Jahren 1996 bis 2005 sank. In den anderen US-Staaten stieg die Lungenkrebsinzidenz bei Frauen weiter an. In den 1990er Jahren hatten in Kalifornien umfassende Präventionsmaßnahmen begonnen (Jemal et al. 2008).

7.3 Fazit

In Bezug auf das bio-psycho-soziale Modell sind drei Schlussfolgerungen hervorzuheben:

1. In der Beurteilung von Leistungen der Prävention, medizinischen und psychosozialen Versorgung, einschließlich der Rehabilitation, ist der Public-Health-Impact entscheidend.
2. Innerhalb von Prävention sowie medizinischer und psychosozialer Versorgung einschließlich der Rehabilitation sollte sozialer Impact eine besonders hohe Priorität erhalten. Er lässt einen besonders starken Beitrag zum Public-Health-Impact erwarten.
3. Das Ziel der Reduktion von Krankheit bringt eine hohe Gewichtung von Prävention mit sich. Demzufolge erhält Prävention als Versorgungssystem einen ebenso hohen Stellenwert wie medizinische und psychosoziale Versorgung. Das betrifft über Ressourcen hinaus die politische Willensbildung zu und Schaffung von Gesetzen, die evidenzbasiert und im Sinne von Public Health sind. Suchtkrankenarbeit sollte Aufgaben dafür in ihr Programm aufnehmen.

Literatur

Bauld L, Judge K, Platt S (2007) Assessing the impact of smoking cessation services on reducing health inequalities in England: observational study. Tob Control 16: 400–4.

Brown T, Platt S, Amos A (2014) Equity impact of population-level interventions and policies to reduce smoking in adults: a systematic review. Drug Alcohol Depend 138: 7–16.

California Department of Public Health. California tobacco facts and figures 2015. Sacramento. (https://cdn.shopify.com/s/files/1/0121/4032/files/2015_California_Facts_and_Figures.pdf?1538 330377643621617, Zugriff am 14.11.2018).

Collaborators GBDT (2017) Smoking prevalence and attributable disease burden in 195 countries and territories, 1990–2015: a systematic analysis from the Global Burden of Disease Study 2015. Lancet 389: 1885–906.

Ford ES, Bergmann MM, Boeing H, Li C, Capewell S (2012) Healthy lifestyle behaviors and all-cause mortality among adults in the United States. Prev Med 55: 23–7.

Freyer-Adam J, Baumann S, Haberecht K, Tobschall S, Schnuerer I, Bruss K, Bandelin E, John U, Gärtner B (2016) In-person and computer-based alcohol interventions at general hospitals: reach and retention. Eur J Public Health 26: 844–9.

Gaertner B, Meyer C, John U, Freyer-Adam J (2015) Alkohol – Zahlen und Fakten zum Konsum. In: Deutsche Hauptstelle für Suchtfragen (Hrsg.) Jahrbuch Sucht 2015. Lengerich: Pabst, S. 39–71.

Glasgow RE, Estabrooks PE (2018) Pragmatic Applications of RE-AIM for Health Care Initiatives in Community and Clinical Settings. Prev Chronic Dis 15: E02.

Glasgow RE, Vogt TM, Boles SM (1999) Evaluating the public health impact of health promotion interventions: the RE-AIM framework. Am J Public Health 89: 1322–7.

Guertler D, Meyer C, Dorr M, Braatz J, Weymar F, John U, Freyer-Adam J, Ulbricht S (2017) Reach of Individuals at Risk for Cardiovascular Disease by Proactive Recruitment Strategies in General Practices, Job Centers, and Health Insurance. Int J Behav Med 24: 153–60.

Hart CL, Davey Smith G, Gruer L, Watt GC (2010) The combined effect of smoking tobacco and drinking alcohol on cause-specific mortality: a 30 year cohort study. BMC Public Health 10: 789.

Haug S, Meyer C, Ulbricht S, Schorr G, Rüge J, Rumpf H-J, John U (2010) Predictors and moderators of outcome in brief interventions for smoking cessation in general medical practice. Patient Education and Counseling 78: 57–64.

Jemal A, Thun MJ, Ries LA, Howe HL, Weir HK, Center MM, Ward E, Wu XC, Eheman C, Anderson R, Ajani UA, Kohler B, Edwards BK (2008) Annual report to the nation on the status of cancer, 1975–2005, featuring trends in lung cancer, tobacco use, and tobacco control. J Natl Cancer Inst 100: 1672–94.

John U, Hanke M (2002) Tobacco smoking- and alcohol drinking-attributable cancer mortality in Germany. European Journal of Cancer Prevention 11: 11–7.

John U, Hanke M (2018) Trends des Tabak- und Alkoholkonsums über 65 Jahre in Deutschland. Das Gesundheitswesen 80: 160–71.

John U, Hanke M, Freyer-Adam J (2018) Health risk behavior patterns in a national adult population survey. International Journal of Environmental Research and Public Health 15: 873.

John U, Meyer C, Baumann S, Rumpf H-J, Freyer-Adam J (2019) Alkoholkonsum – Bedeutung für Prävention und Gesundheitsförderung. In: Tiemann M, Mohokum M: (Hrsg.) Prävention und Gesundheitsförderung. Heidelberg: Springer. (https://link.springer.com/referenceworkentry/10.1007%2F978-3-662-55793-8_33-1, Zugriff am 01.07.2019).

John U, Meyer C, Ulbricht S, Freyer-Adam J, Bischof G, Rumpf HJ (2014) Reduktion von Tabak- und Alkoholkonsum. In: Hoefert W, Klauer T (Hrsg.) Krankheitsprävention in der Kontroverse. Lengerich: Pabst, S. 307–25.

John U, Rumpf HJ, Bischof G, Hapke U, Hanke M, Meyer C (2013) Excess mortality of alcohol-dependent individuals after 14 years and mortality predictors based on treatment participation and severity of alcohol dependence Alcohol Clin Exp Res 37: 156–63.

Jones L, Bates G, McCoy E, Bellis MA (2015) Relationship between alcohol-attributable disease and socioeconomic status, and the role of alcohol consumption in this relationship: a systematic review and meta-analysis. BMC Public Health 15: 400.

Jordan S, von der Lippe E (2012) Angebote der Prävention – Wer nimmt teil? Berlin: Robert Koch-Institut.

Lampert T, Kroll L, Kuntz B, Hoebel J (2018) Gesundheitliche Ungleichheit in Deutschland und im internationalen Vergleich: Zeitliche Entwicklungen und Trends. Journal of Health Monitoring 3: 1–26.

Leifman H, Österberg E, Ramstedt M (2002) Alcohol in postwar Europe: a discussion of indicators on consumption and alcohol-related harm. Stockholm. (http://ec.europa.eu/health/ph_projects/1998/monitoring/fp_monitoring_1998_frep_01_a_en.pdf, Zugriff am 14.11.2018).

Mackenbach JP, Bopp M, Deboosere P, Kovacs K, Leinsalu M, Martikainen P, Menvielle G, Regidor E, de Gelder R (2017) Determinants of the magnitude of socioeconomic inequalities in mortality: A study of 17 European countries. Health Place 47: 44–53.

Martineau F, Tyner E, Lorenc T, Petticrew M, Lock K (2013) Population-level interventions to reduce alcohol-related harm: an overview of systematic reviews. Prev Med 57: 278–96.

Meier PS, Holmes J, Angus C, Ally AK, Meng Y, Brennan A (2016) Estimated Effects of Different Alcohol Taxation and Price Policies on Health Inequalities: A Mathematical Modelling Study. PLoS Med 13: e1001963.

Meyer C, Ulbricht S, Schumann A, Rüge J, Rumpf H-J, John U (2008) Proaktive Interventionen zur Förderung der Tabakabstinenz in der hausärztlichen Praxis: Akzeptanz und Charakteristik der erreichbaren Zielgruppen. Prävention und Gesundheitsförderung 3: 25–30.

Mons U, Gredner T, Behrens G, Stock C, Brenner H (2018) Krebs durch Rauchen und hohen Alkoholkonsum. Deutsches Ärzteblatt 115: 571–7.

National Services Scotland (2016) NHS Smoking Cessation Services (Scotland) 1 April to 31 March 2016. (https://www.isdscotland.org/Health-Topics/Public-Health/Publications/2016-10-04/2016-10-04-SmokingCessation-Report.pdf, Zugriff am 01.07.2019).

Rehm J, Gmel GE, Sr., Gmel G, Hasan OSM, Imtiaz S, Popova S, Probst C, Roerecke M, Room R, Samokhvalov AV, Shield KD, Shuper PA (2017) The relationship between different dimensions of alcohol use and the burden of disease-an update. Addiction 112: 968–1001.

Rumpf H-J, Bischof G, Hapke U, Meyer C, John U (2009) Remission ohne formelle Hilfe bei Alkoholabhängigkeit: Der Stand der Forschung. Sucht 55: 75–85.

Rumpf H-J, Meyer C, Hapke U, Bischof G, John U (2000) Inanspruchnahme suchtspezifischer Hilfen von Alkoholabhängigen und -mißbrauchern: Ergebnisse der TACOS-Bevölkerungsstudie. Sucht 46: 9–17.

Schaller K, Mons U (2018) Tabakprävention in Deutschland und international. Bundesgesundheitsblatt – Gesundheitsforschung – Gesundheitsschutz 61: 1429–1438.

van den Heuvel WJ, Olaroiu M (2017) How Important Are Health Care Expenditures for Life Expectancy? A Comparative, European Analysis. J Am Med Dir Assoc 18: 276 e9– e12.

Wilkinson R, Pickett K (2009) The Spirit level: Why more equal societies almost always do better. London: Penguin.

World Health Organization (2018) Global status report on alcohol and health 2018. Genf. (http://apps.who.int/iris/bitstream/handle/10665/274603/9789241565639-eng.pdf?ua=1, Zugriff am 14.11.2018).

8 Soziale Unterschiede im Alkoholkonsum von Jugendlichen und Erwachsenen

Thomas Lampert, Cornelia Lange, Benjamin Kuntz

Regelmäßiger Alkoholkonsum gefährdet die Gesundheit und geht mit einem erhöhten Risiko für eine Vielzahl körperlicher Erkrankungen und psychischer Störungen einher. Zu den Krankheiten, für die ein ursächlicher Zusammenhang mit dem Konsum von Alkohol belegt ist, zählen Leberzirrhose, Entzündungen der Bauchspeicheldrüse und der Magenschleimhaut, Schädigungen des Gehirns sowie verschiedene Krebserkrankungen, darunter Tumore im Mund- und Rachenraum, Speiseröhren-, Darm-, Brust- und Leberkrebs. Zudem nimmt unter Alkoholeinfluss das Risiko für Unfälle, Verletzungen und Gewalthandlungen zu (Rehm et al. 2009; Anderson et al. 2012; Gaertner et al. 2015).

Nach Hochrechnungen aus dem Epidemiologischen Suchtsurvey 2012 weisen knapp 3,4 Millionen Erwachsene im Alter von 18 bis 64 Jahren eine alkoholbezogene Störung auf und erfüllen damit entweder die Kriterien für Alkoholmissbrauch oder Alkoholabhängigkeit (Pabst et al. 2013). Schätzungen gehen davon, dass in Deutschland jedes Jahr zwischen 42.000 und 74.000 Menschen an den Folgen ihres Alkoholkonsums sterben (John und Hanke 2002). Allein an Krankheiten, für deren Entstehung einzig der Konsum von Alkohol verantwortlich gemacht werden kann, starben laut Todesursachenstatistik 2014 rund 14.000 Personen (Rommel et al. 2016). Die volkswirtschaftlichen Kosten des Alkoholkonsums, die durch die Versorgung alkoholassoziierter Erkrankungen oder konsumbedingter Produktivitätsausfälle entstehen, belaufen sich Schätzungen zufolge auf 39,3 Milliarden Euro jährlich (Effertz 2015).

Hinweise auf soziale Unterschiede in der Verbreitung des Alkoholkonsums können dazu beitragen, die Bevölkerungsgruppen mit dem größten Versorgungs-, aber auch Präventionsbedarf zu identifizieren. Die mit dem Alkoholkonsum verbundenen Gesundheitsschäden können als prinzipiell vermeidbar angesehen werden, wenn Erwachsene nur wenig Alkohol konsumieren und von Rauschtrinken absehen. Jugendliche sollten möglichst ganz bzw. weitgehend auf alkoholische Getränke verzichten, weil für den noch im Wachstum und Entwicklung begriffenen Organismus jeglicher Konsum ein Gesundheitsrisiko ist. Aus diesem Grund stellt die Verringerung des Alkoholkonsums in der Bevölkerung ein wichtiges Gesundheitsziel dar (GVG 2015). Erkenntnisse über unterschiedliche Konsumgewohnheiten und die Verbreitung alkoholassoziierter Erkrankungen und Störungen in verschiedenen Bevölkerungsgruppen zeigen wichtige Ansatzpunkte für die Planung, Umsetzung und auch Evaluation präventiver Strategien und Maßnahmen auf.

Im Folgenden werden bevölkerungsrepräsentative Daten aus verschiedenen Studien genutzt, um soziale Unterschiede in der Verbreitung des Alkoholkonsums zu beschreiben, wobei sowohl auf die Situation bei Jugendlichen als auch bei Erwachsenen eingegangen wird.

8.1 Soziale Unterschiede im Alkoholkonsum von Jugendlichen

Das Streben nach Autonomie, das Austesten neuer Verhaltensweisen sowie eine erhöhte Risikobereitschaft sind für den Übergang vom Kindes- ins Jugendalter charakteristisch. In der Adoleszenz konsumieren viele Heranwachsende auch zum ersten Mal Alkohol und andere psychoaktive Substanzen. Einstellungen gegenüber Alkohol, Trinkmotive und Konsummuster beginnen sich bereits im Jugendalter auszubilden. Aufgrund der erhöhten Vulnerabilität des noch nicht ausgereiften Organismus kann Alkohol als starkes Zellgift jedoch gerade im Jugendalter gravierende gesundheitliche Schäden verursachen. Studien deuten darauf hin, dass ein früher Einstieg und übermäßiger Alkoholkonsum in jungen Jahren die Wahrscheinlichkeit problematischen Alkoholkonsums im späteren Leben und das Risiko für eine Alkoholabhängigkeit erhöht (Dawson et al. 2008; Rossow und Kuntsche 2013). Dennoch werden die gesundheitlichen Konsequenzen des Alkoholkonsums von vielen Jugendlichen unterschätzt. Zu den negativen Begleiterscheinungen, die im Zusammenhang mit Alkoholkonsum und Rauscherfahrungen im Jugendalter stehen, zählen Konflikte mit Eltern und Freunden, Schwierigkeiten in der Schule, Unfälle, Gewalt, sexuelle Übergriffe und ungeschützter Geschlechtsverkehr (Rommel et al. 2015; Kraus et al. 2016b).

Auf Befragungsdaten beruhende Studien weisen weitgehend konsistent darauf hin, dass mittlerweile weniger Jugendliche in Deutschland Alkohol trinken als noch vor einigen Jahren (Richter et al. 2012; Kuntz et al. 2015; Kraus et al. 2016b; Orth 2017). Dies lässt sich an verschiedenen Indikatoren festmachen. Der Studie zur Gesundheit von Kindern und Jugendlichen in Deutschland (KiGGS) zufolge ist der Anteil der 11- bis 17-jährigen Jugendlichen, die jemals Alkohol getrunken haben, im Zeitraum von 2003–2006 bis 2014–2017 von 64 % auf 51 % zurückgegangen (Zeiher et al. 2018). Auch auf Basis der Daten der Bundeszentrale für gesundheitliche Aufklärung (BZgA) und der Europäischen Schülerstudie zu Alkohol und anderen Drogen (ESPAD) zeichnet sich ein deutlicher Rückgang in der Lebenszeitprävalenz sowie in der 12-Monats- und 30-Tage-Prävalenz ab (Kraus et al. 2016b; Orth 2017). Gleichzeitig ist das Durchschnittsalter der 12- bis 25-Jährigen beim Erstkonsum von Alkohol von 2004 bis 2016 um fast ein Jahr von 14,1 auf 14,9 Jahre angestiegen (Orth 2017).

Für Aussagen zum regelmäßigen Alkoholkonsum kann mit den BZgA-Daten ein Zeitraum von fast 40 Jahren überblickt werden (▶ Abb. 8.1). Der Anteil der 12- bis 17-Jährigen, die regelmäßig, d. h. wöchentlich, Alkohol trinken, hat sich bis zum Jahr 1997 zunächst deutlich verringert. Nach einem neuerlichen Anstieg bis 2007 auf 27 % bei Jungen bzw. 16 % bei Mädchen sind die Prävalenzen bis 2016 auf 14 % bei Jungen und 6 % bei Mädchen – und damit auf einen historischen Tiefstand – gesunken.

Insbesondere bei den 12- bis 15-jährigen Jugendlichen verläuft die Entwicklung seit Beginn der 2000er Jahre im Sinne der Empfehlung, dass Jugendliche Alkohol weitgehend meiden sollen. Immer mehr 12- bis 15-Jährige verzichten den BZgA-Daten zufolge komplett auf Alkohol. Auch die Lebenszeit-, die 12-Monats- und die 30-Tage-Prävalenz haben sich in diesem Zeitraum kontinuierlich und deutlich verringert (Orth 2017).

8.1 Soziale Unterschiede im Alkoholkonsum von Jugendlichen

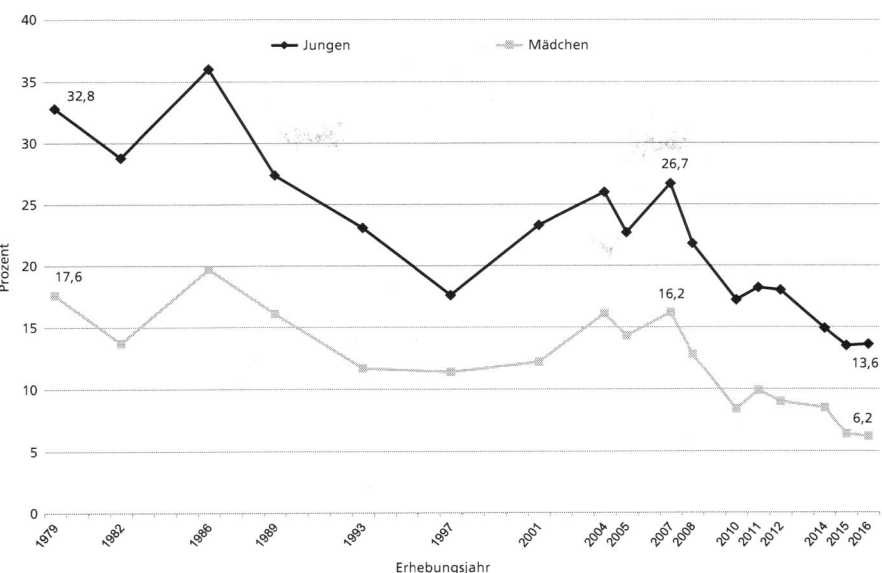

Abb. 8.1: Zeitliche Entwicklung des regelmäßigen Alkoholkonsums (mindestens einmal pro Woche in den letzten 12 Monaten) bei Jugendlichen im Alter von 12 bis 17 Jahren Datenquelle: BZgA-Repräsentativerhebungen 1979–2016 (Orth 2017)

Ein Trend hin zu niedrigeren Prävalenzen lässt sich auch für den Konsum riskanter Alkoholmengen und für das regelmäßige Rauschtrinken belegen (Orth 2017; Zeiher et al. 2018). Während den BZgA-Daten zufolge 2007 noch 31 % der 12- bis 17-jährigen Jungen und 20 % der gleichaltrigen Mädchen angaben, innerhalb der letzten 30 Tage mindestens einmal fünf oder mehr alkoholische Getränke bei einer Gelegenheit getrunken zu haben, so waren es zuletzt nur noch 17 % der Jungen und 10 % der Mädchen (▶ Abb. 8.2) (Orth 2017). Auch das Durchschnittsalter beim ersten Alkoholrausch hat sich in Bezug auf die Altersgruppe der 12- bis 25-Jährigen mit Rauscherfahrungen im Zeitraum von 2004 bis 2016 von 15,5 Jahren auf 16,4 Jahre erhöht (Orth 2017). Die Ergebnisse der KiGGS-Studie belegen, dass sich in den Jahren zwischen KiGGS Welle 1 (2009–2012) und KiGGS Welle 2 (2014–2017) der Anteil der 11- bis 17-Jährigen, die regelmäßig Rauschtrinken praktizieren, von 12 % auf 7 % verringert hat. Gleichzeitig ist der Anteil der Jugendlichen, die die für Erwachsene geltenden Schwellenwerte für riskanten Alkoholkonsum überschreiten, von 17 % auf 12 % zurückgegangen (Zeiher et al. 2018).

Einen anderen Eindruck vermittelten lange Zeit die Ergebnisse der Krankenhausdiagnosestatistik (Rommel et al. 2015; Statistisches Bundesamt 2018). Diese enthält u. a. Informationen darüber, wie sich die Zahl der Kinder und Jugendlichen entwickelt hat, die mit akuter Alkoholintoxikation in einem Krankenhaus stationär versorgt werden mussten. Während im Jahr 2000 in der Altersgruppe der 10- bis 17-Jährigen knapp 7.000 Fälle mit akuter Alkoholvergiftung registriert wurden, stieg diese Zahl bis zum Jahr 2008 sukzessive an (▶ Abb. 8.3). Von 2008 bis 2012 wurden

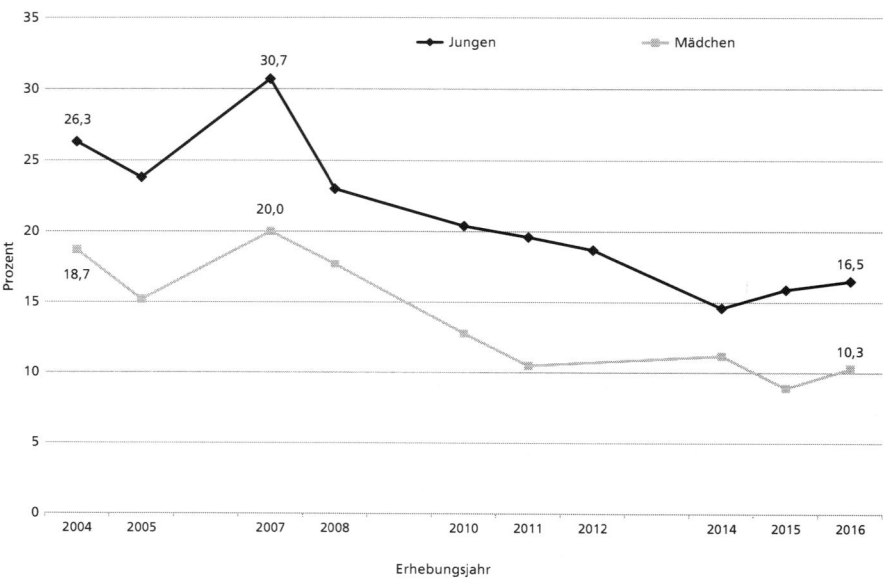

Abb. 8.2: Zeitliche Entwicklung der 30-Tage-Prävalenz des Rauschtrinkens bei Jugendlichen im Alter von 12 bis 17 Jahren
Datenquelle: BZgA-Repräsentativerhebungen 2004–2016 (Orth 2017)

pro Jahr mehr als 18.000 Minderjährige und damit mehr als doppelt so viele wie zu Beginn der 2000er Jahre mit der Diagnose »akute Alkoholintoxikation« im Krankenhaus behandelt. Seit 2013 sind die Fallzahlen zurückgegangen – im Jahr 2016 wurden rund 15.000 Kinder und Jugendliche aufgrund von akuter Alkoholvergiftung stationär aufgenommen. Die Entwicklung verlief bei Jungen und Mädchen weitgehend parallel, so dass nach wie vor gilt, dass mehr Jungen als Mädchen mit Alkoholvergiftung im Krankenhaus versorgt werden müssen. Allerdings haben sich die Geschlechterunterschiede in den letzten Jahren leicht verringert.

Für die zielgruppenspezifische Ausrichtung von Präventionsmaßnahmen werden Informationen darüber benötigt, inwieweit sich mit Blick auf den Alkoholkonsum von Jugendlichen soziale Unterschiede abzeichnen. Soziale Merkmale, die in diesem Zusammenhang betrachtet werden können, sind z. B. der soziale Status bzw. das Wohlstandsniveau der Herkunftsfamilie oder die besuchte Schulform der Jugendlichen. Insgesamt zeigen die vorliegenden Studienergebnisse, dass für die Mehrzahl der Indikatoren des Alkoholkonsums im Jugendalter nur geringe bevölkerungsgruppenspezifische Unterschiede bestehen (Kuntz et al. 2015). Wie die Ergebnisse aus KiGGS Welle 1 und 2 verdeutlichen, weisen 11- bis 17-Jährige aus Familien mit niedrigem Sozialstatus zwar geringere Lebenszeitprävalenzen des Alkoholkonsums auf als Gleichaltrige mit hohem Sozialstatus (Lampert et al. 2014; Kuntz et al. 2018). Im Hinblick auf die Häufigkeit von Rauscherfahrungen, regelmäßigem Rauschtrinken und den Konsum riskanter Alkoholmengen sind die Unterschiede nach Sozialstatus

8.1 Soziale Unterschiede im Alkoholkonsum von Jugendlichen

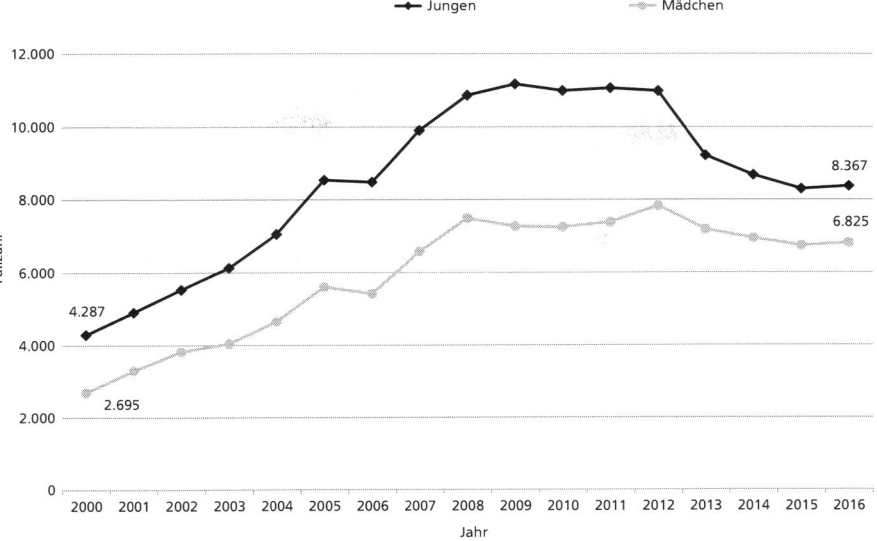

Abb. 8.3: Zeitliche Entwicklung der wegen akuter Alkoholintoxikation im Krankenhaus behandelten Kinder und Jugendlichen im Alter von 10 bis 17 Jahren
Datenquelle: Krankenhausdiagnosestatistik 2000 bis 2016 (Statistisches Bundesamt 2018)

oder familiärem Wohlstand jedoch nicht statistisch signifikant (Lampert et al. 2014; HBSC-Studienverbund Deutschland 2015).

Die Ergebnisse zur Bedeutung der weiterführenden Schulform der Jugendlichen sind auch nicht immer eindeutig und hängen mitunter vom Indikator des Alkoholkonsums, dem Alter und dem Geschlecht der Jugendlichen sowie der jeweiligen Studie ab. Während sich in den aktuellen BZgA-Erhebungen (Orth 2016; Orth 2017), KiGGS Welle 1 (Waldhauer et al. 2018) und in den HBSC-Studien von 1994–2006 (Richter et al. 2013) kaum Schulformunterschiede im Alkoholkonsum abzeichnen, sprechen die Ergebnisse der aktuellen HBSC-Studie 2013/2014 dafür, dass 15-jährige Schüler und Schülerinnen an Haupt- und Gesamtschulen häufiger regelmäßig Alkohol konsumieren und von alkoholbedingten Rauscherfahrungen berichten als Gleichaltrige an Gymnasien (Moor et al. 2016). Auch die Ergebnisse der ESPAD-Studie 2015 weisen darauf hin, dass der Anteil der 15- und 16-jährigen Schüler und Schülerinnen in Bayern, die in den letzten 30 Tagen mindestens dreimal Rauschtrinken praktiziert haben, an Mittel- und Realschulen mit 29 % bzw. 25 % größer ist als an Gymnasien mit 16 % (Kraus et al. 2016b) (▶ Abb. 8.4).

In ähnlicher Weise zeichnen sich auch Schulformunterschiede im Auftreten alkoholbezogener Probleme ab. Wie aus Tabelle 8.1 hervorgeht, ist der Anteil der Jungen und Mädchen, die angeben, in den letzten 12 Monaten vor der Befragung aufgrund von Alkoholkonsum in eine Rauferei oder einen Kampf verwickelt worden zu sein bzw. einen Unfall oder eine Verletzung erlitten zu haben, an Mittelschulen deutlich größer als an Gymnasien (▶ Tab. 8.1). Vergleichbare Unterschiede zeigen

8 Soziale Unterschiede im Alkoholkonsum von Jugendlichen und Erwachsenen

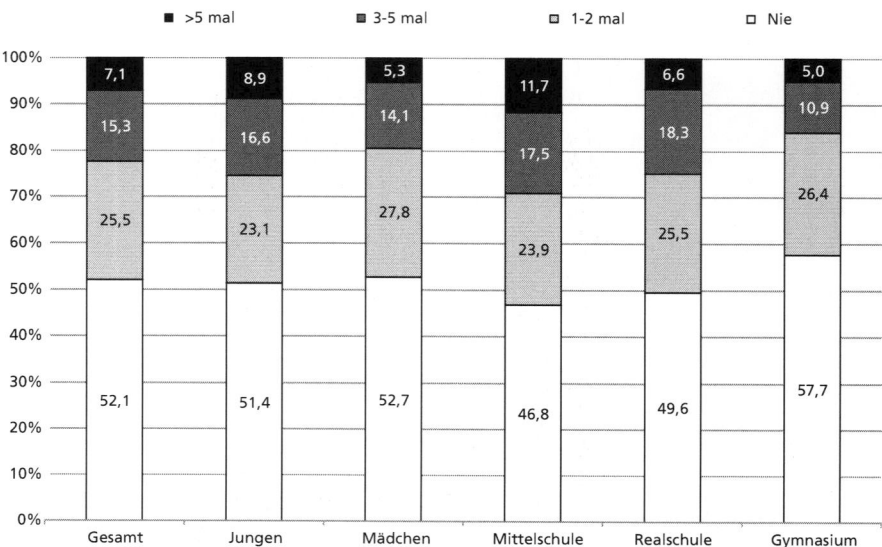

Abb. 8.4: 30-Tage-Frequenz des Rauschtrinkens (Konsum von fünf und mehr Einheiten Alkohol bei einer Gelegenheit) bei Schülern und Schülerinnen der 9. und 10. Klasse
Datenquelle: ESPAD-Studie Bayern 2015 (Kraus et al. 2016b)

sich auch bei Problemen mit der Polizei, ungeschütztem Geschlechtsverkehr sowie beim Fahren von Kraftfahrzeugen unter Alkoholeinfluss.

Tab. 8.1: Anteile von Schülern und Schülerinnen der 9. und 10. Klasse mit alkoholbedingten Problemen in den letzten 12 Monaten (nur Schüler und Schülerinnen, die Alkohol konsumiert haben)
Datenquelle: ESPAD-Studie Bayern 2015 (Kraus et al. 2016b)

	Geschlecht			Schulform		
	Gesamt	Jungen	Mädchen	MS	RS	GYM
Rauferei oder Kampf	7,9	12,5	3,6	13,4	7,2	5,7
Unfall oder Verletzung	18,0	19,1	17,0	21,3	18,5	15,7
Gegenstände oder Kleidung beschädigt oder verloren	25,5	26,1	24,9	27,6	24,7	25,1
Ernsthafte verbale Auseinandersetzung	11,0	13,4	8,8	13,3	10,8	10,1
Opfer eines Raubs oder Diebstahls	1,7	1,6	1,8	1,8	2,1	1,2
Probleme mit der Polizei	6,2	8,7	3,8	9,1	6,3	4,4

Tab. 8.1: Anteile von Schülern und Schülerinnen der 9. und 10. Klasse mit alkoholbedingten Problemen in den letzten 12 Monaten (nur Schüler und Schülerinnen, die Alkohol konsumiert haben) – Fortsetzung

	Gesamt	Geschlecht		Schulform		
		Jungen	Mädchen	MS	RS	GYM
Einweisung in Krankenhaus oder Notaufnahme wg. Alkoholvergiftung	1,0	1,2	0,8	0,7	0,8	1,3
Einweisung in ein Krankenhaus oder in die Notaufnahme wegen Unfall	1,8	2,4	1,2	3,5	0,9	1,8
Sexueller Verkehr ohne Kondom	6,9	8,3	5,7	9,1	8,8	3,7
Opfer sexueller Belästigung	5,3	1,4	9,1	5,3	6,3	4,2
Bewusste Selbstverletzung	5,2	3,6	6,9	8,5	4,8	3,9
Fahren eines Mopeds, Autos oder sonstigen Kraftfahrzeugs	7,0	9,9	4,2	13,3	6,6	4,0
In einen Unfall verwickelt, bei dem du selbst gefahren bist	0,6	1,1	0,1	1,0	0,4	0,5
Schwimmen in einem tiefen Gewässer	12,4	15,5	9,5	15,9	10,5	12,6

Mehrfachantworten waren möglich; MS = Mittelschule; RS = Realschule; GYM = Gymnasium

8.2 Soziale Unterschiede im Alkoholkonsum von Erwachsenen

Mit Erreichen der Volljährigkeit beginnt die Phase des jungen Erwachsenenalters, die in der Regel durch eine zunehmende Rollenvielfalt, eine wachsende Autonomie und mehr Selbstverantwortung gekennzeichnet ist. Sie setzt sich aus Statuspassagen zusammen, die durch bestimmte Ereignisse geprägt sind, wie etwa der Schulabschluss, der Beginn eines Studiums oder einer Ausbildung, der Berufseinstieg, der Auszug aus dem Elternhaus, die Partnerwahl oder die Familiengründung. Veränderungen in den Lebensumständen und Entscheidungen, die im Zusammenhang mit alterstypischen Entwicklungsaufgaben getroffen werden, finden auch in gesundheitsbezogenen Einstellungen, Wahrnehmungen und Verhaltensweisen junger Erwachsener ihren Niederschlag. Dies gilt auch für den Alkoholkonsum. Nachdem der Alkoholkonsum im Jugendalter häufig noch experimentellen Charakter aufweist, beginnen sich im jungen Erwachsenenalter Konsummuster zu verfestigen. Diese erweisen sich dann im weiteren Lebensverlauf oftmals als überaus stabil.

Aussagen über die Verbreitung des Alkoholkonsums in der Erwachsenenbevölkerung sind unter anderem mit Daten des Epidemiologischen Suchtsurveys des Instituts für Therapieforschung möglich. Diese Daten machen deutlich, dass der Alkoholkonsum von Erwachsenen in den letzten 20 Jahren zurückgegangen ist (Kraus et al. 2016a). Bei Männern kann dies sowohl an der konsumierten Alkoholmenge als auch an der Häufigkeit des Alkoholkonsums festgemacht werden. Bei Frauen ist hingegen lediglich bei der 30-Tage-Prävalenz des Alkoholkonsums ein leichter Rückgang festzustellen (▶ Abb. 8.5).

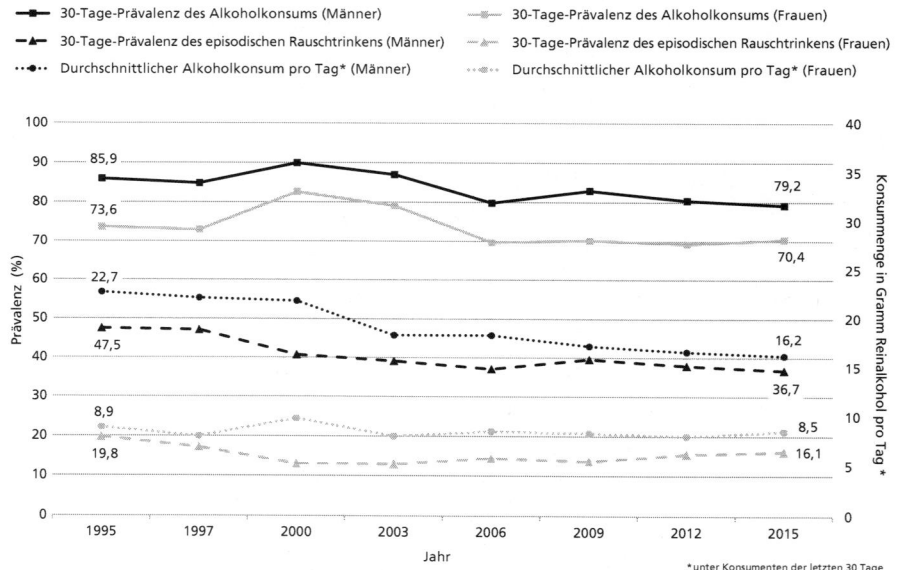

Abb. 8.5: Zeitliche Entwicklung des Alkoholkonsums bei 18- bis 59-jährigen Männern und Frauen
Datenquelle: Epidemiologischer Suchtsurvey 1995–2015 (Kraus et al. 2016a)

Der Rückgang des Alkoholkonsums ist zwar in allen Bildungsgruppen festzustellen, aber in der niedrigen Bildungsgruppe noch stärker ausgeprägt als in der mittleren und hohen Bildungsgruppe. Dadurch haben sich die Unterschiede in Bezug auf die Konsumgewohnheiten der Bildungsgruppen weiter vergrößert (Gomes de Matos et al. 2015). Nach den aktuellen Daten des Epidemiologischen Suchtsurveys, die im Jahr 2015 erhoben wurden, haben 39 % der Männer und 56 % der Frauen mit niedriger Bildung in den letzten 30 Tagen keinen Alkohol konsumiert, während dies auf 15 % der Männer und 25 % der Frauen mit hoher Bildung zutrifft. Dass sie noch nie Alkohol getrunken haben, gilt immerhin für 9 % der Männer und 14 % der Frauen mit niedriger Bildung, jedoch lediglich für 1–2 % der Männer und Frauen

8.2 Soziale Unterschiede im Alkoholkonsum von Erwachsenen

mit hoher Bildung. Von einem riskanten Alkoholkonsum, der bei Männern an einer Konsummenge von mehr als 24 g Reinalkohol pro Tag festgemacht wird und bei Frauen an einer Konsummenge von mehr als 12 g Reinalkohol pro Tag, ist nach den Suchtsurvey-Daten bei 15 % der Männer und 7 % der Frauen mit niedriger und 18 % der Männer und 16 % der Frauen mit hoher Bildung auszugehen. Die Werte für die mittlere Bildungsgruppe liegen für alle Indikatoren zwischen den der niedrigen und hohen Bildungsgruppe. Unterschiede in den Konsumgewohnheiten der Bildungsgruppen zeigen sich bereits beim risikoarmen Alkoholkonsum, der bei Männern und Frauen auf eine tägliche Reinalkoholmenge von 0–24 g bzw. 0–12 g bezogen wird (Schiele et al. 2016) (▶ Tab. 8.2).

Tab. 8.2: Prävalenz des Alkoholkonsums bei 18- bis 64-jährigen Männern und Frauen
Datenquelle: Epidemiologischer Suchtsurvey 2015 (Schiele et al. 2016)

	Gesamt	Bildungsstand		
		niedrig	mittel	hoch
Gesamt (n)	**8.887**	**861**	**4.959**	**3.067**
Lebenslang abstinent	291	11,4	2,4*	1,5*
Nur letzte 12 Monate abstinent	692	17,4	10,1*	6,7*
Nur letzte 30 Tage abstinent	1.363	19,3	16,6	11,3*
Risikoarmer Konsum1	5.143	41,1	55,8*	63,5*
Riskanter Konsum2	1.398	10,7	15,1	17,0*
Männer (n)	**3.973**	**404**	**2077**	**1.492**
Lebenslang abstinent	121	8,5	2,5*	1,3*
Nur letzte 12 Monate abstinent	286	19,0	10,3*	5,9*
Nur letzte 30 Tage abstinent	469	12,0	13,2	7,6
Risikoarmer Konsum1	2.418	45,1	57,3*	67,2*
Riskanter Konsum2	679	15,4	16,7	18,0
Frauen (n)	**4.914**	**457**	**2.882**	**1.575**
Lebenslang abstinent	170	14,0	2,3*	1,7*
Nur letzte 12 Monate abstinent	406	15,9	10,0*	7,6*
Nur letzte 30 Tage abstinent	894	25,9	19,7	15,9*
Risikoarmer Konsum1	2.725	37,6	54,4*	59,0*
Riskanter Konsum2	719	6,6	13,6*	15,8*

1 Männer: > 0–24 g, Frauen: > 0–12 g
2 Männer: > 24 g, Frauen: > 12 g
* $p < 0{,}05$ für Vergleich mit niedrigem Bildungsstand

8 Soziale Unterschiede im Alkoholkonsum von Jugendlichen und Erwachsenen

Ähnliche Ergebnisse wurden im Rahmen des Gesundheitsmonitorings des Robert Koch-Instituts erzielt. Dies zeigen z. B. die Daten der Studie Gesundheit in Deutschland aktuell (GEDA-EHIS), die in den Jahren 2014 und 2015 erhoben wurden. Besonders deutlich treten die unterschiedlichen Konsumgewohnheiten der Bildungsgruppen bei Männern und Frauen im Alter von 45 bis 64 Jahren hervor (▶ Abb. 8.6). Der Anteil der Männer und Frauen, die nie Alkohol trinken, ist in diesem Alter in der niedrigen Bildungsgruppe mehr als doppelt so hoch wie in der hohen Bildungsgruppe. Auch der regelmäßige Alkoholkonsum ist in der hohen Bildungsgruppe deutlich erhöht. Bei Frauen gilt dies zudem für den Risikokonsum, während die Unterschiede bei Männern, anders als die Daten des Epidemiologischen Suchtsurveys dies nahelegen, relativ gering sind.

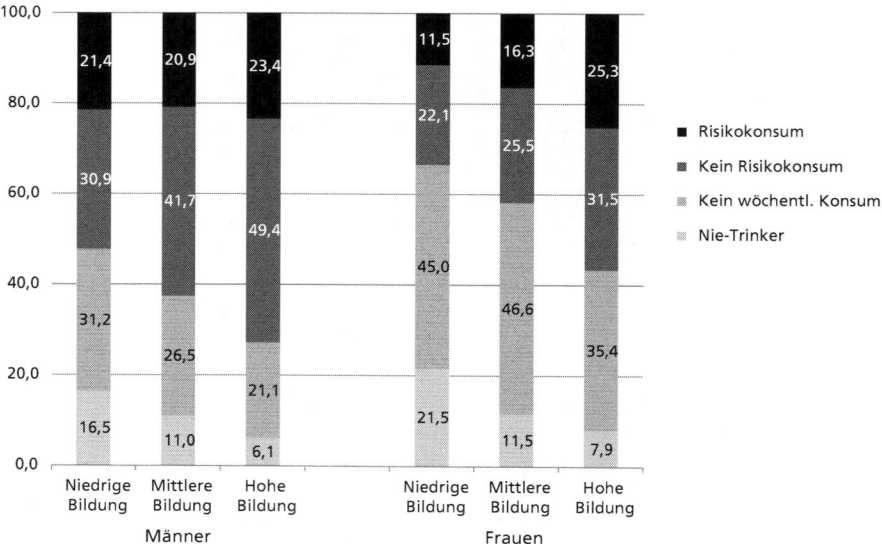

Abb. 8.6: Prävalenz des Alkoholkonsums bei 45- bis 64-jährigen Männern und Frauen
Datenquelle: GEDA-EHIS 2014/15 (Lange et al. 2017)

Auch nach den Daten der Studie zur Gesundheit Erwachsener in Deutschland (DEGS1), die in den Jahren 2008 bis 2011 vom Robert Koch-Institut durchgeführt wurde und sich auf die 18- bis 79-jährige Bevölkerung bezieht, ist der riskante Alkoholkonsum bei Männern mit hohem sozialen Status im Vergleich zu denen der niedrigen Statusgruppe mit 20 % zu 18 % nicht signifikant erhöht (Lange et al. 2016). Zur Messung des sozialen Status wurden dabei nicht nur Angaben zur Bildung, sondern auch zum Einkommen und zur beruflichen Stellung herangezogen (Lampert et al. 2013). Bei Frauen hingegen ist in der hohen Statusgruppe mit 20 % weitaus häufiger ein riskanter Alkoholkonsum festzustellen als in der niedrigen und mittleren Statusgruppe mit 10 % bzw. 12 %. Auch bei Berücksichtigung weiterer Einflussfaktoren wie allgemeiner Gesundheitszustand, Rauchen, sportliche Aktivität

8.2 Soziale Unterschiede im Alkoholkonsum von Erwachsenen

und soziale Unterstützung weisen Frauen der hohen im Vergleich zu Frauen der niedrigen Statusgruppe etwa doppelt so häufig einen riskanten Alkoholkonsum auf (Lange et al. 2016).

Dass Frauen mit hohem sozialen Status bzw. hoher Bildung häufiger Alkohol konsumieren, zeigt sich auch in der Schwangerschaft und damit bei einem der größten Risikofaktoren für die Entwicklung des Fötus, mit oftmals gravierenden Folgen für die körperliche und psychische Gesundheit des Kindes (Pfinder et al. 2014; Pfinder 2015). Nach den Daten der Basiserhebung der Studie zur Gesundheit von Kindern und Jugendlichen in Deutschland (KiGGS) aus den Jahren 2003 bis 2006 haben 19 % der Mütter mit hoher Bildung während der Schwangerschaft zumindest gelegentlich Alkohol getrunken (▶ Abb. 8.7). In der mittleren und niedrigen Bildungsgruppe betragen die entsprechenden Werte 12 % und 7 % (Pfinder 2015).

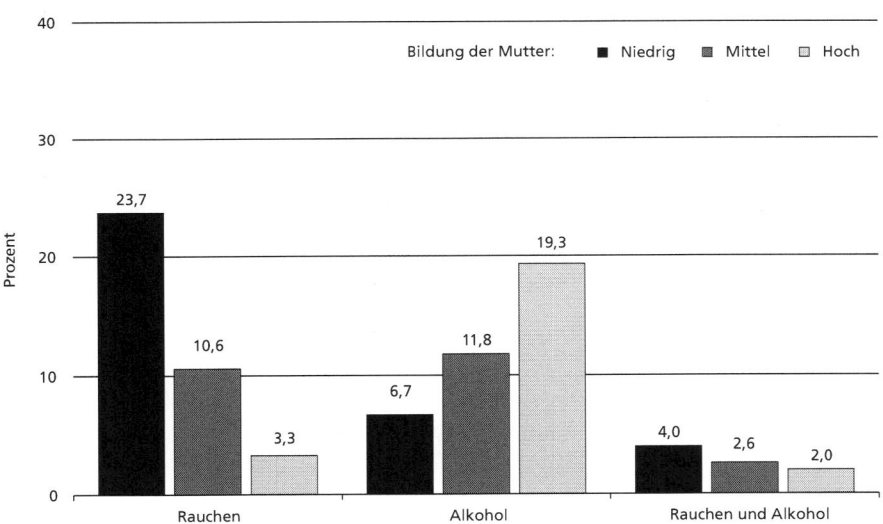

Abb. 8.7: Mütterlicher Alkoholkonsum während der Schwangerschaft
Datenquelle: KiGGS-Basiserhebung 2003–2006 (Pfinder 2015)

Das Verteilungsmuster beim mütterlichen Alkoholkonsum ist damit konträr zu dem beim mütterlichen Rauchen während der Schwangerschaft. Nach den Daten der KiGGS-Basiserhebung haben 24 % der Frauen mit niedriger Bildung während der Schwangerschaft geraucht, während es in der hohen Bildungsgruppe lediglich 3 % waren. Dass sie sowohl geraucht als auch Alkohol getrunken haben, trifft mit einer Prävalenz von 2 % bis 4 % in allen Bildungsgruppen nur auf wenige Frauen zu.

8.3 Diskussion

Die dargestellten Ergebnisse veranschaulichen auf der Grundlage von Befragungsstudien, dass der Alkoholkonsum über die letzten Jahrzehnte rückläufig ist. Dies lässt sich sowohl bei Jugendlichen als auch bei Erwachsenen beobachten. Eine vergleichbare Entwicklung lässt sich auch durch Daten zum Pro-Kopf-Verbrauch alkoholischer Getränke belegen. Da Befragte häufig entweder zu kleine Alkoholmengen berichten oder ein bestimmtes Konsumverhalten zu Unrecht leugnen (z. B. Rauschtrinken, Alkoholkonsum in der Schwangerschaft), stellen die auf Basis von Bevölkerungsbefragungen (Surveys) ermittelten Konsummengen und Prävalenzen des Alkoholkonsums häufig eine Unterschätzung des tatsächlichen Alkoholverbrauchs dar. Dieses Phänomen wird auch sozial erwünschtes Antwortverhalten genannt. Eine alternative Datenquelle zum Alkoholverbrauch in der Bevölkerung stellt in Deutschland das Statistische Bundesamt bereit. Dieses sammelt die gesetzlich vorgeschriebenen Erzeugermeldungen, bezieht Exporte und Importe mit ein und bereitet sie in einer Weise auf, dass sich hieraus der Pro-Kopf-Konsum an Reinalkohol schätzen lässt. Obgleich auch diese Art der Datenerhebung ihre Limitationen hat (z. B. wird hierbei geschmuggelter oder illegal produzierter Alkohol nicht erfasst), sind die Daten im Gegensatz zu Surveydaten nicht durch soziale Erwünschtheit beeinflusst. Seit Mitte der 1970er Jahre ist der Pro-Kopf-Konsum in Deutschland demnach deutlich gesunken – von 16,7 Liter im Jahr 1976 auf zuletzt 10,7 Liter Reinalkohol pro Bundesbürgerin oder -bürger ab 15 Jahren im Jahr 2015 (John et al. 2018). Im internationalen Vergleich zählt Deutschland damit jedoch immer noch zu den Hochkonsumländern.

Aber auch die aktuellen Prävalenzen z. B. in Bezug auf den riskanten Alkoholkonsum und episodisches Rauschtrinken machen die Notwendigkeit von Strategien und Maßnahmen deutlich, die auf eine Reduzierung des Alkoholkonsums in der Bevölkerung zielen. Zu verweisen ist in diesem Zusammenhang auf die Nationale Strategie zur Drogen- und Suchtpolitik (Drogenbeauftragte der Bundesregierung 2012). Diese hebt hervor, dass für eine erfolgreiche Alkoholprävention ein Bündel aus gesetzlichen Regelungen, Informationen und verhaltenspräventiven Maßnahmen erforderlich ist und Alkoholprävention als gesellschaftliche Querschnittsaufgabe angesehen werden muss (»policy mix«). Die Nationale Strategie benennt zur Bekämpfung des Alkoholkonsums und seiner Folgen acht Ziele: die Reduzierung der Häufigkeit des Rauschtrinkens unter Kindern und Jugendlichen, die konsequente Umsetzung der bestehenden Regelungen des Jugendschutzgesetzes, den Schutz von Kindern und Jugendlichen vor Alkoholwerbung, die Reduktion des Alkoholkonsums im Straßenverkehr, die Punktnüchternheit am Arbeitsplatz, die Punktnüchternheit in Schwangerschaft und Stillzeit, die Reduzierung der alkoholbedingten Gewalt sowie die Konzentration auf Risikogruppen in der erwachsenen Bevölkerung. Im Jahr 2015 wurde zudem das nationale Gesundheitsziel »Alkoholkonsum reduzieren« etabliert (GVG 2015), das wie die anderen nationalen Gesundheitsziele Eingang in das Gesetz zur Stärkung der Gesundheitsförderung und der Prävention (Präventionsgesetz – PrävG) gefunden hat. Damit wurden internationale Forderungen nach stärkeren Bemühungen um eine Eindämmung des Alkoholkonsums und der damit verbundenen gesundheitlichen, sozialen und ökonomischen Folgen aufgegriffen, wie sie sich z. B. in dem »European action plan to reduce the harmful use of alcohol 2012–2020« der Weltgesundheitsorganisation (WHO) widerspiegeln (WHO 2012). Gleichwohl wird Deutschland zu den europäischen Ländern gezählt, in denen ein relativ hoher Alkoholkonsum mit relativ geringen gesetzlichen Einschränkungen einhergeht (Deutsche Hauptstelle für Suchtfragen 2016).

Bezüglich der sozialen Unterschiede der Konsumgewohnheiten ist eine differenzierte Betrachtung und Einordnung der Ergebnisse erforderlich. Bei Jugendlichen weisen die vorliegenden Daten nur auf geringe Unterschiede nach dem sozialen Status der Familie und dem familiären Wohlstand hin. Dies zeigt sich sowohl bei Jungen als auch bei Mädchen und über alle Studien hinweg. Die besuchte Schulform hingegen hat einen Einfluss auf den Alkoholkonsum. Dies legen zumindest die Ergebnisse der HBSC- und der ESPAD-Studie nahe. Danach trinken Jugendliche auf Haupt-, Real- oder Mittelschulen häufiger Alkohol und praktizieren zu einem höheren Anteil Rauschtrinken als die Gleichaltrigen auf Gymnasien. Auch in der Verbreitung alkoholbezogener Probleme, wie z. B. Unfälle, Verletzungen, ungeschützter Geschlechtsverkehr oder Probleme mit der Polizei, treten deutliche Unterschiede zuungunsten von Jugendlichen, die eine Haupt-, Real- oder Mittelschule besuchen, zutage.

Die Ergebnisse zu sozialen Unterschieden im Alkoholkonsum von Erwachsenen spiegeln ein anderes Bild wider. Bei Männern zeigen sich zwar insgesamt nur relativ geringe Unterschiede nach dem sozialen Status oder der Bildung, diese sprechen aber eher dafür, dass in den bessergestellten sozialen Gruppen mehr Alkohol konsumiert wird und der Anteil derjenigen, die überhaupt keinen Alkohol trinken, verringert ist. Bei Frauen findet dieses Muster einen noch markanteren Ausdruck: Der regelmäßige und riskante Alkoholkonsum ist bei Frauen mit hohem Sozialstatus bzw. hoher Bildung deutlich stärker verbreitet als bei sozial schlechter gestellten Frauen. Damit unterscheidet sich das Verteilungsmuster erheblich von dem bei anderen verhaltensbezogenen Risikofaktoren, wie z. B. dem Rauchen, der körperlichen Inaktivität oder Übergewicht, die allesamt häufiger in den sozial benachteiligten Bevölkerungsgruppen anzutreffen sind (Lampert 2018).

Zu berücksichtigen ist allerdings, dass die vorgestellten Ergebnisse auf bevölkerungsweiten Studien basieren und in bestimmten Bevölkerungsgruppen von einer geringeren Teilnahmebereitschaft auszugehen ist. Dies dürfte auch für Personen mit hohem Alkoholkonsum, insbesondere wenn dieser mit einer Abhängigkeits- bzw. Suchtproblematik verbunden ist, gelten. Dadurch wird ein wesentlicher Teil der mit dem Alkoholkonsum verbundenen Probleme in Befragungsstudien nicht erfasst und wahrscheinlich auch die sozialen Unterschiede unterschätzt. Dafür sprechen z. B. Studien, die auf Basis von Versorgungsdaten zeigen, dass vor allem Männer mit niedrigem Sozialstatus häufiger wegen alkoholbezogener Erkrankungen und Probleme im Krankenhaus oder in Suchtkliniken behandelt werden. Zudem kann auf die alkoholassoziierte Mortalität verwiesen werden. Für Deutschland liegen hierzu zwar keine aussagekräftigen Studien vor. Für viele andere Länder, darunter Schweden, Dänemark, Finnland, Österreich, Schweiz, England und Wales, konnte aber gezeigt werden, dass die alkoholassoziierte Mortalität in den sozial benachteiligten Bevölkerungsgruppen deutlich über der in den sozial bessergestellten Gruppen liegt

(Mackenbach et al. 2015). Trotz dieser Einschränkungen können die vorgestellten Ergebnisse als Beleg dafür angesehen werden, dass sich die Bemühungen zur Verringerung des Alkoholkonsums auf alle Bevölkerungsgruppen beziehen und Überlegungen zu zielgruppenspezifischen Maßnahmen auch Männer und Frauen mit höherer Bildung adressieren sollten.

Literatur

Anderson P, Moller L, Galea G (Hrsg.) (2012) Alcohol in the European Union. Consumption, harm and policy approaches. Copenhagen: World Health Organization Regional Office for Europe.

Dawson DA, Goldstein RB, Chou SP, Ruan WJ, Grant BF (2008) Age at first drink and the first incidence of adult-onset DSM-IV alcohol use disorders. Alcoholism, Clinical and Experimental Research 32: 2149–2160.

Deutsche Hauptstelle für Suchtfragen (Hrsg.) (2016) Jahrbuch Sucht 2016. Lengerich: Pabst.

Drogenbeauftragte der Bundesregierung (Hrsg.) (2012) Nationale Strategie zur Drogen- und Suchtpolitik. Berlin: Bundesministerium für Gesundheit.

Effertz T (2015) Die volkswirtschaftlichen Kosten gefährlichen Konsums. Eine theoretische und empirische Analyse für Deutschland am Beispiel Alkohol, Tabak und Adipositas. Frankfurt am Main: Peter Lang.

Gaertner B, Freyer-Adam J, Meyer C, John U (2015) Alkohol – Zahlen und Fakten zum Konsum. In: Deutsche Hauptstelle für Suchtfragen e. V. (Hrsg.) Jahrbuch Sucht 2015. Lengerich: Pabst. S. 39–71.

Gomes de Matos E, Kraus L, Pabst A, Piontek D (2015) Does a Change Over All Equal a Change in All? Testing for Polarized Alcohol Use Within and Across Socio-Economic Groups in Germany. Alcohol and Alcoholism 50: 700–707.

Gesellschaft für Versicherungswissenschaft und -gestaltung e. V. (GVG) (2015) Nationales Gesundheitsziel »Alkoholkonsum reduzieren«. Veröffentlicht am 19. Mai 2015. (https://www.bundesgesundheitsministerium.de/fileadmin/Dateien/3_Downloads/G/Gesundheitsziele/Broschuere_Nationales_Gesundheitsziel_-_Alkoholkonsum_reduzieren.pdf, Zugriff am 29.01.2019).

HBSC-Studienverbund Deutschland (2015) Studie Health Behaviour in School-aged Children – Faktenblatt »Binge Drinking/Rauschtrinken von Kindern und Jugendlichen«.

John U, Hanke M (2002) Alcohol-attributable mortality in a high per capita consumption country – Germany. Alcohol Alcoholism 37: 581–585.

John U, Hanke M, Freyer-Adam J, Baumann S, Meyer C (2018) Alkohol. In: Deutsche Hauptstelle für Suchtfragen e. V. (Hrsg.) DHS Jahrbuch Sucht 2018. Lengerich: Pabst. S. 34–49.

Kraus L, Piontek D, Atzendorf J, Matos EGd (2016a) Zeitliche Entwicklungen im Substanzkonsum in der deutschen Allgemeinbevölkerung. SUCHT 62: 283–294.

Kraus L, Piontek D, Seitz N-N, Schoeppe M (2016b) Europäische Schülerstudie zu Alkohol und anderen Drogen 2015 (ESPAD): Befragung von Schülerinnen und Schülern der 9. und 10. Klasse in Bayern. IFT-Berichte Band 188. München: IFT Institut für Therapieforschung.

Kuntz B, Lange C, Lampert T (2015) Alkoholkonsum bei Jugendlichen – Aktuelle Ergebnisse und Trends GBE kompakt 6.

Kuntz B, Waldhauer J, Zeiher J, Finger JD, Lampert T (2018) Soziale Unterschiede im Gesundheitsverhalten von Kindern und Jugendlichen in Deutschland – Querschnittergebnisse aus KiGGS Welle 2. Journal of Health Monitoring 3: 45–63.

Lampert T (2018) Soziale Ungleichheit der Gesundheitschancen und Krankheitsrisiken. Aus Politik und Zeitgeschichte 68: 12–18.

Lampert T, Kroll L, Müters S, Stolzenberg H (2013) Messung des sozioökonomischen Status in der Studie zur Gesundheit Erwachsener in Deutschland (DEGS1). Bundesgesundheitsblatt – Gesundheitsforschung – Gesundheitsschutz 56: 631–636.

Lampert T, Kuntz B, KiGGS Study Group (2014) Tabak- und Alkoholkonsum bei 11- bis 17-jährigen Jugendlichen. Ergebnisse der KiGGS-Studie – Erste Folgebefragung (KiGGS Welle 1). Bundesgesundheitsblatt – Gesundheitsforschung – Gesundheitsschutz 57: 830–839.

Lange C, Manz K, Kuntz B (2017) Alkoholkonsum bei Erwachsenen in Deutschland: Riskante Trinkmengen. Journal of Health Monitoring 2: 66–73.

Lange C, Manz K, Rommel A, Schienkiewitz A, Mensink GBM (2016) Alkoholkonsum von Erwachsenen in Deutschland: Riskante Trinkmengen, Folgen und Maßnahmen. Journal of Health Monitoring 1: 2–21.

Mackenbach JP, Kulhánová I, Bopp M, Borrell C, Deboosere P, Kovács K, Looman CWN, Leinsalu M, Mäkelä P, Martikainen P, Menvielle G, Rodríguez-Sanz M, Rychtaříková J, de Gelder R (2015) Inequalities in Alcohol-Related Mortality in 17 European Countries: A Retrospective Analysis of Mortality Registers. PLoS Med 12: e1001909.

Moor I, Schumann N, Hoffmann L, Rathmann K, Richter M (2016) Tabak-, Alkohol- und Cannabiskonsum im Jugendalter. In: Bilz L, Sudeck G, Bucksch J, Klocke A, Kolip P, Melzer W, Ravens-Sieberer U, Richter M (Hrsg.) Schule und Gesundheit. Ergebnisse des WHO Jugendgesundheitssurveys »Health Behaviour in School-aged Children«. Weinheim und Basel: Beltz Juventa. S. 65–83.

Orth B (2016) Die Drogenaffinität Jugendlicher in der Bundesrepublik Deutschland 2015. Rauchen, Alkoholkonsum und Konsum illegaler Drogen: aktuelle Verbreitung und Trends. BZgA-Forschungsbericht. Köln: Bundeszentrale für gesundheitliche Aufklärung.

Orth B (2017) Der Alkoholkonsum Jugendlicher und junger Erwachsener in Deutschland. Ergebnisse des Alkoholsurveys 2016 und Trends. BZgA-Forschungsbericht. Köln: Bundeszentrale für gesundheitliche Aufklärung.

Pabst A, Kraus L, Gomes de Matos E, Piontek D (2013) Substanzkonsum und substanzbezogene Störungen in Deutschland im Jahr 2012. Sucht 59: 321–331.

Pfinder M (2015) Effect of maternal educational level on offspring's educational attainment: Role of prenatal exposures. SFB 882 Working paper series, No. 52. Bielefeld.

Pfinder M, Kunst AE, Feldmann R, van Eijsden M, Vrijkotte TG (2014) Educational differences in continuing or restarting drinking in early and late pregnancy: role of psychological and physical problems. J Stud Alcohol Drugs 75: 47–55.

Rehm J, Mathers C, Popova S, Thavorncharoensap M, Teerawattananon Y, Patra J (2009) Global burden of disease and injury and economic cost attributable to alcohol use and alcohol-use disorders. Lancet 373: 2223–2233.

Richter M, Kuntsche E, de Looze M, Pfortner TK (2013) Trends in socioeconomic inequalities in adolescent alcohol use in Germany between 1994 and 2006. International Journal of Public Health 58: 777–784.

Richter M, Pförtner T-K, Lampert T, HBSC-Team Deutschland (2012) Veränderungen im Tabak-, Alkohol- und Cannabiskonsum von Jugendlichen im Zeitraum von 2002 bis 2010 in Deutschland. Gesundheitswesen 74 Suppl: S42–48.

Rommel A, Kuntz B, Lampert T (2015) Alkohol- und Drogenkonsum. In: Melzer W, Hermann D, Sandfuchs U, Schäfer M, Schubarth W, Daschner P (Hrsg.) Handbuch Aggression, Gewalt und Kriminalität bei Kindern und Jugendlichen. Bad Heilbrunn: UTB/Klinkhardt Verlag. S. 198–206.

Rommel A, Saß AC, Rabenberg M (2016) Alkoholbedingte Mortalität bei Erwachsenen. Journal of Health Monitoring 1: 37–42.

Rossow I, Kuntsche E (2013) Early onset of drinking and risk of heavy drinking in young adulthood–a 13-year prospective study. Alcohol Clin Exp Res 37 Suppl 1: E297–304.

Schiele C, Piontek D, Gomes de Matos E, Atzendorf J, Kraus L (2016) Kurzbericht Epidemiologischer Suchtsurvey 2015. Tabellenband: Alkoholkonsum, episodisches Rauschtrinken und Hinweise auf klinisch relevanten Alkoholkonsum nach Bildungsstand im Jahr 2015. München: IFT Institut für Therapieforschung.

Statistisches Bundesamt (2018) Behandlungen aufgrund akuter Intoxikation (akuter Rausch durch Alkohol), Krankenhausdiagnosestatistik 2000–2016. (http://www.gbe-bund.de/oowa

921-install/servlet/oowa/aw92/dboowasys921.xwdevkit/xwd_init?gbe.isgbetol/xs_start_neu/&p_aid=3&p_aid=28006857&nummer=594&p_sprache=D&p_indsp=100&p_aid=40359754, Zugriff am 29.01.2019; auf der Website www.gbe-bund.de kann man sich Daten in gestaltbaren Tabellen zum Teil individuell aufbereiten).

Waldhauer J, Kuntz B, Lampert T (2018) Unterschiede in der psychosozialen Gesundheit und im Gesundheitsverhalten bei 11- bis 17-jährigen Jugendlichen an weiterführenden Schulen in Deutschland – Ergebnisse der Studie zur Gesundheit von Kindern und Jugendlichen in Deutschland: Erste Folgebefragung (KiGGS Welle 1). Bundesgesundheitsblatt – Gesundheitsforschung – Gesundheitsschutz 61: 374–384.

WHO (Hrsg.) (2012) European action plan to reduce the harmful use of alcohol 2012–2020. Copenhagen: WHO Regional Office for Europe.

Zeiher J, Lange C, Starker A, Lampert T, Kuntz B (2018) Tabak- und Alkoholkonsum bei 11- bis 17-Jährigen in Deutschland – Querschnittergebnisse aus KiGGS Welle 2 und Trends. Journal of Health Monitoring 3: 23–44.

9 Warum Jugendliche sich mit Alkohol vergiften – Soziale Einflussfaktoren und Perspektiven struktureller Gesundheitsförderung

Heidi Kuttler

Jeglicher Alkoholkonsum ist mit einer erhöhten Gesundheitsgefährdung verbunden, aber durch exzessiven Konsum und Rauschtrinken steigt das Risiko für schwerwiegende gesundheitliche und auch soziale Probleme nochmals deutlich an (Catalano et al. 2012). Gerade bei jungen Menschen steht ein großer Teil der Mortalität und Morbidität in Zusammenhang mit Alkohol, insbesondere durch Unfälle, Gewalt und Suizide (Catalano et al. 2012; Buchmann et al. 2009; Boenisch et al. 2010).

Da der Einstieg in den Alkoholkonsum und das Rauschtrinken zumeist im Jugendalter stattfindet und sich in dieser Lebensphase alkoholkritische aber auch befürwortende Einstellungen entwickeln und verfestigen, stellen junge Menschen eine wichtige Zielgruppe der Prävention dar (Orth 2017). Das Thema Alkohol bildet in Deutschland in den vergangenen Jahren einen Schwerpunkt der präventiven Maßnahmen für junge Menschen (Spahlinger 2017) und mittlerweile zeigen sich Erfolge: Die Zahl der männlichen Jugendlichen, die im vergangenen Monat mindestens einmal Rauschtrinken betrieben haben, sank zwischen 2007 und 2016 von 30 Prozent auf 18 Prozent, bei den Mädchen von 20 Prozent auf 10 Prozent (Orth 2017). Dennoch liegt Deutschland im europäischen Vergleich nach wie vor auf den oberen Plätzen, wenn es um das Einstiegsalter, die Konsummenge und die Prävalenz von Rauschtrinken geht (Hibell 2012; World Health Organization 2018). Wie kommt es, dass noch immer so viele Jugendliche ihre Gesundheit durch Rauschtrinken gefährden, trotz zahlreicher Präventionsmaßnahmen für diese Zielgruppe? Dieser Beitrag diskutiert die Rahmenbedingungen, in die Alkoholprävention für Jugendliche derzeit eingebettet ist. Vorgestellt werden gesellschaftliche Einflussfaktoren, welche Rauschtrinken bei Jugendlichen fördern oder hemmen können und Maßnahmen struktureller Gesundheitsförderung, die sich in zahlreichen Studien als wirksam erwiesen haben.

9.1 Rauschtrinken im Jugendalter

Die Pubertät bringt nicht nur einschneidende körperliche Veränderungen mit sich, sondern ist die Phase, in der sich Jugendliche intensiv mit der Entwicklung einer eigenen Identität und eines eigenen Lebensstils beschäftigen. Neues auszuprobieren, die Ablösung von den Eltern, Kontakte zu interessanten Peer-Gruppen und erste intime Beziehungen aufzubauen, stellen zentrale Entwicklungsaufgaben dar. Bei einer Vielzahl dieser Aufgaben wird der Konsum von Alkohol als hilfreich erlebt (Raithel 2003). Gesellschaftliche Faktoren, welche den Alkoholkonsum fördern, wirken in dieser Lebensphase daher wie ein Katalysator für den frühen Einstieg und Rauschtrinken.

Dass eine Vergiftung mit Alkohol ein ernsthaftes Gesundheitsproblem darstellt, zeigt sich unter anderem daran, dass es dafür im Internationalen Klassifikationssystem der Krankheiten (ICD-10) einen eigenen Diagnoseschlüssel gibt: F10.0 »Psychische und Verhaltensstörungen durch Alkohol: Akute Intoxikation [akuter Rausch]«. Die direkten Folgen einer Vergiftung sind Gleichgewichts- und Sprachstörungen, verlängerte Reaktionszeiten, eine verminderte Schmerzwahrnehmung, Übelkeit und Erbrechen, Bewusstlosigkeit sowie im Extremfall der Tod (Rabenberg et al. 2016).

Ihren ersten Alkoholrausch haben Jugendliche im Durchschnitt mit 16,4 Jahren (Orth 2017). Nur die wenigsten von ihnen entwickeln im Laufe ihres Lebens eine alkoholbezogene Störung (Weichold et al. 2014), aber junge Menschen sind besonders stark durch die *akuten* Schädigungen im Zusammenhang mit einem Alkoholrausch gefährdet. Die toxische Wirkung des Alkohols kann bei einer hohen Konzentration im Blut zu Hirnschwellungen, Nierenversagen und einem Kreislaufschock führen, dauerhafte Hirnschädigungen können nicht sicher ausgeschlossen werden (Wolstein 2008). In einer Schülerbefragung gab jeder sechste Neunt- und Zehntklässler an, im Zusammenhang mit dem Trinken von Alkohol bereits einen Unfall oder eine Verletzung erlitten zu haben (Kraus und Piontek 2011). Das Risiko, Opfer sexueller Gewalt zu werden, ist bei rauschtrinkenden Jugendlichen doppelt so hoch wie bei Gleichaltrigen, die sich nicht betrinken; das Risiko, Opfer von körperlicher Gewalt zu werden, vervierfacht sich (Bergmann et al. 2014). Betrunkene werden aber nicht nur häufiger zu Opfern von Gewalt, sondern treten auch öfter als Täter in Erscheinung (ebd.). Weitere Risiken von Rauschtrinken sind das Einatmen von Erbrochenem und lebensbedrohliche Unterkühlungen (Stolle et al. 2009). Zwei Drittel der unter 18-Jährigen geben in einer Befragung an, mindestens einmal im Monat stark alkoholisiert am Straßenverkehr teilzunehmen (Hoppe und Tekaat 2015). Mehr als jede/r Vierte hatte mindestens eine gefährliche Verkehrssituation unter Alkoholeinfluss erlebt, jede achte dieser Gefahrensituationen führte zu einem Unfall (ebd.). In einem Interview erinnern sich zwei Mädchen: »Ein Bekannter, der ist beim Autofahren ein echter Psychopath, fährt total schnell [...] Der macht sich einen Spaß daraus.« Und ihre Freundin entgegnet: »Ja, das ist total lustig. Nüchtern würde ich allerdings nicht bei ihm einsteigen.« (Kuttler und Schmider 2011, S. 130).

9.2 Trinkmotive von Jugendlichen

Zumeist mit Beginn der Pubertät wird Alkohol für Jugendliche interessant. Viele von ihnen erleben Alkohol als hilfreich bei der Bewältigung von Entwicklungsaufgaben, etwa beim Ausloten von Grenzen, beim Zugang zu für sie interessanten Peer-Gruppen oder bei der Aufnahme intimer Beziehungen (Silbereisen und Reese 2001; Weichold et al. 2008). Rauschtrinken stellt »ein jugendkulturelles Peer-Gruppenphänomen dar, in dem Alkoholkonsum stark ritualisiert sowie unter Entwicklung eines ausgefeilten Repertoires von Regeln und Normen stattfindet« (Stumpp et al. 2009, S. 4). Als Trinkmotiv nennen Jugendliche vor allem Spaß und Gemeinschaftserleben (Hibell 2012). Verbreitet ist auch Alkoholkonsum, um Hemmungen zu verlieren: »Wenn ich getrunken habe, traue ich mich, Sachen zu tun, die ich gerne mache, Dinge, die mir sonst peinlich wären und die ich sonst nie machen würde« (Kuttler und Schmider 2011, S. 60). Manche setzen Alkohol gezielt zur Stressbewältigung ein: »Wenn ich Stress habe, dann trinke ich, dann ist alles wieder ok, dann beruhige ich mich« (Stumpp et al. 2009, S. 22).

9.3 Mit Alkoholvergiftung im Krankenhaus

Die Zahl der 10- bis 20-Jährigen, die mit einer akuten Alkoholvergiftung im Krankenhaus behandelt wurden, hatte sich innerhalb eines Jahrzehnts fast verdreifacht, von 9.500 Behandlungsfällen im Jahr 2000 auf knapp 27.000 im Jahr 2012. Nach einem Rückgang in den Folgejahren liegt die Zahl seit 2014 bei etwa 22.000 Behandlungsfällen pro Jahr (Statistisches Bundesamt 2018). Auch stationär behandelte Jugendliche nennen Spaß als Hauptmotiv für den Alkoholkonsum, der sie ins Krankenhaus brachte (Steiner et al. 2008). Eine Studie im Auftrag des Bundesministeriums für Gesundheit ergab allerdings, dass Entwicklungsgefährdungen in dieser Gruppe signifikant öfter auftreten als bei Gleichaltrigen in der Querschnittsbevölkerung. Missbrauch in der Familie (Schläge bis hin zu blauen Flecken, Schläge durch einen harten Gegenstand), Schulprobleme, Delinquenz, Cannabiskonsum und (sexuelle) Gewaltopferschaft außerhalb der Familie kommen bei diesen Jugendlichen bis zu viermal häufiger vor (Kuttler et al. 2016) (▶ Abb. 9.1).

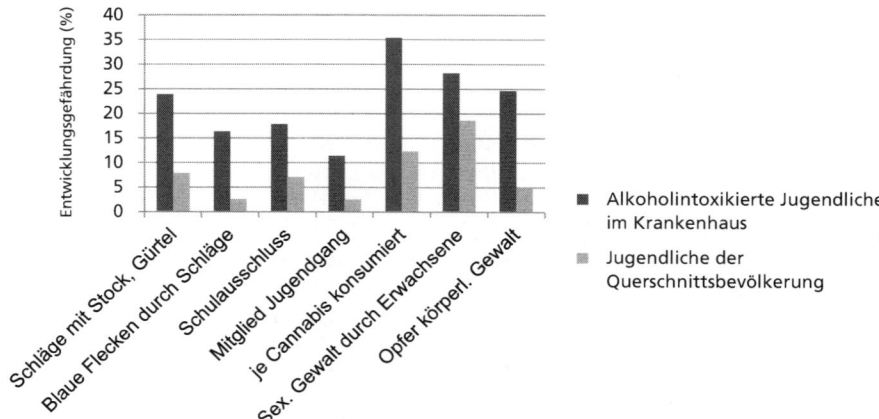

Abb. 9.1: Entwicklungsgefährdungen bei Jugendlichen mit Alkoholintoxikation im Krankenhaus im Vergleich zu Jugendlichen in der Querschnittsbevölkerung (Kuttler et al. 2016)

9.4 Prävention von Rauschtrinken bei Jugendlichen – Wo ansetzen?

Zu seiner Zeit als gesundheitspolitischer Sprecher der CDU forderte Jens Spahn, dass »Eltern von Komatrinkern« hundert Euro zahlen sollten, um sie an den Kosten zu beteiligen und »um sie an ihre Verantwortung zu erinnern« (WELT 2013). Es ist unbestritten, dass Eltern Einfluss haben: eine liebevolle, aber gleichzeitig strenge Erziehung, das elterliche Vorbild und klare Regeln zum Umgang mit Alkohol reduzieren nachweislich Rauschtrinken bei Jugendlichen (Hilpert et al. 2014). Dennoch greift der Vorschlag, Eltern oder Jugendliche zu bestrafen, zu kurz. Zum einen ist schwer nachvollziehbar, warum die medizinische Versorgung von alkoholintoxikierten Erwachsenen – ihre Zahl ist mehr als dreimal so hoch wie die der Jugendlichen (Statistisches Bundesamt 2016) – weiter komplett von den Kassen bezahlt werden kann, die von Jugendlichen aber nicht. Vor allem aber verkennen solche eindimensionalen Lösungen, dass Rauschtrinken nicht ausschließlich eine Folge von jugendlichem Leichtsinn oder verantwortungslosem Elternhandeln ist: Wenn Jugendliche sich betrinken, ist dies unauflösbar mit den vorherrschenden gesellschaftlichen Normen und Rahmenbedingungen verknüpft. Persönliche und strukturelle Faktoren interagieren und beeinflussen das Gesundheitsverhalten (Kalke und Buth 2009). Damit Prävention möglichst umfassend wirkt, bedarf es neben zielgruppenspezifischen Angeboten für Jugendliche und Familien daher immer auch die bewusste Gestaltung gesundheitsfördernder Lebenswelten, die Gestaltung des Umfeldes, in dem Jugendliche sich tagtäglich bewegen.

Versetzen wir uns also in einen Teenager in Deutschland: Welcher Umgang mit Alkohol erscheint ihm oder ihr als »normal«? Welche Rolle spielt Alkohol im Alltag, welchen Umgang mit Alkohol leben Erwachsene jeden Tag vor?

9.5 Alkoholprävention im Spannungsfeld von Gesundheits- und Wirtschaftsinteressen

Mittlerweile liegt umfassende wissenschaftliche Evidenz vor, welche alkoholpolitischen Maßnahmen Alkoholkonsum und Rauschtrinken in der Bevölkerung signifikant reduzieren. Ganz oben stehen die Einschränkung der Verfügbarkeit (z. B. reduzierte Öffnungszeiten, weniger Verkaufsstellen), das Heraufsetzen des Mindestalters für den Alkoholerwerb sowie Werbeverbote und Preiserhöhungen (Babor 2010; Anderson 2011). Dennoch werden gesundheitspolitische Maßnahmen nicht oder nur halbherzig realisiert. Zumeist setzt man in Deutschland auf Selbstverpflichtungen der Alkoholindustrie, welche keine präventiven Effekte haben und vornehmlich der Imageförderung dienen (Merchlewicz und Bartsch 2011).

Es scheint so, dass gesundheitspolitische Maßnahmen »und zwar gerade diejenigen, die hinsichtlich einer Reduktion der Krankheitslast am meisten Erfolg versprechen wie Steuererhöhungen oder Werbeverbote, bei den verantwortlichen Politikern nicht gerade beliebt sind« (Rehm 2011, S. 81). Der Alkoholmarkt wird von wenigen global agierenden Unternehmen dominiert, ihre Größe erlaubt es ihnen, eine direkte oder indirekte Einflussnahme auf die Alkoholpolitik von Regierungen anzustreben (Babor 2010). Gesundheit als alleiniger Maßstab politischen Handelns steht jedoch auch auf nationaler Ebene wirtschaftlichen Interessen entgegen. Alkohol stellt einen bedeutenden Wirtschaftsfaktor dar und schafft Tausende von Arbeitsplätzen in der Produktion, in Restaurants, Clubs und im Einzelhandel. Der Staat hat durch Alkoholsteuern im Jahr 2016 3,165 Mrd. € eingenommen. Diesen Einnahmen steht jedoch ein Vielfaches an direkten und indirekten Kosten durch Alkohol gegenüber: 40 Mrd. € (Effertz 2015).

9.6 Alkohol ab 16 – kein Problem!?

Eine Antwort auf die Frage, warum Jugendliche sich mit Alkohol vergiften, ist: weil es so leicht ist. Jeder, der 16 Jahre alt ist, kann im Supermarkt Bier, Wein und Sekt, pur oder als zumeist süßes Mischgetränk, in unbegrenzten Mengen kaufen. Wie glaubwürdig und überzeugend sind Eltern, die ihrem Kind vom Alkohol trinken abraten oder es verbieten, wo es doch legal und scheinbar selbstverständlich ist?

Dabei ist die Studienlage eindeutig: Um Gesundheitsrisiken zu vermeiden, sollten Minderjährige gar keinen Alkohol trinken (Deutsche Hauptstelle für Suchtfragen 2018b).

Dass 16-Jährige Alkohol legal erwerben können, stellt im internationalen Vergleich eine Ausnahme dar. Auf einer nach Altersgrenzen für den Kauf von Alkohol kolorierten Europakarte mutet Deutschland wie eine Insel an. Italien, Frankreich, die Niederlande, England, Irland, Polen, Ungarn, Russland und 21 weitere Länder berücksichtigen die besondere Verletzlichkeit von Minderjährigen und haben das Mindestalter für den Kauf von Alkoholika auf mindestens 18 festgelegt (Deutsche Hauptstelle für Suchtfragen 2018b).

Der notwendige Schutz von Jugendlichen vor den Werbebotschaften der Alkoholindustrie lässt sich im Zeitalter von Internet und Social Media mit einer erfundenen Altersangabe leicht umgehen. Dabei wird die Altersabfrage nicht immer neutral gestaltet. Jugendliche, die im Internet surfen, müssen sich auf einer Verbandswebseite etwa zwischen dem mit einem Glas Bier illustrierten Button für die mindestens 16-Jährigen und einem mit einer Milchkanne illustrierten Button »Nein, leider noch nicht« entscheiden. Die Assoziation zum Milchbubi liegt nahe. Welcher Teenager mag sich damit identifizieren?

9.7 Alkohol und die Werbung

Alkoholwerbung ist in erster Linie Imagewerbung. Es geht weniger um das Produkt selbst, als um das damit verbundene Lebensgefühl und den Lebensstil. Besonders für Jugendliche, die altersgemäß intensiv auf der Suche nach einer eigenen Identität sind, wirken die Protagonisten in der Alkoholwerbung wie attraktive Rollenmodelle, die eine enge Verbindung von Alkohol mit Gemeinschaftserlebnissen, Spaß, Coolness, Sexappeal und Unabhängigkeit vorleben. Dass es sich bei den Models aufgrund gesetzlicher Vorgaben um sozial erfolgreiche Mittzwanziger handelt und nicht um Teenager auf Identitätssuche, macht sie für Jugendliche vermutlich nur noch interessanter.

557 Millionen Euro gab die deutsche Alkoholindustrie 2016 für Alkoholwerbung aus (Deutsche Hauptstelle für Suchtfragen 2018a), offensichtlich aus gutem Grund. Mehrere große Studien belegen: Durch Alkoholwerbung trinken Jugendliche früher und häufiger (Merchlewicz und Bartsch 2011). Eine deutsche Längsschnittstudie konnte zeigen, dass die Jugendlichen, die am seltensten Alkoholwerbung gesehen hatten, zu 6,2 Prozent Rauschtrinken betrieben, während der Anteil der Rauschtrinker in der Gruppe mit den häufigsten Werbungskontakten viermal so hoch war (Morgenstern et al. 2009).

Die Regulierung von Alkoholwerbung in Deutschland und damit auch der Schutz von Jugendlichen wird in den »Verhaltensregeln über die kommerzielle Kommunikation für alkoholhaltige Getränke« (Werberat 2018) geregelt, einer Selbstverpflichtung von zahlreichen Wirtschaftsverbänden und der Werbeindustrie. Die Durchsetzung dieser Verhaltensregeln obliegt dem Deutschen Werberat. Hierbei handelt es sich nicht um eine unabhängige Institution, sondern der Deutsche Werberat wird von Industrieverbänden und der Werbewirtschaft selbst getragen (Merchlewicz und Bartsch 2011).

Neben den traditionellen Medien nutzt die Alkoholindustrie intensiv die sozialen Medien, organisiert Gewinnspiele, produziert Videos und präsentiert sich auf Facebook. Die Firma Diageo – Hersteller unter anderem von Johnnie Walker und Baileys – investierte 10 Mio. Dollar für eine Partnerschaft mit Facebook, um die Zielgruppe enger einzubinden (Marthaler 2017). Bei fünf der wichtigsten Marken von Diageo stieg daraufhin der Verkauf in den USA um 20 Prozent (ebd.). Doch auch in der realen Welt entgeht kaum jemand den Werbebotschaften. Durch Sponsoring bei Sport- oder Musikveranstaltungen ist Alkohol allgegenwärtig. Viele Festivals und Vereine würden den ersatzlosen Ausstieg der Alkoholindustrie finanziell nicht überleben.

9.8 Verfügbarkeit von Alkohol: fast immer und überall

Seit den 1970er Jahren wurden die Ladenöffnungszeiten kontinuierlich ausgeweitet, Einkaufen bis mindestens 22 Uhr ist heute vielerorts möglich. Alkohol gehört zum Standardangebot von Tankstellen, viele von ihnen haben rund um die Uhr geöffnet. Dass Alkohol räumlich und zeitlich immer verfügbar ist, gilt in vielen anderen Ländern nicht. In Schweden etwa gibt es nur wenige staatlich lizenzierte Verkaufsstellen, andere Länder schreiben den Verkauf in abgetrennten Bereichen im Supermarkt vor. Allerdings beeinflusst vermutlich nicht nur die tatsächliche, sondern ebenso die wahrgenommene Verfügbarkeit von Alkohol den Einstieg ins Rauschtrinken: Die Wahrscheinlichkeit, sich zum ersten Mal zu betrinken, war bei Kindern und Jugendlichen, welche die Verfügbarkeit von Bier und Wein als hoch einschätzten, im Vergleich zu denen, die sie für gering erachteten, signifikant erhöht (Suchert et al. 2014).

Baden-Württemberg hatte 2010 ein nächtliches Alkoholverkaufsverbot eingeführt, mit dem Ziel, nächtliche Spontaneinkäufe von Alkohol zu verhindern und damit Straftaten, Polizeieinsätze und Gesundheitsgefährdungen zu reduzieren. Die Maßnahme wurden evaluiert, die positiven Ergebnisse 2013 in einer Mitteilung der Landesregierung vorgestellt: Die Zahl von polizeilichen Einsatzschwerpunkten bei Tankstellen sank von 69 auf 6 Betriebe, auch ein Zusammenhang mit dem festgestellten Rückgang der Gewaltkriminalität zwischen 22 und 5 Uhr wurde vermutet (Landtag von Baden-Württemberg 2013). Während die alkoholbedingten Krankenhauseinweisungen in den anderen Bundesländern anstiegen, erzielte Baden-Württemberg durch das nächtliche Alkoholverkaufsverbot bereits kurzfristig eine Stagnation. Allein in den ersten 22 Monaten nach Inkrafttreten konnten in Baden-

Württemberg über 700 alkoholbedingte Krankenhauseinlieferungen vermieden werden (Marcus und Siedler 2014). Dennoch schaffte die baden-württembergische Landesregierung das Verkaufsverbot wieder ab. »Das am 1. März 2010 in Kraft getretene nächtliche Alkoholverkaufsverbot wird aufgehoben.« (Landtag von Baden-Württemberg 2017b, S. 25). »Zwar hat die drei Jahre später durchgeführte Evaluation der Regelung durchaus positive Wirkungen bescheinigt (vgl. LT-Drs. 15/3666) [...]« (ebd.), aber selbst der eindeutige Nutzen verhinderte die Abschaffung des Gesetzes nicht. Der Tankstellenverband zeigte sich erleichtert, Proteste von Seiten der Deutschen Polizeigewerkschaft, von Kommunen und Suchtverbänden wurden ignoriert. Die Information der Landesregierung auf Twitter liest sich unkritisch: »22 Uhr und spontan noch was zu feiern? Ab Herbst wieder kein Problem! Wir heben das nächtliche Verkaufsverbot wieder auf.« (Twitter.com/Regierung BW am 27. Juni 2017) (Landesregierung Baden-Württemberg 2017a).

9.9 Alkohol ist billig

Von allen alkoholpolitischen Maßnahmen hat der Preis vermutlich die am besten belegte Wirkung auf die Reduzierung des Alkoholkonsums und alkoholassoziierter Schädigungen. Je billiger Alkohol zu haben ist, umso mehr wird getrunken und umso größer sind die Gesundheitsprobleme in der Bevölkerung (Anderson 2011). Da sich Alkoholsteuern auf die Menge beziehen, werden sie im Vergleich zur Preisentwicklung immer unbedeutender. In Deutschland wurden etwa die Steuern auf Branntwein zuletzt 1982 erhöht (Bundesverband der Deutschen Spirituosen-Industrie und Importeure e. V. 2018). In jedem Supermarkt kann man für deutlich unter 10 Euro einen Liter Spirituosen kaufen. Dass es anders geht, machte im Frühjahr 2018 Schottland vor und führte einen Mindestpreis ein. Ein Preis von umgerechnet 57 Cent pro zehn Milliliter purem Alkohol soll vor allem den Verkauf von Billigalkohol verhindern. Eine Flasche Whiskey kostet nun mindestens 16 Euro, eine Flasche Bier mindestens 1,13 Euro. Da Jugendlichen weniger Geld zur Verfügung steht als Erwachsenen, reagieren sie besonders preissensitiv (Babor 2010). »Dieses Gesetz wird Leben retten«, wird die Leiterin der Organisation Alcohol Focus Scotland, Alison Douglas, zitiert (Spiegel online 2018).

Experten sind diese Zusammenhänge seit langem bekannt. Schon 2008 unternahm die damalige Drogenbeauftragte der Bundesregierung, Sabine Bätzing, einen Vorstoß für Steuererhöhungen im Rahmen eines präventiven Gesamtpaketes. Politisch ließ sich das Vorhaben jedoch nicht durchsetzen. »Mit Steuerpolitik könne man keine Prävention für Jugendliche machen; [...] Ich wünsche mir, dass die Politik die Menschen in der Weihnachtszeit mit solch aberwitzigen Vorschlägen in Ruhe lässt«, wird der damalige Unionsfraktionschef Kauder in der WELT zitiert (WELT 2008). Die Drogenbeauftragte der Bundesregierung, Marlene Mortler, thematisierte anlässlich der Präsentation des Jahrbuchs Sucht im März 2018 die niedrigen Preise für Alkoholika in Deutschland: »Wir sollten darüber sprechen, ob Preise von weniger als

20 Cent für einen halben Liter Bier oder weniger als vier Euro für Spirituosen sein müssen« (Frankfurter Allgemeine 2018).

9.10 Politik und Alkoholindustrie

Zahlreiche prominente Politiker und Politikerinnen von CDU, CSU, SPD sowie Bündnis 90/Die Grünen treten als Botschafter für die Alkoholindustrie auf. Solche Allianzen lassen den Eindruck entstehen, dass es den Zielkonflikt – möglichst hohe Verkaufszahlen versus möglichst wenig Alkoholkonsum zum Schutz der Bevölkerung – nicht gibt. Im Netz finden sich unzählige Fotos von Politiker/-innen jeder Partei, die gerade mit einem Glas Bier oder Wein anstoßen – nicht in ihrer Freizeit, sondern bei offiziellen Anlässen und in ihrer politischen Funktion.

Ein Beitrag von ZDF ZOOM & correctiv (ZDF 2018) untermauert eindrucksvoll, wie eng die Politik mit wirtschaftlichen Interessen der Alkoholindustrie verflochten ist. »Doch während sich Experten hierzulande für schärfere Regeln einsetzen, verwässern das Wirtschafts- und das Landwirtschaftsministerium offenbar diese Verschärfungen. […]. Die Politik trinkt mit, statt zu regulieren.«(ebd.).

9.11 Make healthy choices easy choices – Macht gesunde Entscheidungen zu einfachen Entscheidungen!

Kommen wir zur Ausgangsfrage zurück: Warum gelingt in Deutschland nicht, was mittlerweile viele andere Länder erfolgreich meistern: Rauschtrinken im Jugendalter einzudämmen und zu einer Ausnahmeerscheinung zu machen? Weil Jugendliche in Deutschland Alkohol sehr preisgünstig, rund um die Uhr und in unbegrenzten Mengen kaufen können. Und weil ihnen im öffentlichen Raum von Kindesbeinen an suggeriert wird, dass Spaß, Gemeinschaftserleben und Feiern untrennbar mit Alkohol verbunden sind; dass Alkohol nicht nur ein unverzichtbarer Bestandteil unserer Kultur und dabei kein Genussmittel, sondern ein gesundes und traditionsreiches Lebensmittel sei. Wirksame gesundheitspolitische Maßnahmen setzen nicht auf Gängelei oder Entmündigung, sondern sie schaffen Rahmenbedingungen, unter denen es für Menschen einfacher ist, sich gesund als ungesund zu verhalten: »Make healthy choices easy choices.« Wenn belegte, wirksame alkoholpolitische Steuerungsinstrumente nicht genutzt werden, trifft es vor allem die Schwächsten einer Gesellschaft: Jugendliche, die entwicklungsbedingt besonders verletzlich sind.

Literatur

Anderson P (2011) Policy Implications of the WHO Strategy to Reduce the Harmful Use of Alcohol. SUCHT 57: 85–98.
Babor T (2010) Alcohol: no ordinary commodity. Research and public policy. Second Edition. Oxford: University Press.
Bergmann K, Bergmann R, Richter R, Schlack R (2014) Abschlussbericht: Alkoholkonsum im Kindes- und Jugendalter. Analyse der Daten des Kinder- und Jugendgesundheitssurveys (KiGGS). Berlin. (https://www.bundesgesundheitsministerium.de/fileadmin/Dateien/5_Publi kationen/Drogen_und_Sucht/Berichte/Abschlussbericht_Alkoholkonsum_im_Kindes-_und_ Jugendalter.pdf, Zugriff am 29.01.2018).
Boenisch S, Bramesfeld A, Mergl R, Havers I, Althaus D, Lehfeld H, Niklewski G, Hegerl U (2010) The role of alcohol use disorder and alcohol consumption in suicide attempts–a secondary analysis of 1921 suicide attempts. European psychiatry the journal of the Association of European Psychiatrists 25: 414–420.
Buchmann AF, Schmid B, Blomeyer D, Becker K, Treutlein J, Zimmermann US, Jennen-Steinmetz C, Schmidt MH, Esser G, Banaschewski T, Rietsche, M, Schumann G, Laucht M (2009) Impact of age at first drink on vulnerability to alcohol-related problems: testing the marker hypothesis in a prospective study of young adults. Journal of psychiatric research, 43: 1205–1212.
Bundesverband der Deutschen Spirituosen-Industrie und Importeure (2018) Daten aus der Alkoholwirtschaft 2018. Bonn.
Catalano RF, Fagan AA, Gavin LE, Greenberg MT, Irwin CE, Ross DA, Shek DTL (2012) Worldwide application of prevention science in adolescent health. Lancet 379: 1653–1664.
Deutsche Hauptstelle für Suchtfragen (2018a) DHS Jahrbuch Sucht 2018. Lengerich: Pabst.
Deutsche Hauptstelle für Suchtfragen (2018b) Kein Alkohol unter 18 Jahren. Positionspapier der Deutschen Hauptstelle für Suchtfragen e. V. Juni 2018. (http://www.dhs.de/dhs-stellung nahmen.html, Zugriff am 29.11.2018).
Effertz T (2015) Die volkswirtschaftlichen Kosten gefährlichen Konsums. Eine theoretische und empiriische Analyse für Deutschland am Beispiel Alkohol, Tabak und Adipositas. Frankfurt a. M.: Lang.
Frankfurter Allgemeine (2018) Drogenbeauftragte will höhere Preise für Alkohol. Angebot schafft Nachfrage. Frankfurter Allgemeine vom 28.03.2018. (https://www.faz.net/aktuell/ gesellschaft/gesundheit/marlene-mortler-will-hoehere-preise-fuer-alkohol-15516808.html, Zugriff am 29.11.2018).
Hibell B (2012) The 2011 ESPAD report. Substance use among students in 36 European countries. Stockholm: Swedish Council for Information on Alcohol and other Drugs.
Hilpert L, Wurdak M, Dirnberger I, Wolstei J (2014) Möglichkeiten der Einflussnahme von Eltern auf den Alkoholkonsum Jugendlicher. Eine Literaturanalyse. Prävention – Zeitschrift für Gesundheitsförderung 37: 56–58.
Hoppe R, Tekaat A (2015) Alkoholkonsum und Verkehrsunfallgefahren bei Jugendlichen. Bergisch Gladbach: Fachverlag NW.
Kalke J, Buth S (2009) Verhältnisorientierte Suchtprävention. proJugend 2, 4–8.
Kraus L, Piontek D (2011) Europäische Schülerstudie zu Alkohol und anderen Drogen 2011 (ESPAD). IFT Berichte 181. München: IFT Institut für Therapieforschung.
Kuttler H, Schmider F (2011) Filmriss, Koma, Suchtgefahren? Wie Eltern ihr Kind schützen können. Bonn: Balance Verlag.
Kuttler H, Schwendemann H, Reis O, Bitzer EM (2016) Developmental Hazards Among Young Alcohol Intoxicated Patients. The Journal of adolescent health official publication of the Society for Adolescent Medicine 59: 87–95.
Landesregierung von Baden-Württemberg (2017a) Twitter.com/Regierung BW, 27. Juni 2017, 13.00 Uhr. Ab Herbst soll es in #BaWü kein nächtliches #Alkoholverkaufsverbot mehr geben #bewusstgenießen Probleme mit Alkohol? (https://www.kenn-dein-limit.de/. Zugriff am 30.11.2018).

Literatur

Landtag von Baden-Württemberg (2017b) Drucksache 1/2741 vom 26.09.2017.

Landtag von Baden-Württemberg (2013) Mitteilung der Landesregierung: Evaluation der Regelungen zum Alkoholverkaufsverbot. Drucksache 15/3666. Stuttgart. (https://www.landtag-bw.de/files/live/sites/LTBW/files/dokumente/WP15/Drucksachen/3000/15_3666_D.pdf, Zugriff am 29.11.2018).

Marcus J, Siedler T (2014). Reducing binge drinking? The effect of a ban on late-night off-premise alcohol sales on alcohol-related hospital stays in Germany. Journal of Public Economics 123: 55–77.

Marthaler M (2017) Alkoholwerbung in sozialen Medien. SuchtMagazin 43: 37–39.

Merchlewicz M, Bartsch G (2011) Beobachtung von Alkoholwerbung in Deutschland. AMMIE – Alkohol Marketing Monitoring in Europe – Kurzbericht. Deutsche Hauptstelle für Suchtfragen. Hamm.

Morgenstern M, Isensee B, Sargent J, Hanewinkel R (2009) Jugendliche und Alkoholwerbung. Einfluss der Werbung auf Einstellung und Verhalten. Kiel: IFT Nord.

Orth B (2017) Der Alkoholkonsum Jugendlicher und junger Erwachsener in Deutschland. Ergebnisse des Alkoholsurveys 2016 und Trends. BZgA-Forschungsbericht. Köln.

Rabenberg M, Rommel A, Saß A-C (2016) Alkoholvergiftungen mit stationärer Behandlung. Journal of Health Monitoring 1: 22–28. (https://edoc.rki.de/handle/176904/2432, Zugriff am 19.12.2018).

Raithel J (2003) Riskante Verhaltensweisen im Jugendalter. Ein Literaturüberblick und eine lebensstilbezogene Forschungsperspektive. Zeitschrift für Soziologie der Erziehung und Sozialisation 23: 286–301.

Rehm J (2011) Die Globale Strategie zur Reduktion schädlichen Alkoholkonsums. SUCHT 57: 81–83.

Schaller K, Kahnert S, Mons U (2017) Alkoholatlas Deutschland 2017. Deutsches Krebsforschungszentrum (Hrsg.) Lengerich: Pabst.

Silbereisen RK, Reese A (2001) Substanzgebrauch: Illegale Drogen und Alkohol. In: Raithel J (Hrsg.) Risikoverhaltensweisen Jugendlicher. Formen, Erklärungen und Prävention. Wiesbaden: VS Verlag für Sozialwissenschaften. S. 131–153.

Spahlinger P (2017) Dot.Sys – Dokumentationssystem der Suchtvorbeugung – Ergebnisse der Datenerhebung 2015. Köln: Bundeszentrale für gesundheitliche Aufklärung. (http://www.suchtfragen.de/landesstellenbrief/2017/2017_04/Dot.sys.Bericht_2015.pdf, Zugriff am 02.11.2018).

Spiegel online (2018). Zu viele Tote Schottland führt Mindestpreis für Alkohol ein. Spiegel online vom 01.05.2018. (http://www.spiegel.de/gesundheit/ernaehrung/schottland-fuehrt-gesetzlichen-mindestpreis-fuer-alkohol-ein-a-1205664.html. Zugriff am 30.11.2018).

Statistisches Bundesamt (2018) Krankenhausdiagnosestatistik. Aus dem Krankenhaus entlassene vollstationäre Patienten (einschl. Sterbe- und Stundenfälle) 2000–2017. F10.0 - Psychische und Verhaltensstörungen durch Alkohol – Akute Intoxikation (akuter Rausch) Behandlungsland: Deutschland. Wiesbaden.

Steiner M, Knittel T, Zweers U (2008) Wissenschaftliche Begleitung des Bundesmodellprogramms »HaLT – Hart am LimiT« – Endbericht. Berlin, Basel: Prognos.

Stolle M, Sack P, Thomasius R (2009) Rauschtrinken im Kindes- und Jugendalter. Epidemiologie, Auswirkungen und Intervention. Deutsches Ärzteblatt 106: 323–327.

Stumpp G, Stauber B, Reinl H (2009) Jugendliche und Rauschtrinken (JuR): »Einflussfaktoren, Motivation und Anreize zum Rauschtrinken bei Jugendlichen«. Endbericht des Forschungsprojekts im Auftrag des Bundesministeriums für Gesundheit. Berlin.

Suchert V, Hanewinkel R, Morgenstern M (2014) Wahrgenommene Verfügbarkeit und Alkoholkonsum Jugendlicher im Längsschnitt. SUCHT 60: 279–287.

Weichold K (2008) Pathways to adolescent alcohol use in two east-german cohorts. Jena. Elsevier.

Weichold K, Wiesner MF, Silbereisen RK (2014) Childhood predictors and mid-adolescent correlates of developmental trajectories of alcohol use among male and female youth. Journal of youth and adolescence 43: 698–716.

WELT (2008) Drogenbeauftragte will es nicht so gemeint haben. Die Welt vom 20.12.2008. (https://www.welt.de/politik/article2910794/Drogenbeauftragte-will-es-nicht-so-gemeint-haben.html, Zugriff am 30.11.2018).

WELT (2013). Eltern von Komasäufern sollen 100 Euro zahlen. Die Welt vom 13.02.2013. (https://www.welt.de/politik/deutschland/article113597621/Eltern-von-Komasaeufern-sollen-100-Euro-zahlen.html, Zugriff am 30.11.2018).

Werberat (2018) Verhaltensregeln des Deutschen Werberats über die kommerzielle Kommunikation für alkoholhaltige Getränke (Fassung von 2009). (https://www.werberat.de/werbekodex/alkoholhaltige-getranke, Zugriff am 05.12.2018).

Wolstein J (2008) Gefahren des Rauschtrinkens aus medizinischer Sicht. pro Jugend – Fachzeitschrift Aktion Jugendschutz 3: 9–11.

World Health Organization (2018) Adolescent alcohol-related behaviours: trends and inequalities in the WHO European Region, 2002–2014. Observations from the Health Behaviour in School-aged Children (HBSC) WHO collaborative cross-national study. Copenhagen. (http://www.euro.who.int/__data/assets/pdf_file/0007/382840/WH15-alcohol-report-eng.pdf. Zugriff am 16.11.2018).

ZDF (2018) Volksdroge Alkohol – der legale Rausch. Film von Sanaz Saleh-Ebrahimi. (https://www.zdf.de/dokumentation/zdfzoom/zdfzoom-volksdroge-alkohol—der-legale-rausch-100.html, Zugriff am 05.12.2018).

10 Möglichkeiten und Grenzen bei der Evaluation der Effekte des bio-psycho-sozialen Modells aus der Perspektive der Sozialarbeitswissenschaft

Benjamin Löhner und Robert Lehmann

10.1 Einleitung

Im vorliegenden Kapitel geht es um die Frage, wie sozialarbeiterische Interventionen in der Suchthilfe hinsichtlich ihrer Wirkungen evaluiert werden können. Hierzu wird das bio-psycho-soziale Konstrukt der gesundheitsbezogenen Lebensqualität als Outcome-Parameter in den Blick genommen. Ausgehend von einer Annäherung an das Konzept und der Darstellung seiner Bedeutung für die Suchthilfe erfolgt die Beschreibung klassischer Ansätze der quantitativen Wirkungsforschung, um darauf aufbauend die methodischen Dilemmata in Kontexten der Sozialen Arbeit zu skizzieren. Mit dem Qualimeter (Infodrog 2016) wird anschließend ein sucht- und sozialarbeitsspezifisches Instrument zur Messung von Lebensqualität vorgestellt, um zuletzt anhand des Wirkungsradars (Ottmann und König 2018) eine Möglichkeit aufzuzeigen, wie die Wirkungen sozialer Dienstleistungen differenziert, pragmatisch und gegenstandsangemessen analysiert werden können.

10.2 Wirkungsforschung und evidence based practice (EBP) in der Sozialen Arbeit

In den letzten Jahren hat die Frage nach den Wirkungen professioneller Dienstleistungen handlungsfeldübergreifend in der Sozialen Arbeit an Bedeutung gewonnen. Auch von der Suchthilfe wird in diesem Zusammenhang erwartet, Hilfsangebote mit belastbaren Wirknachweisen zu hinterlegen (DHS 2014; Bürkle und Harter 2011).

Insbesondere in den Bereichen der Sozialen Arbeit, die inhaltliche und organisatorische Bezüge zum Gesundheitssystem aufweisen, werden Möglichkeiten und Grenzen der Wirkungsforschung vor allem im Kontext des ursprünglich aus der Medizin stammenden Konzepts der evidence based practice (EBP) verstärkt diskutiert. Ziel der EBP ist es, eine hochwertige Versorgung sicherzustellen und die professionelle Praxis mit dem besten verfügbaren wissenschaftlichen Wissen zu versorgen. Interventionen sollen hinsichtlich ihrer Wirkungen systematisch erforscht und die gewonnenen Erkenntnisse zusammen mit dem Erfahrungswissen von Praktiker/

-innen sowie den Werten und Interessen der Klient/-innen in der Hilfeplanung berücksichtigt werden (Baumgartner und Sommerfeld 2012).

In der Sozialen Arbeit führte der Diskurs um die EBP zu einer sehr umfangreichen und teilweise sehr emotional geführten Qualitätsdebatte (z. B. Albus et al. 2011; James 2016; Otto et al. 2010; Polutta 2010). Im Zentrum der Kritik stand dabei die Klassifikation verschiedener Forschungszugänge in der EBP, die klar das quantitative Paradigma priorisiert. Da in der Sozialen Arbeit und der Erziehungswissenschaft qualitative Forschungs- und Evaluationsmethoden eine große Bedeutung haben, überrascht es nicht, dass einige Autoren (z. B. Schulze-Krüdener 2007; Webb 2001) in dieser auf einfachen Kausalitätsannahmen basierenden Auswahl der wahrscheinlichkeitstheoretisch wirksamsten Maßnahmen eine unzulässige Verkürzung für die Soziale Arbeit sehen, obwohl einfache Ursache-Wirkungsbeziehungen in hochwertigen empirischen Wirkungsstudien schon lange nicht mehr State of the Art sind. Vielmehr versuchen komplexe multivariate Methoden Wahrscheinlichkeiten für partielle Effekte innerhalb eines ausdifferenzierten Wirkungsmodells abzubilden (Döring und Bortz 2016).

Die in der Frühphase der Diskussion um EBP befürchteten Standardisierungstendenzen und eine damit einhergehende Deprofessionalisierung der Sozialen Arbeit (z. B. Polutta 2010) erwiesen sich als unbegründet. Es zeigt sich vielmehr, dass die Anwendung der EBP durch eine strukturierte Verbindung von wissenschaftlichem Wissen und reflektiertem praktischen Handeln die Professionalisierung der Sozialen Arbeit maßgeblich unterstützt (Sommerfeld 2016). So ist es mit diesem Ansatz möglich, empirisch zu klären, was unter einer Good Practice in der Sozialen Arbeit zu verstehen ist (z. B. Gambrill 1999; James 2016). Andere Autoren artikulieren die Hoffnung, »[…] Ergebnisse der Wirkungsforschung [als Reflexionswissen] für eine moderne, gerechtigkeitsorientierte Soziale Arbeit zu nutzen […])« (Albus et al. 2011, S. 250), um so den Graben zwischen systematischer Forschung und Praxis überwinden zu können.

Ohne den hohen Wert der qualitativen Forschungs- und Evaluationsverfahren und der damit produzierten Erkenntnisse in Frage zu stellen, ist es dennoch sinnvoll, zusätzlich eine Ausrichtung der Sozialen Arbeit an empirischen Wirkungsstudien zu prüfen. Erste Versuche zeigen, dass dies möglich ist, wie z. B. für die Sozialtherapie in verschiedenen Settings herausgearbeitet werden konnte (Lehmann 2017). Entscheidend für eine sinnvolle Ausrichtung von Wirkungsstudien ist, dass die Sozialarbeitswissenschaft mit ihrer eigenen Expertise ihre Konzeption und Durchführung gestaltet. Dazu ist es unumgänglich, dass sie sich mit den Methoden der quantitativen Forschung verstärkt beschäftigt (Lehmann 2013) und aufbauend auf einem vertieften Verständnis der Statistik eigene Methoden entwickelt, die sowohl den Anforderungen der Mathematik als auch der Sozialen Arbeit genügen. Für die Suchthilfe soll im Folgenden aufgezeigt werden, welche Ansätze vorliegen, was sie leisten können und wo noch Entwicklungspotenziale liegen.

10.3 Das Konzept der gesundheitsbezogenen Lebensqualität und seine Bedeutung in der Suchthilfe

Um zu klären, wie Suchthilfe wirkt, ist zunächst das Wirkungsziel zu bestimmen. Die Frage nach den vorrangigen Suchtbehandlungszielen wird seit vielen Jahren kontrovers diskutiert. Lange Zeit herrschte in der Suchthilfe der Primat der Abstinenzorientierung. Die Realisierung einer dauerhaften Drogenfreiheit wird hier als das eigentliche Hauptziel von Behandlungsangeboten angesehen (Soyka und Preuss 2002). Einige Autoren kritisieren diese Abstinenzfixierung und fordern einen Paradigmenwechsel hin zur Verbesserung von Lebensqualität als oberstes Behandlungsziel (z. B. Gunter et al. 2002; Meili et al. 2004). Bis heute zeichnet sich in der Debatte kein Konsens ab. Es bleibt jedoch unbestritten, dass die Verbesserung von gesundheitsbezogener Lebensqualität eine zentrale Aufgabe von Hilfsangeboten in der Suchthilfe darstellt (Laudet 2011).

Die Ursprünge des Begriffs Lebensqualität liegen in der sozialwissenschaftlichen Forschung. Ab Mitte der 1970er Jahre wurden unter dem Terminus gesundheitsbezogene Lebensqualität vor allem »[…] gesundheitsnahe Aspekte des menschlichen Erlebens und Verhaltens […]« (Bullinger 2016, S. 176) in den Blick genommen. Noch immer existiert keine allgemein verbindliche Definition dieses Begriffs, weshalb eine operationale Definition vorgeschlagen wird. Gesundheitsbezogene Lebensqualität meint demnach ein multidimensionales, bio-psycho-soziales Konstrukt, welches das Wohlbefinden und die Funktionsfähigkeit aus der Perspektive der Patient/-innen und/ oder von Außenstehenden mit einbezieht (Bullinger 2014). »Grundlegende Dimensionen betreffen die körperliche Komponente (z. B. Beschwerden), die emotionale (z. B. Stimmung), die mentale (z. B. Konzentration), die soziale (z. B. Kontakte) und die alltagsfunktionale Komponente (z. B. Berufstätigkeit)« (ebd., S. 98 f.).

Die Abhängigkeit von Alkohol und anderen Drogen ist eine chronische Krankheit (McLellan 2002; McLellan et al. 2000; Meili et al. 2004), bei der Symptomfreiheit im Sinne einer lebenslangen Abstinenz nicht für alle Betroffenen realistisch ist. Deutschland verfügt über ein ausdifferenziertes Suchthilfesystem mit einer Vielzahl an professionellen Hilfsangeboten. Dennoch führt das Abhängigkeitssyndrom bei den Erkrankten häufig zu zahlreichen Folgeschäden im körperlichen, psychischen und sozialen Bereich, die sich deutlich auf die Funktionsfähigkeit, das Wohlbefinden und die Lebensgestaltung auswirken. Laudet (2011) stellt in einem Literaturreview fest, dass bei Suchtkranken die Lebensqualität im Durchschnitt niedriger ist als bei Menschen ohne Suchterkrankung. Eine Konsumreduktion führt zu einer Steigerung von Lebensqualität, andersherum ist die Steigerung von Lebensqualität im Rahmen von Behandlungen mit einer geringeren Rückfallgefahr assoziiert. Somit muss die Verbesserung von Lebensqualität bei Abhängigkeitserkrankten ein zentrales Ziel von Angeboten der Suchthilfe sein (z. B. Meili et al. 2004; Schuckit 1997; Schwoon und Wagner 2003). Entsprechend ist auch die Forderung berechtigt, dieses Konstrukt mehr als bisher im Rahmen suchthilfespezifischer Wirkungsevaluationen in den Blick zu nehmen (Laudet 2011; McLellan et al. 2000).

10.4 Ist Lebensqualität messbar?

Die Forschung hat in den letzten Jahrzehnten hunderte verschiedene Instrumente zur Messung von gesundheitsbezogener Lebensqualität hervorgebracht (McDowell 2006). Gemeinsam ist den meisten Verfahren, dass Lebensqualität aus subjektiver Sicht der Befragten und unter Einbezug verschiedener bio-psycho-sozialer Dimensionen erfasst wird. Abseits dessen unterscheiden sich die Instrumente hinsichtlich ihrer inhaltlichen Ausrichtung, den Anwendungsbereichen und den methodischen Eigenschaften.

Dabei ist zu beachten, dass es sich bei gesundheitsbezogener Lebensqualität um ein latentes Konstrukt handelt, welches nur indirekt über spezifische Indikatoren (z. B. körperliche Funktionen, soziale Beziehungen, zufriedenstellende Alltagsgestaltung) erfasst werden kann (Schumacher et al. 2003). Für adäquate Operationalisierungen müssen deshalb die subjektiven Alltagserfahrungen der anvisierten Zielgruppe mit einbezogen werden (Bullinger 1997). Kohlmann (2014) formuliert Kriterien zur Bewertung und Auswahl von Instrumenten zur Messung von gesundheitsbezogener Lebensqualität. Der Katalog umfasst neben den klassischen Gütekriterien wissenschaftlicher Forschung auch Aspekte wie die Angemessenheit bezogen auf die Studienfragestellung, die Akzeptanz des Erhebungsverfahrens bei den Befragten und die Praktikabilität in der Anwendung. Hohe Qualitätsansprüche sind vor allem auch deshalb essentiell, weil unterschiedliche Faktoren Lebensqualitätsmessungen verzerren können. Boecker und Weber (2018) führen in diesem Zusammenhang das Unzufriedenheitsdilemma (objektiv gute Lebensumstände werden von Befragten subjektiv als schlecht bewertet) und das Zufriedenheitsparadox (hohe Zufriedenheitswerte trotz objektiv schlechter Lebensverhältnisse) an.

10.5 Ansätze der Wirkungsforschung in der Sozialen Arbeit

Eine Wirkung ist im wissenschaftlichen Sinne eine Veränderung (etwa der gesundheitsbezogenen Lebensqualität), die ursächlich auf eine Maßnahme zurückgeführt werden kann. Unter Wirkungsforschung versteht man demnach wissenschaftliche Verfahren, die Veränderungen anhand geeigneter Instrumente möglichst exakt messen und Ursache-Wirkungs-Zusammenhänge mit hoher Wahrscheinlichkeit herstellen können.

Hierfür werden klassischerweise quantitativ-statistische Zugänge gewählt. Voraussetzung sind erstens Vorher-Nachher-Messungen zu mindestens zwei Messzeitpunkten (sog. Längsschnittuntersuchungen) und zweitens eine kausale Rückführung der Veränderungen auf die durchgeführte Intervention anhand spezieller Untersuchungsdesigns (Döring und Bortz 2016). Ideal sind randomisiert-kontrollierte Experimente (RCT), bei denen Messungen in mindestens einer Experimental- und einer Kontrollgruppe durchgeführt werden. Um möglichst viele Störvariablen auszuschalten, werden die Gruppen randomisiert gebildet und die Behandlungen möglichst standardisiert oder manualisiert durchgeführt.

Ist eine Randomisierung nicht möglich, werden statistische Methoden wie etwa die Parallelisierung der Stichproben (ebd.) oder das propensity score matching (Guo und Fraser 2010) angewandt, um annähernd vergleichbare Effekte zu erzielen. Zwar existieren noch weitere Forschungsdesigns, die bei Wirkungsanalysen eingesetzt werden (Plé 2015), diese können jedoch an dieser Stelle nicht umfassend dargestellt werden.

Das Testen komplexer psychosozialer Interventionen mit RCTs, wie etwa geschehen im Rahmen der großangelegten sogenannten bundesdeutschen Heroinstudie (Haasen und Verthein 2008), ist nur mit beträchtlichem finanziellen und forschungstechnischen Aufwand möglich. In vielen Fällen ist die Durchführung von RCTs in der Sozialen Arbeit schwer zu realisieren, etwa weil keine Kontrollgruppe gebildet werden kann, die Fallzahlen zu gering sind oder weil sich die randomisierte Zuweisung zu einem Hilfsangebot aus ethischen Gründen verbietet (Baumgartner und Sommerfeld 2012). Ebenso ist die Durchführung gleichbleibender Interventionen über alle Fälle hinweg oft nur eingeschränkt möglich (Schulze-Krüdener 2007).

Daher kann für Fragestellungen der Sozialen Arbeit in der Suchthilfe nicht einfach ein klassisches Wirkungsforschungsdesign verwendet werden, sondern es müssen spezialisierte Zugänge entwickelt werden, die sowohl eine angepasste Messung der Lebensqualität ermöglichen als auch den Spezifika der Sozialen Arbeit Rechnung tragen. Im Folgenden werden zwei Ansätze vorgestellt, die für diese Aufgabe geeignet wären.

10.6 Messung von Lebensqualität in der Suchthilfe – Qualimeter

Als Beispiel für ein mögliches Verfahren zur Messung von Lebensqualität soll an dieser Stelle das *Qualimeter* (Hellmüller und Bollag 2014; Infodrog 2016) vorgestellt werden. Es handelt sich dabei um ein sucht- und sozialarbeitsspezifisches Instrument, entwickelt von der Stiftung Sucht Basel und der Fachhochschule Nordwestschweiz. Konzeptionelle Grundlage bilden insgesamt sieben bereits existierende Lebensqualitätsfragebögen (Short Form-36 Health Survey (Stieglitz 1999), WHO-QOL (WHOQOL Group 1995), WHO-QOL 100 (Ravens-Sieberer und Cieza 2000), WHO Disability Assessment Schedule 2.0 (Üstün et al. 2010), Berliner Lebensqualitätsprofil (Priebe et al. 1995), Goal Attainment Scaling (Kiresuk und Sherman 1968), die Fähigkeitenliste nach Martha C. Nussbaum (Nussbaum 1999)). Diese erfassen inhaltlich alle relevanten Problembereiche von Abhängigen und liegen in deutscher Übersetzung vor.

Auf dieser Basis wurde mit dem Qualimeter ein Instrument zur Erhebung von gesundheitsbezogener Lebensqualität entwickelt, das gleichzeitig auch als Arbeitshilfe im Suchthilfealltag eingesetzt werden kann. Die Operationalisierungen der einzelnen Lebensqualitätsindikatoren erfolgte in einem kooperativen Prozess mit Klient/-innen und Fachkräften zweier Suchthilfeeinrichtungen in der Schweiz. Die Themenbereiche umfassen Wohnen, Arbeit/Tagesstruktur, Freizeitgestaltung, Delinquenz/Juristisches, Finanzen/Administration, Familie, Physische Gesundheit, Psychische Gesundheit, Suchtmittel, Beziehungen, Sexualität und Identität. Jeder Bereich wird durch vier Fragen konkretisiert, die anhand einer Skala beantwortet werden können.

Mit dem Qualimeter können Veränderungen der subjektiven Einschätzung von Lebensqualität bei Klient/-innen in der Suchthilfe dokumentiert werden. Die Stärke des Instruments liegt in seiner Multifunktionalität als methodisch fundiertes Mess- und praxistaugliches Arbeitsinstrument. Dies könnte tendenziell den systematischen Einsatz in Arbeitsfeldern der Suchthilfe fördern. Darüber hinaus ist das Qualimeter eines von wenigen suchtspezifischen Instrumenten, welches insbesondere die sozioökonomischen und psychosozialen Aspekte von Lebensqualität in den Blick nimmt. Somit eignet es sich in besonderem Maße für den Einsatz in Kontexten der Sozialen Arbeit.

Die Schwächen des Instruments liegen noch in seiner Bewertung hinsichtlich der wissenschaftlichen Gütekriterien. Die Inhaltsvalidität ist gegeben, bezogen auf Reliabilität und Objektivität konnte das Qualimeter zwar im wissenschaftlich begleiteten Implementierungsprozess standhalten, jedoch steht eine abschließende Prüfung hinsichtlich der Gütekriterien noch aus (Infodrog 2016). Aufgrund der partizipativen Datenerhebung ist das Instrument anfällig für Verzerrungseffekte in Form von sozial erwünschten Antworten. Für den Einsatz in der Wirkungsforschung müssten zudem diejenigen Lebensqualitätsindikatoren des Qualimeters identifiziert werden, die tatsächlich im Rahmen der untersuchten Maßnahme beeinflusst werden sollen. Das Instrument ist als Stand-Alone-Tool in der Wirkungsforschung nicht ausreichend, zur validen Messung von Wirkzusammenhängen sind die Konstruktion einer Vergleichsgruppe und die Erhebung weiterer Daten (z. B. zum Konsumstatus) notwendig.

10.7 Die Realistic Evaluation am Beispiel des Wirkungsradars

Verortet im wissenschaftlichen Realismus geht der Ansatz der Realistic Evaluation (Pawson und Tilley 1997) davon aus, dass soziale Maßnahmen nicht immer gleich wirken, sondern die Effekte entscheidend von den jeweiligen Kontextbedingungen abhängen. Im Rahmen der Realistic Evaluation lautet die zentrale Frage: Welche Maßnahme wirkt für welche Zielgruppe unter welchen Bedingungen? (ebd.). Bei Evaluationen nach diesem Paradigma kommt häufig ein Mix aus quantitativen und qualitativen Methoden zur Anwendung (Haunberger und Baumgartner 2017).

10.7 Die Realistic Evaluation am Beispiel des Wirkungsradars

Basierend auf diesem Konzept der Realistic Evaluation entwickelte das Institut für Praxisforschung und Evaluation der Evangelischen Hochschule Nürnberg das Wirkungsradar (Ottmann und König 2018). Die Möglichkeiten dieser Toolbox sollen im Folgenden am Beispiel der Förderung von Lebensqualität als Outcome-Kriterium sozialer Interventionen veranschaulicht werden.

Die Anwendung des Wirkungsradars setzt einen differenzierten Umgang mit dem Begriff Wirkung voraus. Von dieser ist nur dann die Rede, wenn tatsächlich ein empirisch valider Kausalitätsnachweis erfolgt. In allen anderen Fällen werden die Begriffe Veränderung, Effekt und Wirkungsplausibilisierung verwendet.

Die Wirkungsanalyse mit dem Wirkungsradar erfolgt in sechs Stufen.

Stufe 1: Wirkmodell erstellen

Zur Erstellung eines Wirkmodells werden zuerst Dokumente zur Maßnahme (z. B. Konzeptionen) analysiert und nach passenden theoretischen Bezügen gesucht. Im Zusammenhang mit der Verbesserung von gesundheitsbezogener Lebensqualität könnte hier etwa der Capability Approach (Nussbaum und Sen 1993) herangezogen werden. Auf dieser Basis werden in einem partizipativen Prozess zwischen Evaluator/-innen und Programmbeteiligten mit qualitativen Methoden vermutete Wirkstränge der Maßnahme herausgearbeitet und ein Wirkmodell konstruiert.

Stufe 2: Effekte identifizieren

Ziel ist die Messung von Veränderungen der im Wirkmodell herausgearbeiteten zentralen Wirkungsindikatoren. Hierfür werden passende Erhebungsinstrumente verwendet, im Zusammenhang mit Effekten auf die gesundheitsbezogene Lebensqualität beispielsweise das vorgestellte Qualimeter. Nach Auswertung und Interpretation der Daten wird von den Evaluator/-innen und dem Auftraggeber gemeinsam entschieden, ob ein kausaler Wirkungsnachweis oder einzig eine Wirkungsplausibilisierung erfolgen soll.

Stufe 3: Wirkungen nachweisen

Bei der Anwendung des Wirkungsradars erfolgt der kausale Wirkungsnachweis anhand quasi-experimenteller Designs, wobei mögliche Störvariablen in der Vergleichsgruppe anhand des propensity score matching (Guo und Fraser 2010) ausbalanciert werden. Ziel ist es, die gemessenen Veränderungen mit größtmöglicher Wahrscheinlichkeit kausal auf die Maßnahme zurückzuführen.

Stufe 4: Wirkmechanismen analysieren

In diesem zentralen Schritt werden die Gründe für die eingetretene Veränderung untersucht. Die im Wirkmodell formulierten Wirkmechanismen werden statistisch und qualitativ analysiert. Hier könnte z. B. über einen qualitativ-reflexiven Zugang versucht werden, die subjektive Bedeutung von Gruppenangeboten für die Verbesserung der Lebensqualität zu ergründen. Auf dieser Stufe geht es insbesondere um die Generierung theoriebildenden Wissens für die Praxis und möglicherweise auch um das Finden von Anhaltspunkten für die Maßnahmenoptimierung.

Stufe 5: Effizienz belegen

Die Bewertung der Effizienz einer Maßnahme erfolgt anhand des Social Return On Investment (Wagner und Halfar 2011a, 2011b). Dieser Ansatz stellt die Mittel, die in eine Maßnahme oder Einrichtung der Sozialen Arbeit investiert wurden, den monetarisierbaren Wirkungen gegenüber. Durch seine modulare Struktur werden die Wirkungen, die direkt monetär messbar sind, von Modellannahmen, die auf unterschiedlich starken empirischen Evidenzen beruhen, methodisch sauber getrennt dargestellt. So ist es mit diesem Modell möglich, die verschiedenen Wirkungsebenen mit den jeweils passenden Methoden zu untersuchen und die Wirkungen nachvollziehbar darzustellen.

Stufe 6: Ergebnisse berichten

Die Ergebnisberichterstattung erfolgt anhand unterschiedlicher Formate. Speziell die praxisrelevanten Erkenntnisse sollen adäquat aufbereitet werden, um einen Forschungs-Praxis-Transfer zu ermöglichen.

10.8 Fazit

Die Förderung gesundheitsbezogener Lebensqualität hat in der Suchthilfe einen hohen Stellenwert. Es ist deshalb nachvollziehbar, dass Anbieter sozialer Dienstleistungen ein solch zentrales Handlungsziel mit empirisch validen Wirknachweisen hinterlegen möchten. Klassische Ansätze der Wirkungsforschung gelangen jedoch aufgrund der Komplexität in der Sozialen Arbeit an ihre Grenzen. Somit ist die Sozialarbeitsforschung gefordert, ein eigenes, gegenstandsangemessenes Instrumentarium für die Wirkungsanalyse zu entwickeln.

Zwei Beispiele hierfür wurden im vorliegenden Beitrag skizziert. Neben der Entwicklung spezifischer Messinstrumente und der Durchführung passender Evaluationsdesigns erscheint jedoch vor allem die Öffnung der Sozialarbeitswissenschaft gegenüber quantitativen Forschungszugängen von Bedeutung (Lehmann 2013).

Durch die spezifische Anpassung statistischer Verfahren an die Gegebenheiten in der Sozialen Arbeit könnten valide Wirknachweise erbracht werden, um damit Einfluss zu nehmen auf die gängigen Evidenzkategorien der EBP. Darüber hinaus kann eine zusätzliche Verschränkung mit den bewährten qualitativ-reflexiven

Methoden theoriebildendes Wissen generieren, das einerseits der Praxis im Feld nützt und gleichzeitig zum Aufbau eines eigenständigen professionellen Wissenskorpus in der Sozialen Arbeit beiträgt.

Literatur

Albus S, Micheel H-G, Polutta A (2011) Der Wirkungsdiskurs in der Sozialen Arbeit und seine Implikationen für die empirische Sozialforschung. In: Oelerich G, Otto H-U (Hrsg.) Empirische Forschung und Soziale Arbeit. Wiesbaden: VS Verlag für Sozialwissenschaften. S. 243–251.

Baumgartner E, Sommerfeld P (2012) Evaluation und evidenzbasierte Praxis. Grundriss Soziale Arbeit. Wiesbaden: VS Verlag für Sozialwissenschaften.

Boecker M, Weber M (2018) Bedarf, Steuerung, Wirkung – zur Gestaltbarkeit sozialer Leistungserbringung im Dreiecksverhältnis. ARCHIV für Wissenschaft und Praxis der sozialen Arbeit 49: 4–17.

Bürkle S, Harter K (2011) Perspektiven einer zukunftsorientierten ambulanten regionalen Suchthilfe. Diskussionspapier. Freiburg i. Br.: Caritas Suchthilfe e. V. CaSu. (http://www.caritas-suchthilfe.de/cms/contents/caritas-suchthilfe.d/medien/dokumente/positionen-und-stell/ambulante-regionale/11-03-18diskussionspapierambulantesuchthilfe.pdf?d=a&f=o, Zugriff am 20.12.2018).

Bullinger M (1997) Lebensqualitätsforschung. Bedeutung-Anforderung-Akzeptanz. Stuttgart: Schattauer.

Bullinger M (2014) Das Konzept der Lebensqualität in der Medizin – Entwicklung und heutiger Stellenwert. Zeitschrift für Evidenz, Fortbildung und Qualität im Gesundheitswesen 108: 97–103.

Bullinger M (2016) Zur Messbarkeit von Lebensqualität. In: Kovács L, Kipke R, Lutz R (Hrsg.) Lebensqualität in der Medizin. Wiesbaden: Springer Fachmedien Wiesbaden. S. 175–188.

Deutsche Hauptstelle für Suchtfragen (DHS) (2014) Suchthilfe und Versorgungssituation in Deutschland. Hamm. (http://www.kbs-bayern.de/fileadmin/user_upload/kbs/Suchthilfeund Versorgungssituation-DHS-Systemanalyse2014.pdf, Zugriff am 11.10.2018).

Döring N, Bortz J (2016) Forschungsmethoden und Evaluation in den Sozial- und Humanwissenschaften. 3. Auflage. Berlin, Heidelberg: Springer.

Gambrill E (1999) Evidence-Based Practice: An Alternative to Authority-Based Practice. Families in Society: The Journal of Contemporary Social Services 80: 341–350.

Gunter K, Körkel J, Schmalz U (2002) Alkoholabhängigkeit erkennen und behandeln. Mit literarischen Beispielen (Lehrbuch). 2. Auflage. Bonn: Psychiatrie-Verlag.

Guo S, Fraser MW (2010) Propensity score analysis: Statistical methods and applications. Advanced quantitative techniques in the social sciences. Thousands Oaks, CA: Sage.

Haasen C, Verthein U (2008) Das bundesdeutsche Modellprojekt zur heroingestützten Behandlung Opiatabhängiger. Bd. 1-3. Schriftenreihe des Bundesministeriums für Gesundheit und Soziale Sicherung. Baden-Baden: Nomos.

Haunberger S, Baumgartner E (2017) Wirkungsevaluationen in der Sozialen Arbeit mittels Realistic Evaluation: empirische Anwendungen und methodische Herausforderungen. Zeitschrift für Evaluation 16: 121–145.

Hellmüller U, Bollag R (2014) Innovative Methoden zur Wirkungsforschung in der stationären Suchttherapie – Messung von Veränderung von Lebensqualität. Olten: Fachhochschule Nordwestschweiz.

Infodrog (2016) QuaTheDA-E – Beschreibung des Qualimeter, Stiftung Sucht, Basel. Basel.

James S (2016) »Inside the Belly of the Beast« – Möglichkeiten und Grenzen der evidenzbasierten Praxis. In: Borrmann S, Thiessen B (Hrsg.) Wirkungen Sozialer Arbeit – Potentiale und Grenzen der Evidenzbasierung für Profession und Disziplin. Opladen, Berlin, Toronto: Budrich. S. 143–160.
Kiresuk TJ, Sherman RE (1968) Goal attainment scaling: A general method for evaluating comprehensive community mental health programs. Community Mental Health Journal 4: 443–453.
Kohlmann T (2014) Messung von Lebensqualität: So einfach wie möglich, so differenziert wie nötig. Zeitschrift fur Evidenz, Fortbildung und Qualität im Gesundheitswesen 108: 104–110.
Laudet AB (2011) The Case for Considering Quality of Life in Addiction Research and Clinical Practice. Addiction science & clinical practice 6: 44–55.
Lehmann R (2013) Warum die Sozialarbeitsforschung quantitative Methoden entwickeln muss. Neue Praxis 53: 73–78.
Lehmann R (2017) Wirkung und Wirksamkeit sozialtherapeutisch profilierter Intervention. In: Lammel UA, Pauls H (Hrsg.) Sozialtherapie. Sozialtherapeutische Interventionen als dritte Säule der Gesundheitsversorgung. Dortmund: Verlag Modernes Lernen Borgmann. S. 233–242.
McDowell I (2006) Measuring Health. A Guide to Rating Scales and Questionnaires. 3rd edition. Oxford: University Press.
McLellan AT (2002) Have we evaluated addiction treatment correctly? Implications from a chronic care perspective. Addiction 97: 249–252.
McLellan AT, Lewis DC, O'Brien CP, Kleber HD (2000) Drug Dependence, a Chronic Medical Illness. JAMA 284: 1689.
Meili D, Dober S, Eyal E (2004). Jenseits des Abstinenzparadigmas – Ziele in der Suchttherapie. Suchttherapie 5: 2–9.
Nussbaum M (1999). Gerechtigkeit oder das gute Leben. Berlin: Suhrkamp Verlag.
Nussbaum M, Sen A (1993). The Quality of Life. Oxford: Clarendon Press.
Ottmann S, König J (2018). Was wirkt wie? – Konzeptionelle Überlegungen zur Messung und Analyse von Wirkungen in der Sozialen Arbeit. Der Wirkungsradar des Instituts für Praxisforschung und Evaluation der Evangelischen Hochschule Nürnberg. Forschung, Entwicklung, Transfer – Nürnberger Hochschulschriften, Nr. 29. Nürnberg: Evangelische Hochschule Nürnberg. S. 1–46.
Otto H-U, Polutta A, Ziegler H (2010) Zum Diskurs um evidenzbasierte Soziale Arbeit. In: Otto H-U, Polutta A, Ziegler H (Hrsg.) What Works – Welches Wissen braucht die Soziale Arbeit? Opladen, Farmington Hills, MI: Budrich. S. 7–28.
Pawson R, Tilley N (1997) Realistic Evaluation. London, UK: SAGE.
Plé B (2015) Wirkungsanalysen und ihre Forschungsdesigns: Kritische Gegenüberstellung ihrer konzeptionellen und methodologischen Herangehensweise im Hinblick auf mögliche Komplementaritäten und Anwendungen für die Beratungswissenschaften. Zeitschrift für Beratungswissenschaften & Managementwissenschaften 2: 25–38.
Polutta A (2010) Wirkungsorientierung und Profession. Soziale Passagen 2: 47–62.
Priebe S, Gruyters T, Heinze M, Hoffmann C, Jäkel A (1995) Subjektive Evaluationskriterien in der psychiatrischen Versorgung – Erhebungsmethoden für Forschung und Praxis. Psychiatrische Praxis 20: 140–144.
Ravens-Sieberer U, Cieza A (2000) Lebensqualität und Gesundheitsökonomie in der Medizin. Konzepte – Methoden – Anwendungen. Landsberg: ecomed.
Schuckit M (1997) Goals Of Treatment. In: Galanter M Kleber H (Hrsg.) Textbook Of Substance Abuse Treatment. Washington: American Psychiatric Press.
Schulze-Krüdener J (2007) Wissen, was in der Sozialen Arbeit wirkt! Bremen: APOLLON University Press.
Schumacher J, Klaiberg A, Brähler E (2003) Diagnostik von Lebensqualität und Wohlbefinden – Eine Einführung. In: Schumacher J, Klaiberg A, Brähler E (Hrsg.) Diagnostische Verfahren zu Lebensqualität und Wohlbefinden. Göttingen: Hogrefe. S. 329.
Schwoon D, Wagner H (2003) Der Qualifizierte Entzug – mehr als eine Entgiftung. In: Krausz M, Haasen C, Naber D (Hrsg.) Pharmakotherapie der Sucht. Basel: Karger.

Sommerfeld P (2016) Evidenzbasierung als ein Beitrag zum Aufbau eines professionellen Wissenskorpus in der Sozialen Arbeit. In: Borrmann S, Thiessen B (Hrsg.) Wirkungen Sozialer Arbeit. Opladen [u. a.]: Budrich. S. 21–42.

Soyka M, Preuss U (2002) Therapie der Abhängigkeit: Grundkonzepte. In: Möller H (Hrsg.) Therapie psychiatrischer Erkrankungen. Stuttgart: Thieme.

Stieglitz R-D (1999) SF-36. Fragebogen zum Gesundheitszustand. Göttingen: Hogrefe. Zeitschrift für Klinische Psychologie und Psychotherapie 28: 143–145.

Üstün TB, Chatterji S, Kostanjsek N, Rehm J, Kennedy C, Epping-Jordan J, Saxena S, Korff, M von, Pull C (2010) Developing the World Health Organization Disability Assessment Schedule 2.0. Bulletin of the World Health Organization 88: 815–823.

Wagner B, Halfar B (2011a) Soziales wirkt. Teil 1: Der Social Return on Investment bewährt sich in der Praxis. BFS-Info 10: 12–17.

Wagner B, Halfar B (2011b) Soziales wirkt. Teil 2: Wirkungsorientiertes Controlling. BFS-Info 11: 12–17.

Webb SA (2001) Some considerations on the validity of evidence-based practice in social work. British Journal of Social Work 31: 57–79.

WHOQOL Group (1995) The World Health Organization Quality of Life assessment (WHOQOL): position paper from the World Health Organization. Social science & medicine 41: 1403–1409.

11 Ist das bio-psycho-soziale Modell mehr als eine Metapher?

Peter Sommerfeld

»Bio-psycho-soziales Menschenbild [...]. Also ich finde das als Definition gut, aber, wenn wir unsere 450 Mitarbeiter/innen befragen, dann haben wir 450 verschiedene Antworten. Es hat Keine/r eine Ahnung, was damit gemeint ist, außer dass es sich gut macht. Ich finde die Absicht dahinter ja gut, dass man sowas hat, aber das muss mit Inhalt gefüllt werden.« (Hollenstein und Sommerfeld 2009, S. 193)
Leitender Oberarzt, psychiatrische Klinik, integrierte Versorgung

11.1 Rahmung

Das vorangestellte Zitat stammt aus einer Arbeitsfeldanalyse, die wir 2007 durchgeführt haben (Hollenstein und Sommerfeld 2009). Es ist natürlich nicht repräsentativ. Doch es verdeutlicht, dass das bio-psycho-soziale Modell zwar im Feld der Psychiatrie ebenso wie in der Suchthilfe (seit längerem) präsent ist, seine Konkretisierung aber nicht unbedingt in der Praxis, hier der Psychiatrie, realisiert ist. Es hat, so meine These, die Funktion einer guten Metapher: Einerseits wird der – moralische oder funktionale – Anspruch (etwas ist gut) darin verpackt und aufrechterhalten, auch und gerade dann, wenn er nicht eingelöst wird. Metaphern verschleifen aufgrund ihrer Unterdeterminiertheit etwaige Differenzen, sei es im Hinblick auf den Anspruch selbst oder auf die Kooperation beteiligter Akteure im Hinblick auf die Realisierung des Anspruchs. Will man den Anspruch tatsächlich realisieren – darauf weist der zitierte Oberarzt hin – muss man die Metapher mit Inhalt füllen. Dazu soll hier ein Beitrag geleistet werden.

Eine weitere Frage gilt der Gestaltung der interprofessionellen Zusammenarbeit. Diese interprofessionelle Zusammenarbeit interessierte uns schon in unserer Arbeitsfeldanalyse im Kontext der »integrierten Psychiatrie«. Das Hauptergebnis war die Feststellung einer »Unterbelichtung der sozialen Dimension« und eine damit einhergehende »funktionale Engführung« der Sozialen Arbeit (Sommerfeld und Rüegger 2013).

Im Feld der Suchthilfe ist die Soziale Arbeit ein wichtiger kollektiver Akteur. Sie stellt in Deutschland mit 60 % der Beschäftigten die größte Berufsgruppe (DGSAS 2016, S. 6). Dieses relative quantitative Gewicht ist mindestens zu Teilen das Ergebnis der Tatsache, dass Sucht über längere Zeit als soziales Problem kodiert wurde. Mit der Bedeutungsverlagerung hin zu einem Verständnis von Sucht als Krankheit wird Sucht heute primär als medizinisches Problem kodiert. Die damit einhergehende Hegemonie des medizinischen Diskurses zeigt sich z. B. in publizierten Fachbeiträgen zur Behandlung von Sucht: Die soziale Dimension und mit ihr die Soziale Arbeit bleibt auch hier und heute (qualitativ) unterbelichtet, selbst dann, wenn die Beiträge aus den Reihen der Sozialen Arbeit selbst kommen, und alle Beiträge stets »Multiprofessionalität« oder »Interprofessionalität« nicht nur mitlaufen lassen, sondern betonen (Sommerfeld 2016). Indem die Unschärfe des bio-psycho-sozialen Modells nicht aufgeklärt wird, kann es als Metapher dienen. Dies ist insofern funktional, als die verschiedenen Professionen dadurch in ein befriedetes Verhältnis zueinander gesetzt werden, das im beruflichen Alltag weitgehend konfliktarm funktioniert.

Meine Kritik an dieser dominanten Form der Strukturierung der Suchthilfe besteht darin, dass unterhalb der befriedeten Oberfläche die Hegemonie der dominanten Leitorientierung machtvoll wirkt und nicht nur wirksam die Berufsgruppen zueinander in Beziehung setzt, *sondern dadurch auch den inhaltlichen Zuschnitt der Behandlungen strukturiert*. Das wäre an sich kein Problem, wenn dies nicht dazu führen würde, dass mit der sozialen Dimension und dem unbefriedigend ausgearbeiteten bio-psycho-sozialen Modell ein großes, entscheidendes Potenzial weitgehend ungenutzt bleiben würde, nämlich das von der sozialen Dimension ausgehende Wirkungspotenzial. Es könnte sich also lohnen, Sucht entgegen den aktuell zu beobachtenden Tendenzen wieder vermehrt auch als soziales Problem zu verstehen. Es könnte sich lohnen, das bio-psycho-soziale Modell insgesamt, aber vor allem im Hinblick auf die Behandlung von Sucht, besser auszubauen, es mit Inhalt zu füllen, und zwar mit einer besonderen Gewichtung der sozialen Dimension. Das bio-psycho-soziale Modell ist jedenfalls grundsätzlich als übergeordnetes Modell geeignet (Obrecht 2005a), mit dem die differenten Ausrichtungen und Funktionen der beteiligten Professionen so aufeinander bezogen werden könnten, dass eine interprofessionelle Arbeitsteilung auf der Basis *funktionaler Komplementarität* gedacht und somit fachlich begründet werden kann, ohne die jeweiligen Funktionen vorschnell und hegemonial engzuführen. Dazu müsste das bio-psychosoziale Modell allerdings mehr sein als nur eine Metapher. Die folgenden Ausführungen zeigen, wie dies aus der Perspektive der theoretischen Sozialen Arbeit aussehen könnte. Sie verstehen sich als Beitrag zu einer ernsthaft zu führenden interprofessionellen Auseinandersetzung über den Gegenstand und die funktional sinnvolle Arbeitsteilung in der Suchthilfe vor dem Hintergrund des bio-psycho-sozialen Modells.

11.2 Zur Wirkmächtigkeit der sozialen Dimension: die sozialepidemiologische Evidenz

Über die große Bedeutung sozialer Determinanten im Hinblick auf Gesundheit und Krankheit im Allgemeinen kann es heute keinen Zweifel mehr geben (▶ Kap. 7 und 8). Nehmen wir die Wirkmächtigkeit der sozialen Dimension als Determinante von Krankheit als erwiesenes Faktum. Hinzu kommt erstens: Eine schwere Sucht erzeugt nicht nur körperliche und psychische Folgeprobleme, sondern auch soziale. »Verglichen mit der Gesamtbevölkerung sind abhängige Menschen häufiger arbeitslos, fürsorgeabhängig, verschuldet oder verfügen öfter über eine instabile Wohnsituation, wobei sich diese Faktoren gegenseitig bedingen und verstärken können« (Bundesamt für Gesundheit 2015, S. 40). Sie verstärken sich nicht nur gegenseitig, sondern haben selbst wieder einen Einfluss auf den Verlauf der Sucht, werden also zirkulär zu Determinanten. Zweitens: Mit der Sucht sind Angehörige, Arbeitskolleg/-innen, Freunde und vor allem Kinder mitbetroffen. In der Schweiz geben 14,4 % der Befragten einer repräsentativen Studie an, dass ein Alkohol- oder Drogenproblem in der Familie besteht (Marmet und Gmel 2015, S. 38).

Die Faktenlage belegt, dass die Perspektive der Sozialen Arbeit auf Sucht, also Sucht als soziales Problem zu kodieren, grundsätzlich begründet ist. Interessanter im Hinblick auf die Ausarbeitung des bio-psycho-sozialen Modells sind neuere Arbeiten in der Sozialepidemiologie, die den gemessenen Zusammenhang zwischen sozialen Verhältnissen und individueller Krankheit/Gesundheit erklären wollen. Berkman und Krishna haben ein empirisch sehr gut abgestütztes Pfadmodell vorgelegt, mit dem dieser Anspruch eingelöst werden kann. Das Modell beschreibt die verschiedenen relevanten Dimensionen von den sozialstrukturellen (Makro-)Bedingungen über soziale Netzwerke auf der Meso-Ebene zu psycho-sozialen Mechanismen auf der mikro-sozialen Ebene (u. a. »social support, social influence, social engagement, access to ressources«) zu sogenannten »pathways« auf der psychischen Ebene (vor allem gesundheitsbezogenes Verhalten) und psychische Mechanismen (Selbstwirksamkeit, Coping etc.) bis hin zu den »physiological pathways« (z. B. »HPA axis response, allostatic load, immun function«) (Berkman und Krishna 2014, S. 242). Alle Elemente des Wirkungsfades sind über diverse Meta-Analysen solide empirisch belegt. Es sind Mechanismen benannt, die erklären, wie aus sozialstruktureller Benachteiligung chronische Krankheit wird: Die sozialstrukturellen Bedingungen auf der Makro-Ebene (Kultur, sozio-ökonomische Faktoren, Politik) geben den Rahmen vor, in dem sich soziale Netzwerke bilden, die aufgrund ihrer Position in der vertikal und horizontal differenzierten Gesellschaft unterschiedliche Strukturen und Charakteristika ausbilden. Dementsprechend bilden sie unterschiedliche Gelegenheiten für die psychosozialen Prozesse, die über die »pathways« der psychischen Mechanismen, des Verhaltens und schließlich der physiologischen »pathways« einen Impact auf die Gesundheit der Individuen entfalten. Dieses Modell bündelt in sozialepidemiologischer Perspektive die empirische Evidenz. Es erklärt die Wirkungsrichtung vom Sozialen auf die individuelle Gesundheit. Mit dem Modell werden alle drei Ebenen des bio-psycho-sozialen Modells in konsistenter Weise verknüpft, aber es hat die Form einer Einbahnstraße (von der Gesellschaft zu physiologischen Prozessen).

11.3 Zur Komplexität bio-psycho-sozialer Dynamik und ihrer theoretischen Modellierung

Ein sachlicher Grund, warum das bio-psycho-soziale Modell bislang nicht vollständig zum Tragen gekommen ist, liegt in dem Umstand begründet, dass damit eine enorme Komplexität angerissen ist. Diese kann nicht dadurch gelöst werden, das

11.3 Zur Komplexität bio-psycho-sozialer Dynamik und ihrer theoretischen Modellierung

Biotische, das Psychische und das Soziale additiv zu verbinden oder gänzlich unverbunden nebeneinander herlaufen zu lassen oder – indem man pragmatisch eine der drei Komponenten in den interprofessionellen Auseinandersetzungen durchsetzt und die anderen als Residualkategorien dieser dominanten Perspektive unterordnet bzw. sie ganz ignoriert.

Luc Ciompi (2001, S. 763), der große Schweizer Sozialpsychiater, formulierte vor bald 20 Jahren die bis heute nicht erfüllte Hoffnung, die Psychiatrie möge sich an einem die drei Ebenen »gleichgewichtig« integrierenden Modell orientieren. Der entscheidende Punkt, den er als *Vorbedingung* für alles Weitere hervorhebt, zielt darauf, die Komplexität des bio-psycho-sozialen Zusammenspiels »präziser« zu modellieren. Er benennt das aus seiner damaligen Sicht zukunftsfähige Konzept der »reziproken strukturellen Kopplung«. Damit wird auch eine wichtige Prämisse für das auszuarbeitende Modell gesetzt: Als Modus der Verknüpfung müssen ebenenübergreifende *Wechselwirkungen* angesehen werden. Der Begriff der »reziproken strukturellen Kopplung« ist ein zentraler systemtheoretischer Begriff (z. B. Luhmann 1995), der besagt, dass zwei Elemente gegenseitig Voraussetzung füreinander sind. Macht man zum Beispiel die Aussage, dass Individuen und soziale Systeme strukturell gekoppelt sind, heißt das, dass es keine sozialen Systeme ohne Individuen geben kann und umgekehrt.

An der Stelle werden unsere eigenen Arbeiten relevant, weil wir exakt von derselben Prämisse und dem Konzept der strukturellen Kopplung ausgegangen sind, um den Gegenstandsbereich der Sozialen Arbeit, nämlich die Schnittstelle zwischen Individuum und Gesellschaft, zunächst bei Re-Integrationsprozessen nach längeren stationären Aufenthalten, präziser fassen zu können (ausführlich Sommerfeld et al. 2011; Sommerfeld et al. 2016).

Die Abbildung 11.1 zeigt den Gegenstandsbereich der Sozialen Arbeit (▶ Abb. 11.1). Dahinter liegen folgende theoretische Konzepte (in extremer Kurzfassung): Der Mensch ist ein bio-soziales Wesen. Das Gehirn ist ein Organ, das aufgrund seiner biologischen Beschaffenheit in der Beziehung zur Umwelt psychische Qualitäten und Eigenschaften hervorbringt (Fuchs 2017). Diese machen u. a. Erkennen im Umwelt- und im Selbstbezug möglich und schaffen damit die Voraussetzung für eine hoch entwickelte Sozialität wie die der Menschen. Zugleich bildet es sich in seiner individuellen Gestalt in dieser Sozialität (Stichwort strukturelle Kopplung). Das Gehirn ist insofern in beiden Hinsichten ein »soziales Organ« (Cozolino 2007). Dieses bio-soziale Wesen bildet mit anderen seiner Gattung sozio-kulturelle Systeme, um sein Überleben als Individuum und als Gattung zu sichern, und zwar in der Form der Lebensführung. Das heißt, dass Menschen aufgrund ihrer biologisch gegebenen Erkenntnisfähigkeit eine Beziehung zur materiellen »Umwelt«, zur »sozialen Mitwelt« und zu sich selbst bzw. ihrer »Innenwelt« und ihrem Körper herstellen müssen (Plessner 2003) und daher handelnd ihr Leben führen müssen. Menschliche Lebensführung beinhaltet eine körperlich-motorische Komponente (Verhalten), eine bio-psychische Komponente des Erkennens (und daher der Möglichkeit des Gestaltens) sowie eine bio-psychische Komponente affektiver Verhaltenssteuerung, die wesentlich mit der für das individuelle Überleben zentralen Bedürfnisbefriedigung zusammenhängt (Obrecht 2005b) und die Lebensführung antreibt. Menschliche Lebensführung und Bedürfnisbefriedigung ereignen sich im Medium der Sozialität. Menschliches Handeln ist daher letztlich immer

11 Ist das bio-psycho-soziale Modell mehr als eine Metapher?

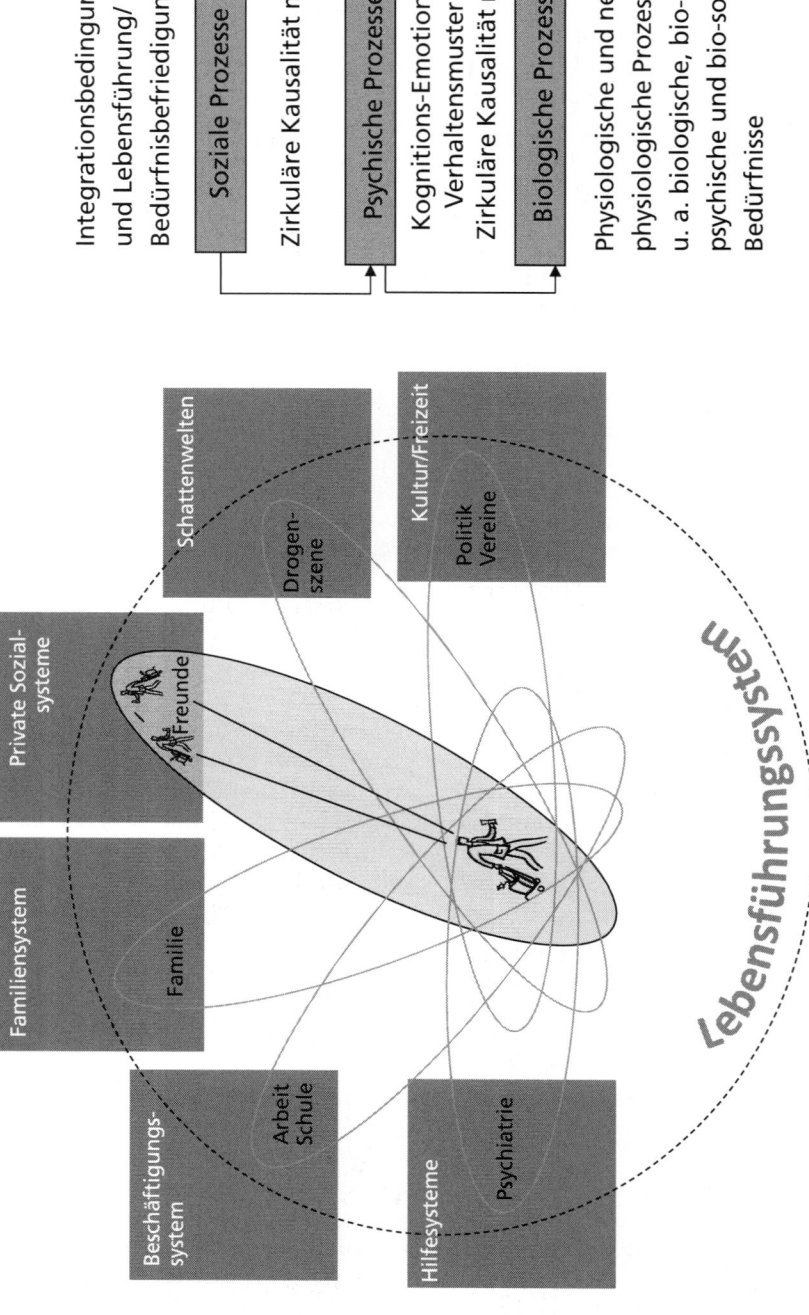

Abb. 11.1: Lebensführungssystem mit zirkulärer Kausalität

11.3 Zur Komplexität bio-psycho-sozialer Dynamik und ihrer theoretischen Modellierung

soziales Handeln und in soziokulturelle Systeme integriert. Das Modell des menschlichen Lebensführungssystems fasst diesen Zusammenhang auf der Ebene der konkreten sozialen Beziehungen eines Menschen, die in unterschiedlichen »konkreten Handlungssystemen« angesiedelt sind, in die ein bestimmtes Individuum in spezifischer Form integriert ist, zusammen. Das Individuum und sein individuelles Lebensführungssystem sind wiederum mit der Gesellschaft strukturell gekoppelt und somit in die gesellschaftliche Positions- und Interaktionsstruktur eingebunden. Das oben kurz vorgestellte Modell von Berkman und Krishna beschreibt die Ebenenübergänge und die zentrale Rolle der sozialen Netzwerke darin, die bei uns als konkrete Handlungssysteme bezeichnet werden. Das individuelle Lebensführungssystem hat also eine äußere gesellschaftliche, sozial-strukturell und sozio-kulturell vermittelte Seite und *eine dazu passende* innere psycho-soziale Seite, deren Voraussetzung wiederum die organismischen (physiologischen und neurologischen) Strukturen und Prozesse sind. Somit sind die vier Ebenen des bio-psycho-sozio-kulturellen Modells als strukturell gekoppelte Ebenen theoretisch beschrieben.

Die Fragen, die sich daran sowohl theoretisch als auch empirisch und in praktischer Hinsicht anschließen, sind: Wie realisiert sich diese strukturelle Koppelung? Was können wir über die dynamischen Zusammenhänge aussagen? Wie entstehen die konkreten Formen und wie reproduziert sich eine systemische Ordnung, wenn sie einmal entstanden ist? Hier wird der in Abbildung 11.1 bereits verwendete Begriff der »zirkulären Kausalität« bedeutsam, den wir aus der Synergetik bezogen haben (Haken 1990; angewendet auf die Psychologie Haken und Schiepek 2010). Ihr Gegenstandsbereich sind Phänomene der Selbstorganisation komplexer dynamischer Systeme. »Zirkuläre Kausalität« ist das zentrale Theorem. Was mit dem Begriff der strukturellen Koppelung als sich gegenseitig voraussetzende Beziehung sehr allgemein beschrieben werden kann, kann mit dem Konzept der zirkulären Kausalität nun dynamisch operationalisiert werden:

Die Interaktion von Elementen (z. B. Individuen) erzeugt in dem Maße, wie dieser Prozess eine Beziehung konstituiert, eine emergente Ordnung (z. B. auf der relativen Makroebene eines sozialen Systems, z. B. einer Familie). Diese makroskopischen Muster (Strukturierungen) stabilisieren die Beziehungen der Elemente zueinander, indem sie deren Freiheitsgrade einschränken und ihr Verhalten synchronisieren. Indem sich die Individuen an diesen makroskopischen Mustern orientieren, entwickeln sie dazu passende sogenannte Kognitions-Emotions-Verhaltensmuster auf der psychischen Ebene, mit denen sie in diesem sozialen System unter Nutzung der Freiheitsgrade des Systems auf ihre individuelle Art interagieren und damit das soziale System (zirkulär kausal) in seiner spezifischen Form hervorbringen und reproduzieren. Die Kognitions-Emotions-Verhaltensmuster ihrerseits bilden auf der psychischen Ebene die relative Makroebene, die sich im sozialen Umweltkontakt auf der Basis der neuro-biologischen Prozesse auf der dazu relativen Mikro-Ebene bilden und diese umgekehrt auch wieder strukturieren. Damit ist das bio-psycho-soziale Modell als Drei-Ebenen-Modell beschrieben, dessen Ebenen über zirkulär kausale Prozesse miteinander dynamisch verknüpft sind. Die vierte Ebene der gesellschaftlichen Struktur und Kultur bzw. die Einbindung eines Individuums in die gesellschaftliche Positions- und Interaktionsstruktur, deren Wirkmächtigkeit wir oben kurz gezeigt haben, lassen wir wie im sozialepidemiologischen Modell von Berkman und Krishna als Rahmenbedingungen mitlaufen, in denen sich dann die mesosozialen Netzwerke/die konkreten Handlungssysteme bilden, in die die Menschen integriert sind, in denen sie ihr Leben führen, in denen die »psycho-sozialen Mechanismen« (wie z. B. »social support«) ihre Wirkungen u. a. auf das (Sucht-)Verhalten und auf die »psychischen Mechanismen« (u. a. Coping) entfalten. Entsprechend dem Theorem der zirkulären Kausalität ist das keine Einbahnstraße, sondern Veränderungen auf biologischer oder psychischer Ebene können auf die Prozesse auf der nächsthöheren relativen Makro-Ebene wirken und dort, *allerdings nur unter bestimmten Bedingungen*, einen Wandel der Muster hervorbringen.

Denn das Problem ist, dass Systeme, indem sie sich reproduzieren, die einmal entstandene Ordnung aufrechterhalten. Die Reproduktion bleibt zwar dynamisch, das heißt der Wandel läuft als Option mit, aber die Veränderung der grundlegenden Muster ist voraussetzungsreich. Interessant ist, dass in einem bio-medizinischen Paradigma die Lösungen primär auf der biologischen Ebene gesucht werden (z. B. Vergabe von Medikamenten), in einem psycho-therapeutischen Paradigma auf der psychischen Ebene (z. B. Verhaltenstherapie). Man vertraut jeweils sozusagen auf die Wirkungen, die auf der jeweiligen Ebene hervorgebracht werden, für die man kompetent ist, und geht davon aus, dass damit das Problem gelöst werden kann. Wenn das oben in Kürze vorgestellte, inhaltlich mit struktureller Koppelung und zirkulärer Kausalität präzisierte bio-psycho-soziale Modell zutrifft, dann sind *Aufwärts-Effekte tendenziell unwahrscheinlich*. Denn sie laufen den strukturierenden Kräften, die von der relativen Makroebene ausgehen, entgegen. Will man nachhaltige Wirkungen erzielen, ist es sinnvoll, eine auf der neuro-biologischen Ebene ansetzende Intervention mit einer auf der psychischen Ebene ansetzenden Intervention zu kombinieren. Psychotherapie und pharmakologisch angelegte Therapie greifen idealerweise ineinander, ihre jeweiligen Effekte können dann *synchronisiert* werden. Das ist vom Prinzip her vermutlich selbstverständlich und unbestritten und in der Praxis auch weitgehend umgesetzt. Dasselbe gilt nun aber auch für die dritte, die soziale Ebene. Sollen die auf den beiden unteren Ebenen erzielten Veränderungen nachhaltig sein, müssen sich diese im Lebensführungssystem bewähren: Die Form der Integration und die entsprechenden Muster der Interaktion müssen sich verändern. Manchen Menschen gelingt dies aus eigener Kraft bzw. ihr Integrationsarrangement verändert sich in für sie günstiger Weise: Die neu in der Therapie erworbenen Strategien oder Verhaltensweisen können in und mit ihrem sozialen Umfeld stabilisiert werden. Bei anderen wirken die sozialen Kräfte dergestalt, dass die alten Muster, in unserem Kontext: das alte Suchtmuster und die damit einhergehenden Kognitions-Emotions-Verhaltensmuster, wieder greifen und die Therapieeffekte nicht in neuen Mustern der Lebensführung stabilisiert werden können. Wir haben bei unserer Forschung zu Re-Integrationsverläufen nach stationären psychiatrischen Aufenthalten jeweils Phasen »kritischer Fluktuation« nachweisen können, die wir mit dem Umstand der Rückkehr in die unveränderten und daher nach wie vor belasteten und belastenden sozialen Verhältnisse erklärt haben (Sommerfeld et al. 2011, S. 313 ff), in denen die Menschen vor dem stationären Aufenthalt integriert waren. Wird eine solche Phase gut bewältigt, stabilisiert sich das veränderte Lebensführungssystem mit positiven Effekten auf die psychische Erkrankung (Stichwort »recovery«). Wenn nicht, dann steht die nächste psychiatrisch relevante Krise vor der Tür. Dasselbe gilt für Sucht.

11.4 Ein Fallbeispiel

Um die abstrakten theoretischen Ausführungen zu illustrieren, zu konkretisieren und im Hinblick auf die Behandlung zu verdichten, folgt nun ein kurzer Einblick in einen Fall aus einem derzeit, noch bis Mitte 2020, noch laufenden Forschungsprojekt (vgl. Hüttemann et al. 2017).

Der Fall »Franz Müller« (FM) illustriert die psycho-sozialen Wirkungszusammenhänge, um die es uns hier primär geht. Sein Einstieg in den experimentellen Suchtmittelkonsum erfolgt in der Oberstufe. Im Zusammenhang mit einer Trennung, unter der er gelitten habe, kommt er mit weiteren Substanzen in Kontakt und während der Lehre folgt der Einstieg in harte Drogen wie Kokain und Heroin. Nach einer Krise und Intervention seiner Familie absolviert er erstmalig einen Entzug und eine Therapie. Dies aber nicht mit der Einsicht, »wirklich ein langfristiges Problem«[1] zu haben. Nach einem Jahr folgen ein Rückfall, der Therapieabbruch und ein »ziemlich heftiger Absturz«. In dieser Phase begeht er verschiedene Beschaffungsdelikte, bis eine Sanktionierung erfolgt und eine therapeutische Maßnahme angeordnet wird. Obwohl es ihm in der verordneten Therapie »gut gegangen« sei und er seine abgebrochene Lehre weiterführen kann, bewertet er die zweite therapeutische Behandlung rückblickend als ungenügend. Er habe andauernd mit Suchtdruck gekämpft und sei mit seiner Thematik, der »Verlustangst« »zu wenig angekommen«, was sich in mehreren gescheiterten Versuchen gezeigt habe, wieder eine Partnerschaft aufzubauen, die er »innerhalb kürzester Zeit (…) kaputt gemacht« habe. In der Folge bleibt es nicht bei einem einzelnen Rückfall. Weil er nach den gescheiterten Therapieerfahrungen denkt, es »nützt ja nichts und es bringt nichts« nimmt er an einem Substitutionsprogramm teil. Parallel dazu folgt ein weiterer Zyklus von Suchtmittelkonsum, Beschaffungskriminalität, Sanktionierung und einem erneuten Maßnahmenvollzug.

Die Veränderungsgeschichte beginnt mit dieser dritten stationären Maßnahme. Seit deren Abschluss lebt FM in stabilen sozialen Verhältnissen und wurde mit einer Ausnahme nicht mehr rückfällig. Er betont, dass er das ganze Programm durchlaufen habe (drei Jahre), vom stationären Aufenthalt bis zur Außenintegration, seine Ausbildung in diesem Rahmen sehr gut abschließen konnte, zum ersten Mal eine enge psychologische Betreuung und eine Bezugsperson erhalten habe mit wöchentlich ein bis zwei Gesprächen sowie eine Gruppentherapie. Als zentral sieht FM auch, dass er während seiner Therapie eine Beziehung zu seiner Tochter aufbauen konnte (aus einer »kaputtgemachten« Beziehung).

Wie ist diese Erfolgsgeschichte aus unserer Perspektive zu erklären? Es beginnt mit dem Maßnahmenvollzug, also einer gesellschaftlich erzwungenen Exklusion aus den lebensweltlichen sozialen Beziehungen und die vollständige Integration in das Hilfesystem. Es gelingt, eine tragfähige Beziehung mit einem Therapeuten aufzubauen (soziale Dimension der Therapie, ebenso wie der Sozialen Arbeit!) und die motiva-

---

1 Bei den Texten in Anführungszeichen handelt es es sich um wörtliche Zitate aus den Interviewtranskripten dieser Person.

tionale Situation verändert sich grundlegend durch den Wunsch, eine Beziehung zu seiner Tochter herstellen und leben zu können (sozial auf der Beziehungsebene und auf der Ebene kultureller Normen/Werte der Verantwortungsübernahme). Durch den drogenfreien Zeitraum und die therapeutische Begleitung lernt FM einerseits sich selber besser kennen (psychische Gründe für Sucht), er lotet parallel dazu Möglichkeiten aus, seine Bedürfnisspannungen auf neue Weise abzubauen (insbesondere Sport und Ausbildung). Sowohl Sport als auch Ausbildung sind soziale Veranstaltungen, verknüpft jeweils mit kulturellen Werten. Durch die Teilhabe daran wird kulturelles und soziales Kapital erworben, es werden dadurch aber auch diverse soziale Bedürfnisse befriedigt (z. B. soziale Anerkennung). Der entscheidende Mechanismus, der diese sozialen Aktivitäten mit den psychischen Prozessen in einem problemlösenden Sinn verknüpft, ist die Erfahrung von Selbstwirksamkeit und im Zusammenhang mit Zielerreichung und Bedürfnisbefriedigung Wohlbefinden. Systemtheoretisch gesprochen ermöglichen die Veränderungen in Bezug auf sich selbst und die Erfahrung in sozialen Prozessen, dass »es etwas bringt«, sich gegenseitig, verstärken sich möglicherweise sogar gegenseitig im Sinne einer »positiven Eskalation«. Dadurch werden die neu gelernten Kognitions-Emotions-Verhaltensmuster stabilisiert und werden zu den neuen dominanten Mustern.

Insofern ist auch der Übergang aus dem inszenierten sozialen Behandlungssetting hinaus in die Lebenswelt entscheidend und absolut erfolgskritisch. Denn nun muss sich das Gelernte im eigenen Lebensführungssystem bewähren. FM ist eine Erfolgsgeschichte, weil es ihm gelingt, neue Beziehungen sowohl auf privater als auch auf beruflicher Ebene aufzubauen und zu halten, die offenbar nicht nur stabil sind, sondern im Sinne der Bedürfnisbefriedigung nachhaltig funktionieren. Die Verbesserung seiner Ressourcenlage in physischer, psychischer, sozialer und kultureller Hinsicht sind wichtige Faktoren in diesem gelingenden Prozess, ebenso wie der erreichte Grad der Stabilisierung der neu erworbenen Muster. Die von ihm erwähnte »Außenintegration« hat vermutlich für die erfolgreiche Gestaltung des Übergangs (Verlagerung hin zu mehr Unabhängigkeit) eine bedeutsame Rolle gespielt. Mit Sicherheit hingegen spielte die Nachbetreuung, die er sich selbst organisiert hat, eine bedeutsame Rolle. Er hält seit sieben Jahren auf freiwilliger Basis die Beziehung zu einem Sozialarbeiter in der lokalen Suchtberatungsstelle aufrecht. Aus seiner eigenen Problemeinsicht, dass er ein längerfristiges Problem hat, hat er gefolgert, dass er einen offenen (sozialen) Reflexionsraum benötigt, um die aktuellen Prozesse einordnen und ggf. schnell reagieren zu können, mit einer Person, zu der eine vertrauensvolle Arbeitsbeziehung besteht. Auch bei dem einzigen Rückfall (im Übrigen sozial induziert durch gleichzeitige berufliche und Partnerschaftsprobleme, Stichwort »negative Eskalation«) greift diese Verankerung im Hilfesystem, indem nach einem dreimonatigen Absturz zusammen ein Hilfearrangement nach den Wünschen von FM konzipiert und organisiert werden konnte. Eine zentrale Rolle in diesem Prozess haben neben dem Sozialarbeiter die Partnerin und Freunde gespielt, weil sie trotz aller Verwerfungen, die so ein Rückfall mit sich bringt, mit ihm durch diese Krise gegangen sind. In vielen Fällen brauchen diese wichtigen Bezugspersonen selbst Unterstützung. In jedem Fall wäre es gut, das soziale Umfeld konsequent in den Hilfeprozess einzubinden.

11.5 Die soziale Dimension, die Soziale Arbeit und die interprofessionelle Zusammenarbeit

Die psycho-soziale Dynamik, wie mit dem Fall illustriert, ist Ausdruck der Lebensführung und insbesondere der Veränderung der Lebensführung, die sich in Sozialität ereignet, bzw. mit dieser strukturell gekoppelt ist. Das therapeutische Setting ist ein wichtiger Teil dieses Lebensführungssystems, insbesondere in einer Phase, die als Wendepunkt bezeichnet werden kann, aber es ist insgesamt ein kleiner Teil. Der größere, eigentliche Teil ereignet sich außerhalb dieses (künstlichen) Settings, das immer nur auf Zeit die »normale« Lebenswelt quasi außer Kraft setzt. Die Unterstützung gesellschaftlich vulnerabler Gruppen bei der Bearbeitung von in der »Lebenswelt« anfallenden »Bewältigungsaufgaben« (vgl. zu diesen beiden zentralen Begriffen der theoretischen Sozialen Arbeit Thiersch 2014; Böhnisch und Schröer 2013) ist generell die Funktion der Sozialen Arbeit. Diese Bewältigungsarbeit erzeugt grundsätzlich Lernanlässe, weshalb systematisch die Sozialpädagogik ein wichtiger Strang der Sozialen Arbeit ist. Die Soziale Arbeit verfügt über eine lange Tradition, wie sie jenseits von Therapie in und mit den Lebensführungssystemen arbeitet.

Die eigenständige, zunächst einmal isoliert gedachte Bearbeitung der sozialen Dimension von Sucht durch die Soziale Arbeit beinhaltet also die Arbeit an den sich im Lebensführungssystem stellenden Bewältigungsaufgaben, die mit der psychosozialen Problematik der Sucht selbst, aber auch mit den sozialen und psychosozialen Bedingungen und Folgen dieser Problematik zusammenhängen, die oftmals in sich selbst eine massive Problematik – sozusagen jenseits der Sucht – darstellen. Kumuliert man die sozialen Probleme der Suchtbetroffenen in unserem Sample (acht Fälle), aus dem der geschilderte Fall stammt, kommt man zu folgender Liste: Fehlende sozio-ökonomische Ressourcen, fehlender Ausbildungsabschluss, fehlende Bildung, tiefe Beschäftigungsposition, Erwerbslosigkeit, Schulden, Obdachlosigkeit, soziale Isolation, fehlende Zuwendung, Gewalt, Beziehungskonflikte, soziale Überlastung (Pflichten), materielle, psychische und sexuelle Ausbeutung, Stigmatisierung, Diskriminierung, Anomie, strukturelle Benachteiligung, Sanktionierung. Das ist keine abschließende Liste. In jedem unserer Fälle treffen mehrere dieser Deskriptoren zu, auch auf den geschilderten Fall, bevor seine Lebensführung eine Wende genommen hat. Die Soziale Arbeit zielt daher auf die Veränderung von hochgradig belasteten und beschädigten Lebensführungssystemen. Damit ist die klassische funktionale Zuständigkeit der Sozialen Arbeit im Allgemeinen und im Hinblick auf Sucht im Besonderen beschrieben.

Die Verheißung des bio-psycho-sozialen Modells besteht nun gerade darin, dass solche isolierten Sichtweisen zu Gunsten eines »ganzheitlich-integrativen Verständnisses«, wie Ciompi (2001) das genannt hat, überwunden werden können. Der theoretische Fortschritt, der mit unserer Ausarbeitung des Modells vorliegt, besteht vor allem darin, dass ein besseres Verständnis erzielt werden kann, wie sich biotische, psychische und soziale Prozesse *synchronisieren, indem die Ebenen, die sich gegenseitig bedingen, zusammenwirken*. Der Anspruch, der im Hinblick auf die interprofessionelle Zusammenarbeit formuliert werden kann, besteht also darin, die Interventionen ebenfalls zu synchronisieren: Sie so aufeinander abzustimmen, zu koordinieren und vor allem ineinander greifen zu lassen, dass sich die Wahrscheinlichkeit positiver Eskalationen erhöht. Die Potenziale, die im therapeutischen Setting (wie im präsentierten Fall) entwickelt werden können, müssen sich in der Lebenswelt bzw. im Lebensführungssystem bewähren oder sie verblassen wieder. Die Bearbeitung der sozialen Dimension durch die Soziale Arbeit, nunmehr interprofessionell gedacht, unterstützt also den Prozess der Realisierung und nachhaltigen Verstetigung des im therapeutischen Setting Gelernten. Im Hinblick auf die interprofessionelle Kooperation kann der funktionale Beitrag der Sozialen Arbeit mit dem *Schaffen und Gestalten von sozialen Erfahrungsräumen sowie mit der (beratenden) Begleitung der Prozesse der Lebensführung und der Lebensbewältigung, insbesondere in der Nachsorge* bezeichnet werden. Dazu bestehen diverse Ansätze (vgl. dazu Sommerfeld et al. 2016, S. 215–266).

Die Suchthilfe ist ein Handlungsfeld, in dem sich sinnvollerweise (mindestens) drei große Professionen begegnen: die Medizin, die klinische Psychologie und die (klinische) Soziale Arbeit, die unmittelbar entlang des bio-psycho-sozialen Modells aufeinander bezogen werden können. Eine synchronisierte (nicht additive!) Bearbeitung der bio-psychischen Dynamik von Suchterkrankungen und der damit zusammenhängenden, verursachenden oder daraus resultierenden, sozialen Problematiken wäre aus Sicht der Sozialen Arbeit das strukturierende Ziel für die Weiterentwicklung der interprofessionellen Kooperation und damit der Suchthilfe. Das damit erschließbare Wirkungspotenzial ist groß, wie die sozialepidemiologischen Befunde zeigen.

Literatur

Baer N, Schuler D, Füglister-Dousse S Moreau-Gruet F (2013) Depressionen in der Schweizer Bevölkerung. Daten zur Epidemiologie, Behandlung und sozial-beruflichen Integration. Neuchâtel: Schweizerisches Gesundheitsobservatorium (Obsan). (https://www.obsan.admin.ch%2Fsites%2Fdefault%2Ffiles%2Fpublications%2F2015%2Fobsan_56_bericht.pdf&usg=AOvVaw1WFIaFSu8qAYaeq4nU0P6V, Zugriff am 22.11.2018).

Bundesamt für Gesundheit BAG (2015) Nationale Strategie Sucht 2017–2024. Bern. (https://www.bag.admin.ch/bag/de/home/strategie-und-politik/nationale-gesundheitsstrategien/strategie-sucht.html, Zugriff am 22.11.2018).

Berkman LF, Krishna A (2014) Social Network Epidemiology. In: Berkman LF, Kawachi I (Eds.) Social Epidemiology. Oxford: University Press. pp. 234–289.

Böhnisch L, Schröer W (2013) Lebensbewältigung als sozialpädagogisches Konzept. In: Böhnisch L, Schröer W Soziale Arbeit – eine problemorientierte Einführung. Stuttgart: UTB. S. 25–47.

Ciompi L (2001) Welche Zukunft hat die Sozialpsychiatrie? Hoffnungen, Befürchtungen und Leitbilder. In: Wollschläger M (Hrsg.) Sozialpsychiatrie. Entwicklungen, Kontroversen, Perspektiven. Tübingen: dgvt-Verlag. S. 755–767.

Cozolino L (2007) Die Neurobiologie menschlicher Beziehungen. Kirchzarten bei Freiburg: VAK.

Deutsche Gesellschaft für Soziale Arbeit in der Suchthilfe (DGSAS) (2016) Kompetenzprofil der Sozialen Arbeit in der Suchthilfe und Suchtprävention. Münster. (https://www.dg-sas.de/de/, Zugriff am 22.11.2018).

Fuchs T (2017) Das Gehirn – ein Beziehungsorgan: eine phänomenologisch-ökologische Konzeption. 5., aktualisierte und erweiterte Auflage. Stuttgart: Kohlhammer.
Grawe K (2004) Neuropsychotherapie. Göttingen, Bern: Hogrefe.
Haken H (1990) Synergetik. Eine Einführung. Berlin: Springer.
Haken H, Schiepek G (2010) Synergetik in der Psychologie. Selbstorganisation verstehen und gestalten. 2., korrigierte Auflage. Göttingen: Hogrefe.
Hollenstein L, Sommerfeld P (2009) Arbeitsfeldanalyse und Konzeptentwicklung der Sozialen Arbeit in der Psychiatrie. In: Gahleitner SB, Hahn G (Hrsg.) Jahrbuch Klinische Sozialarbeit II. Bonn: Psychiatrie-Verlag. S. 189–213.
Hüttemann M, Solèr M, Süsstrunk S, Sommerfeld P (2017) Wirkungsforschung und Evaluation in der Klinischen Sozialarbeit. Klinische Sozialarbeit 13: 4–6.
Luhmann N (1995) Die operative Geschlossenheit psychischer und sozialer Systeme. In: Luhmann N (Hrsg.) Soziologische Aufklärung. Bd. 6. Die Soziologie und der Mensch. Opladen: Westdeutscher Verlag. S. 25–36.
Marmet S, Gmel G (2015) Suchtmonitoring Schweiz – Alkohol- und Drogenprobleme im Umfeld im Jahr 2013. Lausanne. (http://www.suchtmonitoring.ch/de/page/9.html, Zugriff am 22.11.2018).
Marmot M (2013) Fair society, healthy lives. Firenze: Leo S. Olschki.
Obrecht W (2005a) Interprofessionelle Kooperation als professionelle Methode. Manuskript der Fachtagung »Soziale Probleme und interprofessionelle Kooperation«, 21./22. Oktober 2005, Dübendorf.
Obrecht W (2005b) Umrisse einer biopsychosoziokulturellen Theorie menschlicher Bedürfnisse. Zürich: Hochschule für Soziale Arbeit.
Plessner H (2003) Conditio Humana. Darmstadt: Wissenschaftliche Buchgesellschaft.
Schweizerisches Gesundheitsobservatorium (2015) Gesundheit in der Schweiz – Fokus chronische Erkrankungen. Nationaler Gesundheitsbericht 2015. Göttingen: Hogrefe.
Sommerfeld P (2016) Sucht – ein medizinisches oder ein soziales Problem? SuchtMagazin 42: 27–31.
Sommerfeld P, Dällenbach R, Rüegger C, Hollenstein L (2016) Klinische Soziale Arbeit und Psychiatrie. Entwicklungslinien einer handlungstheoretischen Wissensbasis. Wiesbaden: Springer VS.
Sommerfeld P, Hollenstein L, Calzaferri R (2011) Integration und Lebensführung. Ein forschungsgestützter Beitrag zur Theoriebildung der Sozialen Arbeit. Wiesbaden: VS Verlag.
Sommerfeld P, Rüegger C (2013) Soziale Arbeit in der Sozialen Psychiatrie. In: Rössler W, Kawohl W (Hrsg.) Soziale Psychiatrie. Das Handbuch für die psychosoziale Praxis. Band 2: Anwendung. Stuttgart: Kohlhammer. S. 396–406.
Thiersch H (2014) Lebensweltorientierte Soziale Arbeit: Aufgaben der Praxis im sozialen Wandel. 9. Auflage. Weinheim: Beltz Juventa.

12 Reden wir vom ganzen Menschen?! Der Beitrag des bio-psycho-sozialen Modells für ein modernes Verständnis der Suchterkrankung

Simone Bell-D'Avis

Dass uns in der Fachwelt heutzutage ganz selbstverständlich ein modernes Verständnis der Suchterkrankung begegnet, dokumentiert ein Satz aus dem nordrhein-westfälischen Landesprogramm gegen Sucht bereits aus dem Jahr 1999. Es ist ein Satz, in dem zwar weder die Begriffe »bio«, noch »psycho«, noch »sozial« vorkommen und von einem Modell ist auch nicht die Rede – und doch bildet sich in diesem Satz ein Suchtverständnis ab, das sich nur auf Basis des sogenannten »bio-psycho-sozialen Modells« herausbilden konnte. Der Satz lautet: »Sucht hat immer eine Geschichte und diese fängt nicht mit der Einnahme einer Substanz an und hört nicht mit deren Ab- oder Ersetzen auf« (Landesprogramm 1999, S. 13).

An diesem Satz sieht man: Ein Modell hat Schule gemacht. Es ist kein Modell für den Elfenbeinturm. Es prägt die politische Schwerpunktsetzung und damit sehr konkret das Leben von Menschen. Das bio-psycho-soziale Modell ist ein Beitrag dazu, den ganzen Menschen in den Blick zu nehmen – endlich! Aber nimmt es wirklich den ganzen Menschen in den Blick?

Dieser Frage wird der vorliegende Beitrag im Folgenden in drei Schritten nachgehen. Diese Schritte lauten:

1. Vom mehrdimensionalen Verständnis und multifaktoriellem Entstehen einer Sucht
2. Emanzipation der helfenden Berufe und heilsame Entsakralisierung
3. Die Rückkehr der höheren Macht und Respiritualisierung der helfenden Berufe

12.1 Vom mehrdimensionalen Verständnis und multifaktoriellem Entstehen einer Sucht

Eindimensional wurde beispielsweise lange Zeit die Droge oder neutraler gesagt, »die psychotrope Substanz«, als alleiniger Auslöser für eine Sucht gesehen. Diese Substanz wurde verteufelt, von ihr ging das Böse aus. Heute steht ein mehrdimensionales und multikausales Entstehungsbild einer Suchterkrankung im Vordergrund. Man geht in der Suchtforschung längst davon aus, dass es keine sucht*erzeugenden* Substanzen gibt, sondern sucht*fördernde*. Eine einseitige Ausrichtung auf die Droge würde der Komplexität des Phänomens nicht nur nicht

12.1 Vom mehrdimensionalen Verständnis und multifaktoriellem Entstehen einer Sucht

gerecht, sondern kann sich sogar als schädlich erweisen. Ein Glücksspielautomat – so perfide, trickreich und gewinnmaximierend er für den Hersteller und Anbieter auch gebaut sein mag – er löst keine Sucht aus, aber er fördert sie bei einem Menschen mit entsprechender Lebensgeschichte und/oder sozialer Ausgangslage.

So bewusst man sich dessen in der Fachwelt auch sein mag, gibt es im öffentlichen Bewusstsein zu Sucht- und Abhängigkeitsfragen durchaus Ungleichzeitigkeiten, die dazu führen, dass veraltete Sichtweisen der Suchtentstehung urteilsbildend bleiben.

So ist noch immer nicht in allen Köpfen die Haltung verankert, dass von Sucht betroffene Menschen schwer krank sind. Für viele sind sie bis heute noch die Charakterschwachen und Labilen; diejenigen, die erst einmal richtig in der Gosse landen oder Mist bauen müssen, bevor sie sich »berappeln«.

Lange Zeit auch war beispielsweise das Amt der/des Bundesdrogenbeauftragten im Justiz- und nicht wie heute im Gesundheitsministerium angesiedelt. Die erste im Gesundheitsministerium tätige Bundesdrogenbeauftragte, die Grünenpolitikerin Christa Nickels, sagte dazu 1998 anlässlich ihrer Amtseinführung vor nunmehr 20 Jahren: »Gesundheitliche Aspekte im Umgang mit Abhängigen stehen im Vordergrund vor strafrechtlichen und polizeilichen Aspekten« (Nickels 1999, S. 18).

Die Suchthilfe in Deutschland blickt mittlerweile auf ein Jahrhundert gewachsener Erfahrung zurück und seit fast einem halben Jahrhundert liefert das Beziehungsgefüge »Mensch – Umwelt – Droge« und das entsprechende mehrdimensionale Krankheitsmodell, das »bio-psycho-soziale Ursachenmodell« einen Denk- und Verstehensansatz, der den komplexen Vorgang einer Suchterkrankung beschreibt und den ganzen Menschen mit Körper, Psyche und seinem sozialen Umfeld in den Blick nimmt. Dieses Modell ist sicher maßgeblich mit dem Namen Wilhelm Feuerlein (1920–2015) verbunden, der sich zeitlebens als Arzt und Wissenschaftler für eine bedarfsorientierte und nicht-stigmatisierende Behandlung von Suchterkrankten eingesetzt hat.

Für die Hilfeansätze innerhalb der Suchthilfe sind entsprechend des Modells unterschiedliche Disziplinen wie die Soziale Arbeit, die Medizin und die Psychologie verantwortlich, wobei es aber leider innerhalb dieser Fachdisziplinen ein gewisses Gefälle gibt. »Die Soziale Arbeit ist [...] die Spezialistin für die soziale und Teile der psychosozialen Dimension. Entgegen ihrer fachlichen Bedeutung ist es ihr aber noch immer nicht ausreichend gelungen, sich als Kooperationspartnerin auf Augenhöhe mit anderen wissenschaftlichen Disziplinen im Feld zu etablieren« (Bürkle 2018, S. 42).

Das bio-psycho-soziale Modell ist weder ein Summenmodell, noch ein Hintereinander-Modell. Man kann also nicht sagen: Jetzt machen wir einen Abhängigen erstmal nur trocken oder einen Junkie clean und dann später geht er zurück in seine Welt und man muss anfangen ihn bzw. sie sozial zu begleiten. So wie die sozialen Faktoren der Entstehung einer Suchterkrankung im Heilungsprozess von Anfang an mitbearbeitet werden müssen, so ist umgekehrt die psychiatrische Versorgung am Ende eines Klinikaufenthaltes nicht abgeschlossen. Die Bewegung der Ambulantisierung der psychiatrischen Versorgung ist durchaus auch Ausdruck der stetigen Vertiefung des bio-psycho-sozialen Ansatzes in der Suchthilfe.

Dieser Ansatz sieht Sucht also als Ergebnis einer länger währenden Wechselwirkung von Merkmalen der Person (genetische und psychische Risikofaktoren), der Umwelt (Risikokonstellationen der sozialen Umwelt) und der Droge (Suchtpotenzial). Es sieht die Wechselseitigkeit von Faktoren der Suchtentstehung und zwingt die Disziplinen der Suchtforschung zu einer durchgehenden Interdisziplinarität von Anfang an.

Das Moderne an dieser Sichtweise liegt darin, dass sie einer modernen Herangehensweise entspricht: »Die moderne Gesellschaft reflektiert sich als funktional, differenzierte Gesellschaft, das heißt es ist für sie selbstverständlich geworden, dass sie ein und denselben Gegenstand aus unterschiedlichen Blickwinkeln unterschiedlich betrachtet.« (Breitsameter 2011, S. 9).

So betrachtet man in der Moderne also auch den Menschen aus unterschiedlichen Blickwinkeln. Körper, Umwelt und Psyche des Menschen werden aus der jeweiligen fachlich zuständigen Disziplin wahrgenommen. Vertrauter als die Trias »Körper – Umwelt – Psyche« war in früheren Zeiten die von »Körper – Geist – und Seele«. Doch die Seele kommt im bio-psycho-sozialen Modell gar nicht ausdrücklich vor – und wer ist heutzutage eigentlich für die Seele zuständig? Die Kirchen jedenfalls haben ihr Monopol an dieser Stelle seit langem verloren und eine Leerstelle hinterlassen.

Der Psychiater und Philosoph Karl Jaspers hat neben den Dimensionen – bio, psycho und sozial – eine weitere diagnostiziert, nämlich die von ihm sogenannte »finale« Dimension (von lat. finis = Grenze). Was hat er damit gemeint? Er definierte »Grenzsituationen« als Situationen, über die wir nicht hinauskönnen und die wir nicht ändern können. Situationen, zu denen wir uns verhalten müssen bzw. zu denen wir ein Verhältnis entwickeln müssen. Im bloßen Dasein weichen wir oft vor diesen Grenzsituationen aus, indem wir die Augen schließen und leben, als ob es diese Situationen nicht gäbe. Wir verdrängen, dass wir sterben müssen und vergessen unser Preisgegeben-Sein an den Zufall und an die Willkür der anderen. An der Grenze wird einem nicht nur die Endlichkeit bewusst, die Kontingenz, sondern man stößt auch an die Unfähigkeit, das Unendliche zu erfassen. Hoffnung und Sehnsucht haben hier ihren Ort. Und schnell wird klar, dass dort, wo Jaspers von »finaler« Dimension spricht, Religion und Spiritualität ihren Ort haben (vgl. hierzu Bell-D'Avis 2005, S. 105–107).

Während es aber in den Dimensionen des Sozialen, des Psychischen und des Somatischen im Falle einer Krankheit oder Störung, welcher Art auch immer, um Therapie, um Verbesserung des Zustands, um kuratives Handeln, also um *Heilung* in einem sehr konkreten Sinne geht, geht es in der finalen Dimension und im Spirituellen nicht um Heilung, sondern – und das ist eine sehr wichtige Unterscheidung – um *Heil*. Genau von dieser finalen Dimension und vom Heil hat man sich im professionellen Hilfesystem komplett verabschiedet.

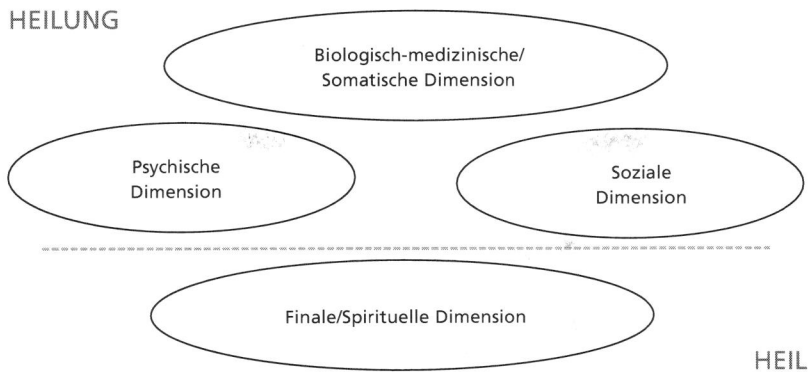

Abb. 12.1: Die Unterscheidung von Heilung und Heil

12.2 Emanzipation der helfenden Berufe und heilsame Entsakralisierung

Es gehört zum Verdienst des 20. Jahrhunderts, die Soziale Arbeit und insgesamt die helfenden Berufe durch wissenschaftliche Grundlegung und durch Professionalisierung von Ausbildung und Berufspraxis vom Verdacht einer bloß fürsorglich-naiven Nächstenliebe befreit zu haben (vgl. zu diesem Zusammenhang insgesamt: Lob-Hüdepohl 2003, S. 69–86). Und wer wollte heutzutage auf die Errungenschaften einer nüchternen und sachbezogenen Vernunft und Fachlichkeit innerhalb der helfenden Berufe verzichten? Wissenschaftlichkeit ist sozusagen an die Stelle von Religion getreten, wenn es darum geht, wem kompetent zugeschrieben wird, Wirklichkeit und wirksames Helfen zu definieren. Oder anders formuliert: »Bildung [und Ausbildung] ist seit dem 19. Jahrhundert im öffentlichen Diskurs ein weitgehend religionsfreier Diskurs, weil Gottesliebe und Kirchlichkeit als Fremdbestimmung gelten« (Söding 2018, S. 14).

Durch den Einzug der fachlichen Rationalität kam es quasi zu einer »heilsamen Entsakralisierung« (Lob-Hüdepohl 2003, S. 71) der Sozialen Arbeit und der helfenden Berufe insgesamt. Gerade den Mythos vom barmherzigen Samariter als Prototyp sozialer Helferrollen galt es zu entzaubern. An seine bzw. ihre Stelle – in früheren Zeiten oftmals Ordensfrauen und Ordensmänner – ist der/die Sozialprofessionelle getreten, die sich durch ihre klare Rollengestaltung auszeichnet und deren »Produkt«, etwas verkürzt gesagt, eine für alle nachvollziehbare Dienstleistung darstellt.

Mithilfe der so genannten instrumentellen Vernunft war es also möglich geworden, eine in sich selbst verliebte Helferrolle zu kritisieren und zu überwinden. Doch sobald instrumentelle Vernunft im Spiel ist, steht immer noch ein wenig mehr auf dem Spiel. Es ist eine Eigenart ihrer selbst, dass die instrumentelle Vernunft die

Tendenz hat, sich selbst absolut zu setzen. Das geschieht dann, wenn die Verwissenschaftlichung und die Professionalisierung einseitig auf die Dominanz funktionaler und zweckrationaler Erwägungen setzen. Die Gefahr ist dann auch, dass Fachlichkeit nicht mehr über den Tellerrand blickt, sondern sich losgelöst von Wirklichkeit und Wirksamkeit weiter spezialisiert. Im Fall der Suchtforschung und Suchthilfe, ist aber gerade die Interdisziplinarität wie sie im bio-psycho-sozialen Modell zum Tragen kommt, entscheidend für die Wirksamkeit von Hilfe.

Im Zuge der notwendigen Emanzipation der Sozialen Arbeit und der helfenden Berufe insgesamt aus kirchlich-theologischer Bevormundung hat sich eine notwendige Professionalisierung ausgebreitet, mit der eine Verabschiedung des Religiösen aus dem Fachdiskurs und in der Folge dann auch eine Nichtbeachtung im bio-psycho-sozialen Denkmodell einherging. Trotz dieser fachwissenschaftlichen Verabschiedung ist die Religiosität aber nicht wegzudenken.

12.3 Die Rückkehr der höheren Macht und einer Respiritualisierung der helfenden Berufe

Im Kontext der Suchthilfe und Suchtselbsthilfe hat das Thema Spiritualität über die Anonymen Alkoholiker (AA) und den Begriff der »Höheren Macht« den Weg zurück in die Betrachtung des Menschen gefunden (vgl. Eichert 1983, S. 138–142; Fachtagung 2001). Quasi subversiv – also ohne Kirche und Machtstruktur, vielmehr über Kapitulation und Ohnmachtserfahrung, kam die Auseinandersetzung mit der finalen bzw. der spirituellen Dimension des Menschen zurück in den Diskurs, ohne dass aber eine der wissenschaftlichen Disziplinen die fachliche Zuständigkeit hätte.

In dem berühmt gewordenen Briefwechsel zwischen dem (Mit-)Gründer der AA, Bill W. und C. G. Jung heißt es an Jung gerichtet, dass die Konzeption der AA »Bekehrungserfahrungen [...] auf einer beinahe allumfassenden Basis verfügbar gemacht hat [...]« (Harsch 1976, S. 206).

Jung wiederum resümiert seinerseits: »Sie wissen ja: ›alcohol‹ entspricht dem lateinischen Wort ›spiritus‹ und man gebraucht dasselbe Wort für die höchste religiöse Erfahrung ebenso wie für das erniedrigendste Gift. Die hilfreiche Formel ist darum: ›Spiritus contra spiritum‹« (Harsch 1976, S. 207).

Mit dem Wortspiel »spiritus contra spiritum« (Geist gegen Weingeist) und seinen Erläuterungen liefert C. G. Jung die Erklärung für das, was die Programmatik der AA propagiert. Es geht um eine Umbesetzung: Die Bindung an den Alkohol – oder was auch immer – wird durch die Bindung an etwas Höheres, »größer als wir selbst«, ersetzt. Gerade die Formulierung Jungs in ihrer lateinischen Fassung wird häufig unkritisch als Beleg dafür genommen, dass (nur noch) im Spirituellen Heilung zu erwarten sei. Suchttherapeutisch handelt es sich wohl eher um eine Substitution. Ob im Spirituellen bei genauerer Betrachtung wirklich *Heilung* zu erwarten ist, muss theologisch bezweifelt werden.

12.3 Die Rückkehr der höheren Macht und einer Respiritualisierung der helfenden Berufe

Zwar boomt Spiritualität. Der Begriff hat den alten Begriff Frömmigkeit durch und durch ersetzt. Für viele Menschen handelt es sich bei Spiritualität um eine »gereinigte« Form von Religiosität, denn Religiosität gilt vielen als Inbegriff von Außenbestimmung. Spiritualität wird gekennzeichnet durch das innere Erleben und die eigene Erfahrung, durch das Nichtvorhandensein von Institutionalisierung und deren Machtstrukturen, durch die Abwesenheit von festlegenden Begriffssystemen und damit einhergehend durch eine Offenheit für vielfältige Vorstellungen und Begriffe verschiedener Traditionen auch aus Esoterik und anderen Religionen. Spiritualität wird als Kraftquelle verstanden. Von ihr verspricht man sich Ruhe, Gelassenheit, Frieden, die Verbundenheit mit sich (vgl. hierzu insgesamt: Bell-D'Avis 2005, S. 108–112).

Man geht dann davon aus, dass Spiritualität irgendeine Art von Wohlbefinden bezwecken soll und greift – etwas polemisch gesagt – methodisch auf eine Vielzahl von Tüchern, Klangschalen und Duftlämpchen zurück, mit deren Hilfe die Grenzen zwischen Wellness- und Spiritualitätsbewegung zerfließen. *Der Sehnsucht Raum geben* und ähnliche Titel findet man für das Ganze und mancher behauptet unirritiert und unbeirrbar, *dass hinter jeder Sucht eine Sehnsucht stecke* (vgl. Gross 1996). Entgegen der weit verbreiteten Ansicht nämlich, dass »Sucht« mit »Suchen« oder »Sehnen« zusammenhänge, verweist der etymologische Befund auf die Herkunftslinie des Begriffs, nämlich auf die mittelhochdeutsche Wurzel »suht«, aus der sich Ausdrücke wie »Seuche« und »siechen« entwickelt haben (vgl. Kluge 2002, S. 897).

Stärker als der häufig romantisierende, dem neuhochdeutschen Sprachgefühl entspringende Vergleich des Suchtphänomens mit einer Suchbewegung (vgl. Rauh 1993, S. 33) bzw. mit der verklärenden Sehnsucht reflektiert die gemeinsame Wurzel von »Siechen« und »Sucht« die finale Dimension des Geschehens: Im Grundsatz ist jede unbehandelt bleibende, schwere Sucht ein Siechen zum Tode (vgl. Wilson Schaef 1994, S. 23).

Wo der Spiritualitätsbegriff verkürzt als Synonym für Wohlbefinden eingesetzt wird, wo man also davon ausgeht, spirituelle Praktiken könnten – ganz instrumentell gedacht – Wohlbefinden oder gar Gesundheit erwirken, kommt etwas durch die Hintertüre. Es ist der alte, theologisch längst überwundene Tun-und-Ergehens-Zusammenhang. Die archaische und bisweilen zynische Vermutung, dass, wer richtig glaubt und richtig praktiziert, auch gesund ist und dass, wer mit einer so teuflischen Krankheit lebt, auch irgendwie selbst schuld sein muss, lässt sich zwar seit Hiob schon nicht mehr halten, trotzdem taucht diese Vorstellung offen oder verdeckt immer wieder auf (vgl. hierzu insgesamt: Bell-D'Avis 2005, S. 105–112).

Will man eine nicht-stigmatisierende Sichtweise – wie sie das moderne, bio-psycho-soziale Modell intendiert – auch auf die finale Dimension des Menschen ausweiten, wird es wichtig sein, diese Dimension auch wieder fachlich-wissenschaftlich zu reflektieren, um keinen archaischen oder zynischen Vorstellungen Vorschub zu leisten.

Die helfenden Berufe selbst entdecken die Frage nach der spirituellen Dimension des Menschen seit einigen Jahren neu. Als »Spiritual Care« taucht die Frage nun im professionellen Milieu der helfenden Berufe wieder auf. Im weiten Feld der Hospizbewegung – also da, wo es ausdrücklich um die finale Dimension geht – ist es weitgehend gelungen, auch die spirituelle Dimension fachlich zu integrieren.

Nach Auffassung der Begründerin der Hospizbewegung, Cicely Saunders, hat Schmerz viererlei Ursachen. Ihr wurde durch die Begegnung mit dem schwerstkranken David Tasmas im Jahr 1948 deutlich, dass Schmerzen »nicht nur physische, sondern auch psychische, soziale und spirituelle Ursachen hatten. Und dass es nicht damit getan war, ihn wie damals üblich mit einem Cocktail von Opiaten zu betäuben. Er brauchte viel mehr als ein komfortables Krankenbett und eine gute Symptomkontrolle. Er brauchte Kontakt mit seinen Mitmenschen und die Möglichkeit, darüber reden zu können, was ihn im Innersten bewegte« (DLF 2018).

In intensivem Austausch mit David Tasmas entwickelte Saunders ihre Vision von einem Hospiz, das seine Patienten auf ihrem Weg in den Tod auf ganzheitliche Weise begleiten sollte und in dem sich medizinisch-pflegerische, soziale, psychische und spirituelle Zuwendung gegenseitig unterstützen. Palliative Care als multiprofessionelle Umsorgung Sterbender hat daher diesen Teilaspekt Spiritual Care. Diese Spiritual Care ist sozusagen die »Sorge der Gesundheitsberufe um die spirituellen Nöte, Krisen und Wünsche kranker Menschen« (Frick 2012, S. 20)

Interessant ist hierbei, ob die spirituelle Dimension hier in der Sphäre von Heilung – also therapeutisch angewendet integriert wird oder in der Sphäre von Heil – also auch dort ihren Platz hat, wo nichts mehr hilft.

Oftmals geschieht es, dass der Ansatz der Spiritual Care unter der Hoheit der Medizin steht. So war und ist nun wieder bspw. der Lehrstuhl für »Spiritual Care« an der LMU München an einer medizinischen Hochschule angesiedelt. Damit besteht zumindest die Gefahr, dass Spiritualität zwar in den helfenden Berufen wieder als Dimension des Menschen erkannt wird, aber in »medikalisierter« Form: nämlich enggeführt auf ihre mögliche therapeutische, kurative Funktion.

Dann geschieht mit Spiritualität nichts anderes als in der Moderne mit fast allem: Sie wird instrumentell gedacht und angewendet. Die wichtige Unterscheidung von Heilung und Heil wird damit hinfällig.

Warum aber ist diese wichtig? Sie ist vor allem wichtig, weil es Menschen gibt, denen nicht zu helfen ist; Menschen, die unheilbar krank sind – z.B. unheilbar suchtkrank. Hier kann Spiritualität zwar nicht mehr helfen im Sinne von heilen als einer weiteren »letzten« Therapie. Aber sie kann Menschen ein Angenommen-Sein schenken, das sich nicht herstellen lässt – ein Angenommen-Sein, das größer ist als die Krankheit und größer als die Verzweiflung an ihr. Ob dieses Angenommen-Sein christlich oder wie auch immer konnotiert ist, ist letztlich zweitrangig. Entscheidend ist, dass hier ein Heil zum Tragen kommt, das größer als die Krankheit gedacht werden kann und aus dem auch Menschen, die »es nicht schaffen« niemals herausfallen.

Reden wir vom ganzen Menschen!? Ja, dank des Siegeszuges des bio-psycho-sozialen Modells und der mit ihm einhergehenden Interdisziplinarität endlich. Dieses Modell verdankt sich einer modernen, an instrumenteller Vernunft orientierten Sichtweise. Dieser entzieht sich allerdings die finale Dimension des Menschen. Wo diese Unterscheidung der Dimensionen respektiert wird und es gelingt, sie trotzdem heilsam für den Menschen ins Hilfesystem einzubringen, ist das ein wichtiger Beitrag dafür, wirklich vom ganzen Menschen zu sprechen.

Sucht hat – um an den Beginn dieses Beitrages zurückzukommen – immer eine Geschichte; die Suchtforschung und die Suchthilfe auch. Es ist eine Geschichte, der an Sucht erkrankte Menschen unendlich viel verdanken; eine Geschichte, die sich selbst modernen Errungenschaften verdankt und in der eine nachkritische Betrachtung von Religion ihren Platz erst finden muss.

Literatur

Bell-D'Avis S (2005) Hilft Gott gegen Sucht? Eine fundamentaltheologische Grundlegung der Suchtseelsorge. Münster.
Breitsameter C (2011) Einführung: Autonomie und Stellvertretung. Medizinische Entscheidungen in der modernen Gesellschaft. In: Breitsameter C (Hrsg.) Autonomie und Stellvertretung in der Medizin. Entscheidungsfindung bei nichteinwilligungsfähigen Patienten. Stuttgart: Kohlhammer. S. 7–16.
Bürkle S (2018) Ein systematisches Werk. Rezension, in: neue caritas 16, S. 42.
Deutschlandfunk (DLF) (2018) 100. Geburtstag von Cicely Saunders. Begründerin der Hospizbewegung. Beitrag vom 22.06.2018. (https://www.deutschlandfunk.de/100-geburtstag-von-cicely-saunders-begruenderin-der.871.de.html?dram:article_id=420689, Zugriff am 31.10.2018).
Eichert J (1983) Alkohol, Medikamente und andere Drogen. In: Lebendige Seelsorge 2/3, S. 138–142.
Frick E (2012) Spiritual Care zwischen Kirche, Theologie und Medizin. Epistula (Herzogliches Georgianum) 61: 20–26. (https://www.hfph.de/hochschule/lehrende/prof-dr-med-eckhard-frick-sj/spiritual-care/frick_interdiszplin.pdf, Zugriff am 31.10.2018).
Grof C (1994) Sehnsucht nach Ganzheit. Der spirituelle Weg aus der Abhängigkeit. München: Kösel.
Gross W (1996) Hinter jeder Sucht ist eine Sehnsucht. Freiburg: Herder.
Harsch H (1976) Hilfe für Alkoholiker und andere Drogenabhängige. Mainz; München: Kaiser.
Hartmann G (1993) Lebensdeutung. Theologie für die Seelsorge. Göttingen: Vandenhoeck & Ruprecht.
Kluge F (2002) Etymologisches Wörterbuch der deutschen Sprache. Berlin; New York: De Gruyter.
Knauer P (1991a) Unseren Glauben verstehen. Würzburg: Echter.
Knauer P (1991b) Der Glaube kommt vom Hören. Ökumenische Fundamentaltheologie. Freiburg: Herder.
Knauer P (2001) Beitrag zum Thema des Symposiums aus der Sicht der Theologie. In: Ministerium für Frauen, Jugend, Familie und Gesundheit des Landes NRW (Hrsg.) Dokumentation der Fachtagung »Sucht hat immer eine Geschichte – Koordinaten der Sucht«, Düsseldorf. S. 50–56.
Lesch W (2003) Vom »Gemüt herzloser Zustände« und vom »Geist einer geistlosen Welt«. Ethische Zugänge zu einer Spiritualität sozialen Handelns. In: Lewkowicz M, Lob-Hüdepohl A (Hrsg.) Spiritualität in der Sozialen Arbeit. Freiburg: Lambertus. S. 45–68.
Lob-Hüdepohl A (2003) Kritik der instrumentellen Vernunft. Soziale Arbeit in einer entsakralisierten Gesellschaft. In: Lewkowic M, Lob-Hüdepohl A (Hrsg.) Spiritualität in der Sozialen Arbeit. Freiburg: Lambertus. S. 69–86.
Ministerium für Frauen, Jugend, Familie und Gesundheit des Landes Nordrhein-Westfalen (Hrsg.) (1999) Landesprogramm gegen Sucht. Eine Gemeinschaftsinitiative. Düsseldorf.
Ministerium für Frauen, Jugend, Familie und Gesundheit des Landes Nordrhein-Westfalen (Hrsg.) (2001) Dokumentation der Fachtagung »Sucht hat immer eine Geschichte«. Koordinaten der Sucht. Düsseldorf.
Nickels C (1999) Sucht ist eine Krankheit. Ein Interview mit der Drogenbeauftragten der Bundesregierung Christa Nickels. In: Bundesministerium für Gesundheit (Hrsg.) Hilfen anbieten, Schäden begrenzen. Neue Wege in der Drogen- und Suchtpolitik. Bonn.

Niemann U (2003) Wert und Sinnvorgaben als notwendige Bedingungen für wirksame Psychotherapie? Empfehlungen aus der Sicht einer psychosomatischen Anthropologie und einer medizinischen Ethik. In: Lanfermann A, Pompey H (Hrsg.) Auf der Suche nach Leben begegnet dir Gott. Mainz: Grünewald. S. 112–121.

Plattig M (2000) Vorwort. In: Institut für Spiritualität (Hrsg.) Grundkurs Spiritualität. Öffne deine Augen, neige dein Ohr, löse deine Zunge und erschließe dein Herz. Stuttgart: Verlag Katholisches Bibelwerk, 7–11.

Rauh HD (1993) Sucht und Freiheit. Stimulantien der literarischen Moderne. In: Löhrer F (Hrsg.) Sucht und Freiheit. Aachen: Verlag des Katholischen Akademikerverbandes Diözesanverband. S. 33–48.

Schmidbauer W (1977) Die hilflosen Helfer. Reinbek: Rowohlt.

Söding T (2018) Mission Bildung. 12 Thesen und 1 Interview mit ungewöhnlicher Perspektive. Ausgefuchst – ASB-Bildungsforum Düsseldorf.

Tretter F (1998) Ökologie der Sucht. Das Beziehungsgefüge Mensch – Umwelt – Droge. Göttingen: Hogrefe.

Wilson Schaef A (1993) Im Zeitalter der Sucht. Wege aus der Sucht. München: Deutscher Taschenbuch-Verlag.

13 Ausblick

Christina Rummel

Das bio-psycho-soziale Modell ist das bedeutendste Konzept innerhalb eines wissenschaftlich begründeten ganzheitlichen Verständnisses von Gesundheit und Krankheit (Egger 2005, S. 3). Insbesondere für den Bereich der Sucht verdeutlicht dieses Modell, dass sich Sucht nicht auf Monokausalitäten zurückführen lässt, sondern komplexe Wechselbeziehungen bei der Entstehung von Krankheit und Sucht greifen. Sowohl die konsumierte Substanz (zugeschriebene und tatsächliche positive Wirkung, Verfügbarkeit, Einnahmedauer und -dosis, Geschmackspräferenzen), individuelle Faktoren (psychologische und biologische Merkmale bzw. Geschlecht, physische und psychische Konstitution, Verhaltensweisen etc.) als auch die sozialen Faktoren der Umwelt (gesellschaftliche Rahmenbedingungen, Familie, Freunde, Religion, Stressoren etc.) haben in einem komplexen Zusammenspiel Auswirkungen auf den Umgang mit Suchtmitteln. Dies gilt ebenfalls für die Rückgewinnung der Gesundheit. Statt eines »entweder-oder« gilt in der Suchtentstehung und -überwindung ein »sowohl als auch«. Doch der Blick der jeweiligen Fachrichtung auf die Betroffenen zeigt, dass eine zu enge Fokussierung auf einzelne Faktoren stattfinden kann.

Deswegen ist vorrangiges Ziel dieses Sammelbandes, die Diskussion der Bedeutung und Umsetzung des bio-psycho-sozialen Modells in Wissenschaft und Praxis mit Fokus auf den sozialen Bereich zu beleuchten. Folgende Fragen sollten im Mittelpunkt stehen und der bio-psycho-soziale Ansatz aus den unterschiedlichen fachlichen Perspektiven in der Praxis und Forschung analysiert, diskutiert und weiterentwickelt werden:

Welchen Stellenwert haben die einzelnen Faktoren des Modells in dessen Theorie sowie in der tatsächlichen Versorgung Suchtkranker? Welche diesbezüglichen Entwicklungen waren in den vergangenen Jahrzehnten zu beobachten? Wie dienen diese Klient/-innen und Patient/-innen? Und wie kann das Potenzial der gezielten Integration bzw. Addition der Professionen in der Suchthilfe zukünftig noch weiter genutzt werden?

Es wird deutlich: Das bio-psycho-soziale Modell ist nicht lediglich eine theoretische Größe, sondern muss in der Praxis umgesetzt werden. Sucht wird aus den unterschiedlichsten Perspektiven betrachtet, doch die Kunst ist und bleibt, gemeinsam zu handeln und vernetzt zusammenzuarbeiten. Jede Profession kann ihren Beitrag dazu leisten, um Menschen mit Abhängigkeitserkrankungen bestmögliche Hilfe anzubieten. Hervorgehoben werden soll hiermit der Stellenwert der Sozialen Arbeit in der Beratung und Behandlung abhängiger Menschen und ihrer Bedeutung für die soziale Dimension der Sucht.

13 Ausblick

13.1 Weiterentwicklung der Hilfesysteme gefordert

Auch künftig wird die Diskussion zur Optimierung der Suchtkrankenversorgung einen großen Stellenwert einnehmen. Die erfolgreiche Suchthilfe – in ihrer Vielfalt und Kompetenz eines der weltweit besten Hilfesysteme – sollte konsequent weiterentwickelt werden. Darunter fallen unter anderem die stärkere Gewichtung sozialtherapeutischer Interventionen, eine verbesserte Inanspruchnahme von Versorgungseinrichtungen wie den ambulanten Beratungsstellen und eine entschiedene Teilhabeorientierung (Fleischmann 2018, S. 217).

Weiterhin werden zielgruppengenaue multiprofessionelle Angebote unter Einbeziehung bio-psycho-sozialer Dimensionen und passgenaue, diversifizierte Angebote und Hilfen benötigt, wofür Bund, Länder und Kommunen einstehen müssen. Die Suchtkrankenhilfe ist ein Sonderversorgungssystem, das klientenorientiert und interdisziplinär arbeitet. Sie erfüllt den Auftrag, das berufliche Wissen und Können im Hilfeprozess konstruktiv einzusetzen, die Arbeit zu reflektieren und die jeweilige professionelle Befähigung weiterzuentwickeln. Das bestehende System muss dennoch effektiver gestaltet werden im Sinne von:»Wie machen wir die Beratungsstellen stark für die Zukunft?«. Allerdings müssen dafür auch die aktuellen finanziellen Rahmenbedingungen, die durch starke Sparmaßnahmen (Abbau von Stellen, Einrichtungen und Angeboten) gekennzeichnet sind, verändert werden (DG SAS 2018, S. 4).

Auch die aktuelle Debatte rund um die Stigmatisierung Abhängigkeitskranker sollte nicht dazu genutzt werden, das erfolgreiche Sondersystem der Suchthilfe gänzlich in Frage zu stellen, da die Annahme eines Zusammenhangs zwischen Inanspruchnahme von Hilfe und Stigmatisierung keinesfalls gesichert ist (Fleischmann 2018, S. 217).

Eine grundsätzliche Umgestaltung würde das Ende von gleichberechtigten Angeboten der Sozialen Arbeit in der Suchthilfe, wie sie heute erfolgreich angeboten wird, bedeuten. Folgen wären unter anderem der »Verlust von Angebotsvielfalt, das Ende der Wahlfreiheit zwischen unterschiedlichen Trägern, Ende eigenständiger und im Quartier vernetzter sozialer Angebote, spezialisiert auf unterschiedlichste Zielgruppen« (DG SAS 2018, S. 4 ff.). Und enorme Kostensteigerungen bei beschränkterer Angebotsbreite.

13.2 Bio-psycho-sozial-digital?

Eine neue Herausforderung stellt der digitale Wandel bzw. die Digitalisierung dar. Dies betrifft alle gesellschaftlichen Bereiche, in denen für, mit und von Menschen gearbeitet wird, und damit zweifellos auch das Sozial- und Gesundheitswesen. Einrichtungen der Suchthilfe werden in diesem Transformationsprozess vor der Aufgabe stehen, selbst digital kompetent zu agieren und ihre Klient/-innen darüber hinaus dabei zu unterstützen, Vorteile aktiv zu nutzen und sich zeitgleich eventueller Nachteile bewusst zu werden (Pelka 2018, S. 57). Die Lebenswelten der Klienten und Klientinnen werden zunehmend durch die digitalen Techniken und die Herausbildung neuer Sozialräume geprägt.

Internetbasierte Interventionen in der Behandlung von psychischen Störungen und Abhängigkeitserkrankungen sind keine ferne Vision, sondern im Versorgungsalltag angekommen. Therapeut/-innen bieten bereits Online-Sprechstunden an, um ihren Klient/-innen einen bestmöglichen und flexiblen Service gewährleisten zu können. Darüber hinaus gibt es seit vielen Jahren digitale Selbsthilfegruppen in Form von Foren und/oder Gruppenchats, in denen sich Betroffene und Angehörige austauschen können.

Diese neuen Sozialräume beeinflussen wiederum die Handlungsräume der Suchthilfe und der Sozialen Arbeit, d. h. es findet eine tiefgreifende Veränderung der Handlungskontexte jener Professionen statt, die sich mit Menschen mit Abhängigkeiten befassen (Becka et al. 2017, S. 12). Auch die digitalen Arbeitsmittel werden diskutiert. Welche Tools zur Diagnose und Urteilsbildung sowie zur Behandlung werden künftig genutzt? Kann die Digitalisierung essentielle Prozesse ersetzen oder in die Arbeit integriert werden? Was ist standardisierbar? (ebd., S. 12 f.).

Hinzu kommen die digitale Erfassung und Speicherung von Daten zu psychischem und physischem Wohlbefinden, individuellem Gesundheitsverhalten oder Krankheit sowie der Datenaustausch und die Vernetzung (Wild 2019, S. 1). Dass man sich jedoch im Internet nicht inkognito bewegt, ist vielen Anwendern und manchmal auch den Anbietern nicht bewusst. Im Arbeitsfeld der Suchthilfe werden personenbezogene Informationen weitergeleitet, gespeichert und gedruckt – also verarbeitet –, die äußerst sensibel zu behandeln sind. Der Datenschutz ist demnach ein zentrales Thema neben der Tatsache, dass sich der persönliche Kontakt nicht einfach durch digitale Anwendungen ersetzen lässt. Die Möglichkeiten der Digitalisierung sind groß, doch müssen sie sicher, adäquat und im Rahmen der gesetzlichen Vorgaben genutzt werden.

13.3 Das Soziale muss großgeschrieben werden

Festzuhalten bleibt: Sucht ist nicht gleich Sucht. Sucht ist verwoben mit Problemen, die ihr vorausgehen oder Neben-, Folge- oder Wechselwirkung sind. Die Auswirkungen abhängigen Verhaltens betreffen auch Dritte und meist geht es um viel: Familien stehen auf dem Spiel, die Gesundheit wird geschädigt, die (berufliche) Existenz ist in Gefahr, das soziale Netz kann durchlässig werden. Folglich stehen Behandelnde, Beratende und Wissenschaftler/-innen vor der Herausforderung, Sucht mit ihren vielen Facetten zu sehen – auch mit allem, was ihr vorbeugt oder hilft, sie erfolgreich zu behandeln. Die Sucht und ihre Behandlung als Ganzes zu sehen, daran müssen sich die Fachkräfte auch künftig messen lassen. Das ausdifferenzierte und bestens vernetzte Hilfesystem für Abhängige, einzigartig auf der Welt (DG SAS 2018, S. 5), bietet dazu beste Voraussetzungen. Das Hilfesystem der Suchthilfe grenzt nicht aus, im Gegenteil: Wer nach Hilfe fragt, kann sie auch bekommen. Dass dieses System im besten Sinne besonders ist, sollte stets vor Augen geführt und dafür Sorge getragen werden, es zu verbessern.

Das heißt, es gilt weiterhin zu überprüfen: Was ist neu? Was ist notwendig? Was hat sich bewährt? Die Profession der Sozialen Arbeit treibt die Suchthilfe und Suchtprävention seit vielen Jahrzehnten inhaltlich und fachpolitisch voran (DG SAS 2018, S. 2). Sie ist insbesondere gekennzeichnet durch die Beziehung und Bindung zu den Klientinnen und Klienten, die Sicherung von Teilhabe und Inklusion, Case Management und psychosoziale Begleitung und Behandlung. Dennoch muss sie in ihrem Ansehen steigen und auf Augenhöhe mit Medizin und der Psychologie agieren. Soziale Arbeit wirkt. Das Soziale ist nicht nur schmückendes Beiwerk, sondern eine essentielle Säule in der Suchtberatung und -behandlung. Dies gilt es auch künftig zu verdeutlichen.

Literatur

Becka D, Evans M, Hilbert J (2017) Digitalisierung in der sozialen Dienstleistungsarbeit Stand, Perspektiven, Herausforderungen, Gestaltungsansätze. Hrsg. vom FGW – Forschungsinstitut für gesellschaftliche Weiterentwicklung. Düsseldorf. (http://www.fgw-nrw.de/fileadmin/user_upload/FGW-Studie-I40-05-Hilbert-komplett-web.pdf, Zugriff am 19.11.2018).

Deutsche Hauptstelle für Suchtfragen (DHS) (2014) Suchthilfe und Versorgungssituation in Deutschland. Hamm. (http://www.dhs.de/dhs-stellungnahmen/versorgungsstrukturen.html, Zugriff am 29.10.2018).

Deutsche Gesellschaft für Soziale Arbeit in der Suchthilfe und Suchtprävention (DG SAS) (2018) Position der DG-SAS zum »Lübecker Memorandum zur Zukunft der Suchtkrankenversorgung«. Hrsg. von der DG Sucht. Münster. (https://www.dg-sas.de/media/filer_public/c7/b3/c7b323d0-f171-462b-bcfd-07d44e657657/stellungnahme_luebecker_memorandum_dg_sucht.pdf, Zugriff am 26.01.2018).

Egger JW (2005) Das biopsychosoziale Krankheitsmodell. Grundzüge eines wissenschaftlich begründeten ganzheitlichen Verständnisses von Krankheit. Psychologische Medizin 16: 3–12. (http://www.bpsmed.net/_data/doc/literature/1Egger_bpsMod05.pdf, Zugriff am 12.12.2018).

Fleischmann H (2018) Erfolgreiche Suchthilfe weiterentwickeln statt neuem Paradigma. SUCHT 64: 217.

Pelka B (2018) Digitale Teilhabe: Aufgaben der Verbände und Einrichtungen der Wohlfahrtspflege. In: Kreidenweis H (Hrsg.) Digitaler Wandel in der Sozialwirtschaft: Grundlagen – Strategien – Praxis. Baden-Baden: Nomos. S. 57–77.

Wild V (2019) eHealth aus Perspektive der Public Health Ethik. In: Dockweiler C, Fischer F (Hrsg.) ePublic Health. Göttingen: Hogrefe.

Autorinnen und Autoren

Simone Bell-D'Avis, Dr. theol., ist Referentin im Erzbistum Köln. Frühere Tätigkeiten: Leiterin des Präsidenten- und Vorstandsbüros des Deutschen Caritasverbandes; Leiterin der Arbeitsstelle Pastoral für Menschen mit Behinderung der Deutschen Bischofskonferenz; Behindertenbeauftragte des Großprojektes Weltjugendtag 2005. Ihre Arbeitsschwerpunkte: Teilhabe, Inklusion und Wohlfahrtspflege.

Angela Buchholz, Dr. phil. Dipl.-Psych., ist Leiterin der Arbeitsgruppe Transplantationspsychologie, Sucht- und Rehaforschung am Institut und der Poliklinik für Medizinische Psychologie des Universitätsklinikums Hamburg-Eppendorf. Ihre Forschungsschwerpunkte beinhalten die Umsetzung der Internationalen Klassifikation der Funktionsfähigkeit, Behinderung und Gesundheit in der Behandlung substanzbezogener Störungen.

Raphael Gaßmann, Dr. phil., ist Geschäftsführer der Deutschen Hauptstelle für Suchtfragen. Seine Arbeitsschwerpunkte sind Suchthilfe, Drogenpolitik und Prävention.

Ulrich John, Professor, **Jennis Freyer-Adam**, Professorin, **Sabina Ulbricht**, Professorin, und **Christian Meyer**, Professor, sind in der Universitätsmedizin Greifswald, **Sophie Baumann**, Professorin, im Institut für Arbeits- und Sozialmedizin an der Technischen Universität Dresden und **Hans-Jürgen Rumpf**, Privatdozent, an der Klinik für Psychiatrie und Psychotherapie im Universitätsklinikum Schleswig Holstein in Lübeck tätig. Ihr gemeinsamer Arbeitsschwerpunkt ist die Entwicklung von Präventionsleistungen zur Senkung alkoholbezogener Krankheiten.

Ulrich Kemper, Dr. med., Facharzt für Psychiatrie und Psychotherapie, ist seit 1990 Chefarzt der Klinik für Suchtmedizin und der Bernhard-Salzmann-Klinik des LWL-Rehabilitationszentrums Ostwestfalen am LWL-Klinikum Gütersloh. Seine Arbeitsschwerpunkte sind: Gemeindepsychiatrie, Psychische Erkrankungen und Arbeitswelt, Sucht als Familienkrankheit, Community Reinforcement Approach.

Heidi Kuttler, Dr. phil., Leitung von »Cooptima – Prävention und Gesundheitskommunikation«, Lörrach. Ihre Arbeitsschwerpunkte sind die wissenschaftliche/fachliche Beratung von Organisationen und Kommunen, Entwicklung von Konzepten der Gesundheitsförderung und Prävention, Begleitung von Veränderungsprozessen, Verfassen von Texten für Manuale, Broschüren etc.; diverse Lehraufträge.

Autorinnen und Autoren

Thomas Lampert, PD Dr. PH, Leiter des Fachgebiets »Soziale Determinanten der Gesundheit«, **Cornelia Lange**, Dr. phil., Leiterin des Fachgebiets »Gesundheitsverhalten« und **Benjamin Kuntz**, Dr. PH, wissenschaftlicher Mitarbeiter im Fachgebiet »Soziale Determinanten der Gesundheit«, sind am Robert Koch-Institut in Berlin in der Abteilung für Epidemiologie und Gesundheitsmonitoring tätig. Zu ihren gemeinsamen Arbeitsschwerpunkten zählt die Analyse des Zusammenhangs von sozialen Einflussfaktoren und gesundheitsrelevantem Verhalten.

Robert Lehmann, Prof. Dr. phil., Dipl.-Soz.Päd. (FH) ist Professor für Theorien und Handlungslehre der Sozialen Arbeit an der Technischen Hochschule Nürnberg Georg Simon Ohm. Seine Arbeitsschwerpunkte sind Evaluation und Wirkungsforschung in der Sozialen Arbeit, Onlineberatung und Digitale Soziale Arbeit.

Katrin Liel, Prof. Dr. rer. biol. hum., M.A., Dipl.-Soz.päd. (FH) ist Professorin für Soziale Arbeit und Gesundheit an der HAW Landshut. Ihre Arbeitsschwerpunkte sind: Suchthilfe und -prävention, Gesundheitsförderung, Public Health und Klinische Sozialarbeit. Sie leitet den DVSG-Fachbereich Gesundheitsförderung & Prävention und engagiert sich im Vorstand des BayWISS Verbundkollegs Sozialer Wandel.

Benjamin Löhner, Dipl.-Soz.Päd. (FH) ist Sozialarbeiter bei mudra – Alternative Jugend- und Drogenhilfe Nürnberg e. V. und seit 2018 Promovend am BayWISS-Verbundkolleg »Sozialer Wandel«.

Uwe Prümel-Philippsen, Dr. phil., ist hauptamtlicher Geschäftsführer der Bundesvereinigung Prävention und Gesundheitsförderung e. V., Bonn, gewesen und nach seinem Ruhestand im Jahr 2016 als freier Berater tätig. Seine Arbeitsschwerpunkte sind Gesundheitsförderung und Prävention, Projekt- und Verbandsmanagement sowie Gesundheitspolitik.

Christina Rummel, Master of Health Administration (MHA), ist Referentin für Grundsatzfragen und stellvertretende Geschäftsführerin der Deutschen Hauptstelle für Suchtfragen (DHS) sowie Vorstandsmitglied des Aktionsbündnis Nichtrauchen (ABNR). Arbeitsschwerpunkte sind u. a. Alkohol- und Tabakprävention.

Peter Sommerfeld, Prof. Dr. rer. soc., ist Professor für Soziale Arbeit an der Fachhochschule Nordwestschweiz, Institut Soziale Arbeit und Gesundheit. Arbeitsschwerpunkte: Theorien Sozialer Arbeit, insbesondere Systemtheorien, Soziale Arbeit als Profession und Handlungswissenschaft, Soziale Arbeit und Psychiatrie, Kasuistik, qualitative Methoden, Theorie-Praxis-Schnittstellen.

Felix Tretter, Professor Dr. med. Dr. phil. Dr. rer. pol., Research Fellow, Wien. Studien: Statistik, Psychologie, Soziologie, Wirtschaft, Management und Medizin. Neurologe, Psychiater, Psychotherapeut; Professor für klinische Psychologie (LMU München); Systemforscher. Ehem. Chefarzt für Sucht im Klinikum Haar. Vizepräsident des Bertalanffy Center for the Study of Systems Science (Wien), Präsident der Deutschen Gesellschaft für Humanökologie (Berlin).

Clemens Veltrup, Dr. phil. Dipl.-Psych., Psychologischer Psychotherapeut, Supervisor (BDP), Ltd. Therapeut und Klinikleitung der Fachklinik Freudenholm-Ruhleben. Dozent in der (suchtspezifischen) Fort- und Weiterbildung. Seine Arbeitsschwerpunkte sind: Motivational Interviewing und Psychotherapie der Sucht.

Wir danken Petra von der Linde, DHS, für die redaktionelle Begleitung.